Procréation médicale et mondialisation

Expériences africaines

Collection « Anthropologies & Médecines »

Dirigée par Alice Desclaux et Laurent Vidal

À l'ère de la mondialisation, les diverses formes de thérapie (ethnomédecines, biomédecine, médecines profanes et savantes, thérapies inspirées par le religieux, pharmacothérapies) sont traversées par des influences multiples, tout en parvenant à se constituer en systèmes de sens et en offres de soins. S'ajustant à l'avancée des techniques, elles attestent de nouvelles constructions sociales du corps et de la vie biologique, et s'affrontent aux évolutions épidémiologiques des sociétés.

La collection « Anthropologies & Médecines », propose des études monographiques et des analyses ethnologiques comparatives des dispositifs de traitement, de leurs conditions d'émergence, des pathologies et enjeux sanitaires auxquels ils répondent, et de leurs effets sociaux. Ancrée dans une approche anthropologique, elle s'intéresse aux processus locaux ou produits par la confrontation avec les institutions nationales ou transnationales de « santé globale », issus d'assemblages culturels, ou inspirés par des réactions contrastées à la marchandisation du corps et de la santé. Elle aborde également les systèmes de soins comme des complexes sociaux et accueille de nouvelles approches théoriques de la santé et de la maladie qui conjuguent ce que pensent et ce que font les individus comme les collectifs.

Ouvrages parus :

DESCLAUX A., EGROT M. (dir.), 2015, *Anthropologie du médicament au Sud. La pharmaceuticalisation à ses marges*, Paris, L'Harmattan, 275 p.

COHEN P., SARRADON-ECK A., ROSSI I., SCHMITZ O., LEGRAND E., 2016, *Cancer et pluralisme thérapeutique. Enquête auprès des malades et des institutions médicales en France, Belgique et Suisse*, Paris, L'Harmattan, 284 p.

Actualités de la collection :

http://www.editions-harmattan.fr/index.asp?navig=catalogue&obj=collection&no=1

Sous la direction de

Doris Bonnet & Véronique Duchesne

PROCRÉATION MÉDICALE ET MONDIALISATION

EXPÉRIENCES AFRICAINES

L'Harmattan

OUVRAGES DES AUTEURS

BONNET D., ROLLET C., DE SUREMAIN C-E., 2011, *Modèles d'enfances*, Editions des Archives Contemporaines.

BONNET D., 2009, *Repenser l'hérédité,* Editions des Archives contemporaines.

BONNET D., POURCHEZ L., 2007 (2e édition 2010), *Du soin au rite dans l'enfance,* Toulouse, Erès-IRD, coll. « Enfance et parentalité » (avec DVD).

BONNET D., 2003, *Recherche médicale et Éthique dans les pays en développement*, Paris, IRD-Éditions de l'Aube.

BONNET D., JAFFRE Y., 2003, *Des maladies de passage. Transmissions, préventions et hygiènes en Afrique de l'ouest*, Paris, Karthala.

BONNET D., LEGRAND-SEBILLE C., MOREL M.-F., 2002, *Allaitements en marge*, Paris, L'Harmattan.

BONNET D., 1988, *Corps biologique, corps social : La procréation et l'interprétation de la maladie de l'enfant chez les Moose du Burkina*, Paris, IRD.

BONNET D., 1982, *Le Proverbe chez les Mossi du Yatenga*, Paris, SELAF.

DUCHESNE V., 1996, *Le cercle de kaolin.* Boson *et initiés en terre anyi, Côte d'Ivoire*, Institut d'ethnologie, Paris.

Cet ouvrage a bénéficié du soutien financier de l'Agence Nationale pour la Recherche (ANR) à l'occasion d'un projet de recherche intitulé « *Stérilité et recours à l'AMP dans le contexte de la mondialisation (Douala, Pretoria, Paris)* », Les SUDS II (2011-2013).

Nous remercions le Ceped pour sa contribution à la valorisation de cet ouvrage.

5-7, rue de l'Ecole-Polytechnique, 75005 Paris

http://www.harmattan.fr
diffusion.harmattan@wanadoo.fr

ISBN : 978-2-343-09974-3
EAN : 9782343099743

Sommaire

Introduction
L'émergence des technologies de la reproduction en Afrique au Sud du Sahara 11

Partie I.
Pluralité des contextes 25

Partie II.
Parcours de soins et expériences mondialisées 89

Partie III.
Conjugalité et relations familiales 161

Conclusion
Interroger la parenté africaine au regard des techniques de la reproduction 231

Liste des auteurs 239

Table des matières 243

Remerciements à :

Claude Egullion, médecin gynécologue à l'Hôpital Pierre Rouquès Les Bluets (Paris), la première à nous avoir suggéré cette recherche.

Richard Balet, médecin gynécologue à l'Hôpital Pierre Rouquès Les Bluets (Paris) et Robert Elbaze, médecin gynécologue, ainsi que leurs équipes, qui nous ont introduites auprès de leurs patients.

Guy Cassuto, médecin biologiste, Laboratoire Drouot, pour nous avoir présenté son partenaire camerounais et nous avoir encouragées dans les moments difficiles du projet.

Guy Sandjon, directeur de la clinique de l'Aéroport (Cameroun), Carine Youta, biologiste, l'ensemble des médecins travaillant au sein de cet établissement, et leurs équipes, pour nous avoir permis de travailler en toute confiance avec les couples en cours d'AMP.

Carin Huyser, Laboratory Director, Reproductive Biology at University of Pretoria (Afrique du Sud) pour son accueil dans son service.

Nathalie Dhont, médecin gynécologue, membre de l'ESHRE (European Society of Human Reproduction and Embryology), pour des données relatives au Ghana et au Kenya.

Moïse Fiadjo, responsable du GIERAF, pour ses encouragements à la recherche.

Jacques de Mouzan, de la Société de la Médecine de la Reproduction, pour nous avoir communiqué des données quantitatives de l'ICMART (International Committee Monitoring Assisted Reproductive Technologies).

Madjid Ihadjadene, Professeur en Sciences de l'Information et de la Communication à l'Université Paris 8, pour son expertise scientifique et son soutien amical tout au long du projet ANR.

Irène Théry, sociologue et directrice d'études à l'EHESS, pour son appui au départ du projet.

Pierre Humbert, enseignant-chercheur en Sciences de l'Information et de la Communication à l'Université de Lorraine, pour sa contribution aux recherches bibliographiques de l'équipe du Crem.

Marina Lafay qui a assuré une première mise en page du manuscrit, Irène Salvert et Eric Opigez qui ont apporté leur aide au travail final d'édition.

Tous les chercheurs qui ont participé à l'expertise anonyme des douze chapitres de l'ouvrage.

Nous remercions également les femmes et les hommes qui ont accepté de partager leur expérience en participant à nos enquêtes afin d'informer un plus large public.

INTRODUCTION
L'ÉMERGENCE DES TECHNOLOGIES DE LA REPRODUCTION EN AFRIQUE AU SUD DU SAHARA

Doris Bonnet* & Véronique Duchesne**

Introduites en Afrique subsaharienne à partir des années 1980-1990, les technologies de la reproduction sont encore largement méconnues du grand public africain, même si depuis une dizaine d'années certains média locaux en font état. Par exemple, des presses nationales ont publié dans les années 2000 des articles au Burkina Faso, en Côte d'Ivoire ou au Sénégal sur la naissance de « bébé-éprouvettes ». Des émissions de radio ont relayé les avancées des médecins gynécologues et des biologistes africains, et des sites de cliniques privées pratiquant l'assistance médicale à la procréation (AMP) expliquent, images à l'appui, les techniques de fécondation *in vitro* (FIV), les transferts d'embryon, les injections intra-cytoplasmique de spermatozoïde, les transferts de gamètes intra-utérine. Comment expliquer alors cette méconnaissance du large public africain ?

Certes, l'assistance médicale à la procréation n'est proposée par les médecins qu'à des personnes qui ont un bon niveau socio-économique et qui peuvent investir près de 2 millions de francs CFA dans une fécondation *in vitro*. Mais cette mise à l'écart d'une partie de la population ne s'explique pas uniquement d'un point de vue financier, ou faute d'un capital scolaire leur permettant d'accéder à un savoir scientifique. Elle s'appuie aussi sur des raisons politiques.

* Directrice de recherche émérite en anthropologie à l'Institut de recherche pour le Développement (IRD), membre du Ceped (UMR 196).

** Maître de conférences en anthropologie à l'Université Paris Descartes (Université Sorbonne Paris Cité), membre du Ceped (UMR 196).

L'INVISIBILITÉ POLITIQUE DE L'INFÉCONDITÉ EN AFRIQUE AU SUD DU SAHARA

L'émergence des technologies de la reproduction intervient dans un contexte sanitaire où l'offre de soins en santé sexuelle et reproductive, largement encouragée dans les textes des organisations internationales, est insuffisamment organisée sur le terrain. S. Epelboin (chapitre 8) rappelle la fréquence des pathologies tubaires post-infectieuses, souvent liées aux conditions de prise en charge défectueuses de la santé reproductive et d'accès aux soins dans les pays africains : grossesses précoces ou mal suivies, conditions difficiles d'accouchements ou de césariennes suivies d'épisodes infectieux, avortements pratiqués hors contrôle médical, parfois à des termes avancés. Pourtant, l'infertilité ne constitue pas véritablement pour les Etats africains un problème de santé publique. F. Le Marcis (chapitre 1) montre que l'infertilité en Afrique du sud est loin d'être un objet légitime pour l'action étatique. Comme dans la plupart des pays du continent, l'argument d'une surpopulation africaine conduit les États à considérer que l'infécondité ne relève pas de leur responsabilité. Seule, la planification familiale — et les politiques de population y afférant — sert de socle à la promotion d'une santé sexuelle et reproductive. Quant aux avortements, ceux-ci sont interdits par la loi, à l'exception de situations qui menacent la vie de la femme. Clandestins, ils ont, dans bien des cas, des conséquences dramatiques sur la fertilité des femmes quand ils ne les font pas mourir. On comprend, dès à présent, que la reproduction est un sujet éminemment politique, et que la diffusion des techniques médicales de la procréation ne pouvait se réaliser, dans un premier temps, que dans le secteur privé de la santé tel que l'expliquent V. Hörbst et T. Gerrits (chapitre 3).

Des médecins du secteur public revendiquent une amélioration de l'accès aux soins en matière de santé reproductive, même si de nombreuses pathologies relatives à l'infécondité (occlusion tubaire bilatérale, oligospermie sévère, déficit ovarien précoce) sont hors de portée des traitements médicaux et nécessitent une prise en charge spécifique (intervention chirurgicale, stimulation hormonale, insémination artificielle). Certains d'entre eux déploient, néanmoins, des efforts pour rendre les techniques d'AMP plus accessibles. Après un traitement hormonal de la femme et un recueil des spermatozoïdes et des ovocytes (suite à une ponction des ovaires sous anesthésie locale ou générale), les gamètes sont mis en fécondation *in vitro* (c'est-à-dire en dehors du corps de la femme) : soit les spermatozoïdes sont placés en contact avec l'ovocyte (on parle de FIV classique), soit un spermatozoïde est introduit à l'aide d'une pipette à l'intérieur d'un ovocyte (il s'agit de l'intra cytoplasmic sperm injection, ou ICSI). Ces techniques complexes nécessitent des explications détaillées et sont administrées par des professionnels de la santé. Pour améliorer notamment l'information sur ces techniques, des praticiens francophones ont créé en 2011 un « Groupe Inter-Africain d'Étude, de Recherche et d'Application sur la Fertilité » (GIERAF) afin de « mettre à la disposition des populations africaines les informations actualisées sur l'infertilité et sa prise en charge [...] et constituer une tribune auprès des autorités médicales et politiques en vue de promouvoir des plans d'action en faveur de la préservation de la fertilité et de la prise en charge de l'infertilité ». Jusqu'à aujourd'hui cinq congrès se sont déroulés dans des pays francophones, le dernier ayant eu lieu en République Démocratique du Congo (RDC) en février 2015. L'objectif est également d'élaborer un processus de certification (standardisation des normes de l'établissement par des experts) pour l'ensemble des cliniques affiliées au GIERAF. Il reste néanmoins difficile d'obtenir les résultats des activités d'AMP des cliniques privées. La concurrence entre cliniques privées ne favorise certainement pas la divulgation des résultats en termes de nombre de tentatives de FIV et de naissances de bébés par AMP par an. Certes, la plupart de ces cliniques ont des sites web accessibles sur internet mais, là aussi, peu d'entre elles communiquent leurs résultats (voir le chapitre 2 de L. Massou). Du côté des organismes internationaux, l'International Committee for Monitoring Assisted Reproductive Technologies (ICMART) a pour objectif de regrouper les données mondiales sur la fécondation *in vitro*. D'après un de ses responsables, sur 6 centres pour 5 pays déclarés à l'ICMART en Afrique subsaharienne (Cameroun, Côte d'Ivoire, Bénin, Togo, Mali), l'Afrique du sud mise à part, on estime, en 2011, à 897 le nombre de ponctions pour 196 naissances d'enfants (J. de Mouzan, Société de la Médecine de la Reproduction, données communiquées oralement en décembre 2015). En Afrique du sud, 15 centres (sur 20 estimés dans le pays) ont déclaré, en 2011, 4861 ponctions et 1368 naissances. Certains centres et/ou pays ne se déclarent pas à l'ICMART (par exemple, le Kenya, l'Ouganda et le Nigéria).

La société Européenne de Reproduction humaine et d'Embryologie ou European Society of Human Reproduction and Embryology (ESHRE), fondée en 1985 et domiciliée en Belgique, ne rassemble pas de données sur les résultats des fécondations *in vitro* dans le monde, mais se livre, par contre, à un plaidoyer pour une fécondation *in vitro* à « bas prix » (*low cost*) dans les pays à faibles ressources, à partir d'une méthode développée par un médecin américain de l'Université du Colorado. Un programme intitulé « Walking Egg Project » (Ombelet 2014) a été mis en place, dans les années 2000, en partenariat avec un groupe de travail de l'EHSRE « Developing countries and fertility » pour revendiquer un accès universel au traitement de l'infertilité basé sur un système de matériels simplifiés (SCS) à faibles coûts. A ce jour, des essais ont été conduits au Ghana et au Kenya, mais sans résultats positifs (N. Dhont, communication personnelle le 27 janvier 2016). Le projet Walking Egg Project, défendu notamment par les médecins W. Ombelet et N. Dhont, a aussi pour objectif de porter à l'attention des organisations internationales et des responsables politiques le problème de la stérilité dans une approche globale de la santé de la reproduction, favorable à la planification familiale et à la santé maternelle. Ce projet de FIV *low cost* suscite des controverses dans le milieu médical, certains médecins et biologistes considérant que les procédures de diagnostic, les techniques, le matériel et les normes d'installation des laboratoires doivent être de même qualité, quel que soit le pays. Ce débat révèle une tension entre d'une part, la recherche d'une justice sociale dans l'accès au traitement de l'infertilité, et d'autre part, la revendication d'une même qualité de service dans le recours au traitement, qu'il s'agisse d'un pays du nord ou du sud. Cette tension confronte deux modèles de développement de la santé, l'un basé sur l'adaptation de la technologie à une population à faibles revenus, modèle fondé sur l'idée d'une santé qui prend en compte les inégalités sociales, l'autre reposant sur une vision libérale et mondialisée de la santé. Notons que l'émergence, en Afrique subsaharienne, du secteur privé libéral, en particulier depuis le début des années 1990 suite à une levée d'interdictions réglementaires et au gel du recrutement de médecins de la fonction publique, s'est accompagnée de la construction de nombreuses cliniques privées dirigées par des professionnels de la santé (médecins généralistes, radiologues, etc.), dans un contexte où le secteur public comptait de nombreuses carences (médiocrité de l'accueil et de l'hôtellerie, déficiences de certains plateaux techniques, etc.). Cette situation a favorisé l'arrivée de nouvelles compétences médicales, notamment dans le champ de la santé de la reproduction, et l'installation de centres de fertilité (Bonnet, à paraître).

Les technologies de la reproduction ont aussi permis à des couples séropositifs, à partir des années 2000, d'avoir un projet d'enfant. Rappelons qu'en France l'autorisation de pratiquer une AMP chez les couples à risque viral date de 1991. Aux débuts des années 2000, a débuté le recours à l'AMP pour les patients séropositifs. Jusqu'à cette époque, les médecins, suivant les recommandations de l'OMS, déconseillaient à leurs patients de procréer, de façon à éviter tout risque de surinfection et de contamination du partenaire séro-discordant et de transmission materno-foetale. En Afrique, le Cameroun par exemple, à partir de 2001, grâce à la détection de la charge virale spermatique des hommes séropositifs, a permis à des couples séropositifs de satisfaire leur désir de procréation (Youta, 2012). Avant cette date, nombre de malades avaient, pour ainsi dire, perdu tout espoir de procréer. Ceux qui avaient les moyens financiers d'accéder à l'AMP se sont donc tournés vers cette technologie. A partir de 2008, une commission d'experts du VIH rédige ce qu'il est convenu de nommer la « déclaration suisse » et annonce que « les personnes séropositives ne souffrant d'aucunes autres MST et suivant un traitement antirétroviral efficace ne transmettent pas le VIH par voie sexuelle ». De fait, les couples étaient en partie assurés de ne pas transmettre le VIH à leur partenaire s'ils prenaient régulièrement leur traitement. Aujourd'hui, ils n'ont donc plus l'obligation de recourir à l'AMP dans l'indication d'éviter la transmission au conjoint ou à l'enfant, quoique le motif du recours à l'AMP reste double : d'une part le souhait de certains couples de ne prendre aucun risque, d'autre part, les fréquentes altérations des trompes post-infectieuses indiquant la FIV.

Le désir d'enfant des couples séropositifs, avant la déclaration suisse, était entendu en termes de droit, la revendication s'appuyant sur une terminologie juridique de l'ONU de 1979 visant à l'élimination de toute forme de discrimination des femmes (CEDEF). Dans le cas des personnes stériles, on peut s'interroger sur l'absence d'une telle protestation dans la population générale, les femmes stériles étant fortement discriminées (répudiation, polygamie). En effet, si les associations de femmes sont nombreuses en Afrique subsaharienne pour constituer des réseaux de solidarité et positionner la question des femmes dans l'agenda politique global, aucun mouvement n'a véritablement revendiqué un droit au contrôle de la fécondité pour s'émanciper d'une maternité « glorifiée » ou pour lutter contre la pénalisation de l'avortement. Malgré les appels des féministes africaines à une transformation des conditions de vie des femmes, les activités de plaidoyer ne portent pas véritablement sur les questions relatives à la santé de la reproduction.

UN SUJET NOUVEAU POUR LES SCIENCES SOCIALES AFRICANISTES

Si cet ouvrage se veut novateur et a l'ambition de toucher un large public africain, il cherche aussi à combler une lacune en termes de connaissances pour les sciences sociales africanistes. Le recours aux technologies de la reproduction a fait l'objet de nombreux travaux en sciences sociales à partir des années 1990, mais principalement pour les mondes euro-américains. A partir des années 2000, l'anthropologue M. Inhorn a mené des travaux pionniers en Egypte (Inhorn, 2003). En revanche, l'Afrique subsaharienne pourtant caractérisée par une « ceinture de l'infertilité » — un espace « à géométrie variable » qui s'étend, selon les auteurs, de l'Afrique de l'ouest sahélienne à l'Afrique Centrale et à l'Afrique de l'Est jusqu'à la Tanzanie (Cooper, 2013) — n'a pas fait l'objet de recherches sur le recours aux technologies de la reproduction. En fait, les premiers travaux africanistes sur l'AMP ont été menés au Mali par l'anthropologue allemande V. Hörbst (2006) qui nous offre, ici, avec sa collègue néerlandaise T. Gerrits un chapitre sur l'Ouganda et le Ghana (chapitre 3). Ces auteurs s'inscrivent dans le droit fil de M. Inhorn qui a forgé le concept de *reproscape* qu'on peut traduire en français par « paysage mondialisé de la reproduction » (Inhorn, 2003). En référence à ce paradigme, plusieurs auteurs de l'ouvrage ont fait valoir un certain nombre de circulations en matière de reproduction, tant au niveau des techniques que des savoirs mais aussi des personnes et des gamètes. De fait, les technologies de la reproduction révèlent une accélération radicale des flux de sujets et d'objets, c'est-à-dire de capitaux, personnes, biens, images et idées, produisant un réaménagement de l'espace et du temps de la reproduction en Afrique subsaharienne d'une manière générale. Cette circulation des personnes, des objets et des savoirs s'observe également au niveau de la formation des professionnels de l'AMP. Dans le chapitre 3, V. Hörbst et T. Gerrits abordent la mobilité des gynécologues et des biologistes ghanéens et ougandais, et par là même leurs différents modes d'acquisition des savoirs et savoir-faire au sein de réseaux transnationaux. Par exemple, une clinique ghanéenne a un directeur formé en Allemagne mais une partie de son équipe l'a été à Cuba et en Pologne. En Ouganda, les professionnels ont été formés au Royaume Uni mais aussi au Koweit, au Nigeria, et en Inde. Tous ont été formés au sein d'une mobilité professionnelle qui a impacté leurs protocoles d'AMP. Ces itinéraires révèlent des différences de normes juridiques et éthiques, selon les pays, et une constellation de personnes et d'institutions. Ainsi, certains directeurs de clinique se réfèrent dans leurs pratiques à des institutions nationales (l'ordre des médecins) et/ou étrangères (par exemple, l'agence française de biomédecine). De fait, on observe une superposition d'échelles tant nationales que transnationales ou internationales connectées à des formes hiérarchiques de pouvoir, ce que V. Hörbst a conceptualisé par le terme *medicoscape*, « paysage médical mondialisé » (Hörbst & Wolf, 2014), repris par plusieurs auteurs de cet ouvrage, F. Le Marcis, I. Fariès et T. Gerrits.

La circulation des patients, quant à elle, pose la question du « transnationalisme » dans la santé. Cette notion est mobilisée par I. Faria et V. Duchesne respectivement dans les chapitres 7 et 4. Dans le premier cas, les patients ont un parcours transfrontalier entre le Mozambique et l'Afrique du sud — certains faisant l'aller-retour dans la journée —, dans le second, ils circulent entre la France et la Belgique. Si certains patients se déplacent d'un pays à l'autre, d'autres circulent d'un continent à l'autre, de l'Afrique vers l'Europe, mais aussi de l'Amérique vers l'Afrique ou encore de l'Europe vers l'Afrique. Certains font aussi des déplacements « en chaîne », comme cette commerçante comorienne interviewée par V. Duchesne qui, après la Malaisie puis l'Egypte, part consulter en France. Parmi les multiples raisons qui poussent les couples à se déplacer (Inhorn, 2011), celles qui ont été mises en avant dans cet ouvrage sont : l'absence d'équipement dans le pays de résidence (notamment en Guinée ou Guinée Bissau), l'indisponibilité du don de gamètes, mais aussi, plus rarement, des problèmes de confidentialité (Gabon). Faut-il pour autant parler de « tourisme reproductif » ? Cette expression a été utilisée lorsque des patients se rendent à l'étranger pour des soins spécialisés, financièrement avantageux par rapport au pays de résidence, et incluant dans certains cas des vacances de détente. Elle est aussi évoquée dans le cas de déplacements, par exemple en Inde, pour la recherche d'une mère porteuse (GPA). Finalement, ce processus est difficile à qualifier, introduisant de nombreux débats moraux et éthiques. D'aucuns comme l'EHSRE préfèrent l'expression *Cross border reproductive care* (CBRC) qu'on peut traduire en français par « Soins reproductifs transfrontaliers ».

Ce paysage mondialisé de la reproduction n'empêche pas les couples en quête d'enfant de se tourner vers bien d'autres recours thérapeutiques ou religieux. Même après une consultation médicale, les couples, et les femmes en particulier, s'orientent vers des guérisseurs ou « herboristes » (ou encore

« naturothérapeutes »), correspondant le plus souvent à ceux que l'OMS nomme les « tradipraticiens » ou plus récemment les « praticiens de la médecine traditionnelle ». Les couples sollicitent aussi des personnalités religieuses (officiants de cultes pentecôtistes, marabouts, prophètes). Par exemple, à Dakar, selon M. Brochard (chapitre 9), les couples infertiles, quel que soit leur statut social ou professionnel, conjuguent souvent les consultations de gynécologie et d'urologie avec celles du guérisseur et du marabout. À Ouagadougou, M. Charmillot (chapitre 11) évoque la situation d'une femme qui a recours à plusieurs remèdes à base de plantes tout en suivant son traitement hormonal d'AMP. À Libreville, tous les couples rencontrés par A. Ekang Mvé (chapitre 10) qui ont recours à une AMP ont déclaré avoir consulté un devin-guérisseur (appelé *nganga* en Afrique centrale) pour connaître l'origine de leur stérilité. Par ailleurs, E. Simon (chapitre 5) fait référence aux produits développés par des thérapeutes néo-traditionnels, et achetés sur internet par une bloggeuse ivoirienne durant son protocole d'AMP. Au-delà d'un pluralisme médical, ces diverses pratiques thérapeutiques pour traiter l'infertilité ne sont pas cloisonnées entre différents registres médicaux mais sont, le souvent, mises en œuvre d'une manière hybride. Cette notion d' « hybridité » renvoie à des pratiques qui combinent des savoirs biomédicaux et des savoirs traditionnels, notamment en demandant aux patients de réaliser des analyses biomédicales (comme le spermogramme ou une échographie) avant la prescription d'un traitement. L'opposition entre médecine biomédicale et « médecine traditionnelle », telle qu'elle a pu s'exercer jusque dans les années 1980 — à une époque où elle affirmait des enjeux identitaires postcoloniaux — est moins conflictuelle depuis que l'OMS a proposé une intégration des guérisseurs aux systèmes de santé nationaux, notamment pour des motifs économiques. Mais le modèle de l'OMS est loin de fonctionner, de par sa volonté d'exclure le religieux de ces espaces de soins.

BIOMÉDICALISATION DE LA PROCRÉATION AU SUD DU SAHARA

A la fin des années 1990, des travaux historiques novateurs ont porté sur la médicalisation de l'accouchement et de la grossesse en Afrique subsaharienne (Hunt, 1999, Hugon, 2005). En revanche, l'émergence des techniques afférant à la reproduction (échographie, césarienne) est restée un sujet très peu développé par les sciences sociales (Werner, 2004). Aujourd'hui, le concept de « biomédicalisation » tend à remplacer celui de médicalisation. Il se réfère à la « révolution technoscientifique » de la fin du XXe siècle et à « l'incorporation des techniques informatiques et informationnelles » dans le domaine de la santé (Clarke *et al.*, 2000). Par ailleurs, L. Tain développe l'idée d'une « biomédicalisation des corps inféconds » pour nous interpeller sur les modifications du « corps reproducteur » (Tain, 2013).

Cherchant à analyser l'AMP dans le contexte de la mondialisation et de la biomédicalisation, des auteurs de cet ouvrage, spécialistes des techniques de l'information et de la communication, ont choisi de travailler sur l'analyse des sites web, des blogs, forums, articles en ligne sur le sujet. L'usage d'Internet à travers les forums de discussion étudiés dans cet ouvrage par E. Simon (chapitre 5), met en évidence une représentation médicale de l'infertilité, et une catégorisation des femmes africaines en ligne en fonction de leur diagnostic, de leur traitement ou encore du type de réponse au traitement. Contrairement aux forums où les messages postés peuvent être brefs, l'écriture d'un blog requiert davantage de soin dans la rédaction et la régularité. Ainsi, ceux étudiés par B. Simonnot (chapitre 6) illustrent la volonté des femmes à exprimer un témoignage sur le vécu de leur protocole et à le partager avec d'autres blogueuses. Quant aux sites web, analysés par L. Massou (chapitre 2), ils révèlent une diversité des publics visés : les patients, leurs proches, les professionnels de santé, les partenaires ou organismes sociaux et les médias. Malgré le caractère médical et technique des sites, les contenus sont conçus pour être le plus accessible possible aux futurs patients.

En Afrique, des écarts majeurs entre populations urbaines et rurales ou entre pays sont notables pour l'accès à l'Internet, mais la progression est très forte avec un développement urbain pléthorique des accès publics au Net. L'essor du numérique en Afrique subsaharienne se heurte encore à deux principaux facteurs. D'une part, le faible taux de pénétration d'Internet, d'autre part, le coût élevé de la connexion. Cette situation ne permet pas l'installation de réseaux internationaux de haute capacité. Ainsi, la « fracture numérique » des technologies de l'information et de la communication (TIC) vient s'ajouter à celle déjà existante entre populations riches et pauvres. Dans nos travaux, les principaux usagers, en particulier les femmes, ressortissent aux classes moyennes ou supérieures. Malgré leur statut social élevé, les femmes africaines connectées écrivent régulièrement leur sentiment d'injustice en comparaison de ce que peuvent vivre les femmes européennes. Le poids financier de l'AMP est fréquemment évoqué et régulièrement négocié avec le conjoint, comme en témoigne le cas développé par E. Simon. En fait, s'assurer de la qualité et du coût de l'offre locale, c'est aussi la confronter à ce qui se fait ailleurs. Les fils de discussions postés en France s'offrent alors en étalon d'évaluation.

Dans ce contexte, l'AMP reste porteuse de profondes inégalités de classes, puisque uniquement accessibles aux classes moyennes. Néanmoins, cette notion de « classes moyennes » reste problématique par sa définition. Des auteurs (Véron, 2012) font ressortir les classes moyennes des pays développés à un quadruple paradigme. Le premier par l'accès à un niveau de revenu qui extraie ces populations de la pauvreté, le deuxième par l'accès à une consommation qui ne se limite pas aux besoins de base, le troisième par leur participation à des processus de démocratisation, et enfin le quatrième par une émancipation vis à vis des solidarités et identités communautaires. S'il nous est difficile d'apprécier, par nos enquêtes ethnographiques africanistes, la pertinence du troisième paradigme, on peut constater que les trois autres s'appliquent aux personnes qui ont recours aux technologies de la reproduction ou aux blogs et forums. Mais alors qu'on peut croire que nombre d'entre elles sont très fortunées, il n'est pas rare de rencontrer des couples qui n'hésitent pas à vendre des biens de consommation et à recourir à des prêts pour accumuler la somme nécessaire au paiement de la *FIV* et des examens y afférant (échographies, analyses biologiques, médicaments, etc.).

La famille : quels changements pour cette institution ?

Les premiers travaux en sciences sociales qui se sont intéressés aux pratiques de procréation médicalement assistée ont été portés par des anthropologues dans le cadre de travaux sur les politiques de la reproduction et sur la place du féminisme dans ce champ (notamment les débats sur la législation de l'avortement et sur le conseil génétique etc.). Partant d'une approche culturelle spécifique de la reproduction, elles ont finalement appréhendé ce champ comme un point d'entrée pour l'étude de toute vie sociale et des phénomènes transnationaux y afférant (Ginsburg & Rapp, 1995). Elles y ont associé des travaux sur l'adoption, la parentalité, ou encore la transmission intergénérationnelle des savoirs sur l'enfance afin de faire valoir les constructions sociales de la « naturalité » du fait biologique, et les hiérarchies sociales qui y sont associées.

Quant aux sociologues françaises, c'est à la fin des années 1990 qu'elles ont publié leurs premières recherches (Tain, 1998 ; Mehl, 1999), et d'une manière soutenue à partir des années 2000 (Löwy, 2006 ; Théry, 2010). On peut souligner le fait que ces travaux étaient portés par des féministes pour lesquelles le champ de ces nouvelles technologies de la reproduction était indissociable de celui des rapports sociaux de sexe. Pour ces sociologues, l'assistance médicale à la procréation interrogeait aussi les différentes façons de « construire une famille ». Si, en Europe, le recours aux techniques de la reproduction a modifié les représentations de la famille, en Afrique, elle ne mobilise pas jusqu'à aujourd'hui un débat public sur cette institution. Seule, l'Afrique du sud fait exception où les femmes homosexuelles peuvent se marier depuis 2006 et avoir recours à l'AMP. Dans les autres pays au sud du Sahara, l'homosexualité est largement pénalisée, et ne permet donc pas aux couples homosexuels ni de se marier ni de recourir à l'AMP pour fonder une famille. De fait, les protocoles d'AMP, mise à part l'Afrique du sud, se fondent sur la notion de couple hétérosexuel, soit sur une « hétéronormativité » (Tabet, 1998) fondée sur le mariage. Dans nos enquêtes, l'exigence du mariage (ou du concubinage) est renforcée par le protocole d'AMP, même s'il semble moins stricte dans les pays anglophones (Ghana, Ouganda). Par contre, dans de nombreux pays, les couples qui ont recours à l'AMP peuvent être polygames, la polygynie étant reconnue dans les codes civils de la plupart des pays d'Afrique subsaharienne. Pour le médecin, seule la notion de couple est pertinente au moment de la consultation.

Le mariage repose sur le besoin impératif de descendance et détermine la question de la filiation. Qu'elle que soit la classe sociale et le niveau d'éducation des membres du couple, et même lorsqu'il vit à l'international, des enjeux de transmission et d'héritage (biens, chefferies) sont au cœur de la reproduction de la famille. Alors que le « confiage » des enfants (adoption intrafamiliale sans procédure légale) est quelquefois considéré comme une pratique palliative par rapport à la stérilité (Bonnet, 2014), les familles interrogées font bien valoir que cette situation ne comble pas un besoin de descendance, l'enfant confié restant l'héritier de ses parents biologiques. Certains couples préfèrent le recours à l'adoption légale (plénière) afin de résoudre cette question de filiation, malgré les réticences de la famille élargie. Ainsi, M. Charmillot montre, dans l'exemple burkinabè (chapitre 11), le refus de la famille élargie à recourir à l'adoption dans les cas de stérilité, en raison notamment de la question des origines de l'enfant adopté, par rapport à la problématique de l'héritage. On observe, dans ce cas, un éventuel conflit entre les règles dites « coutumières » qui ne reconnaissent pas un enfant adopté (primauté aux liens du « sang ») et la législation du code civil. Par contre, l'enfant issu d'une fécondation *in vitro*, même avec des ovocytes ou des spermatozoïdes de donneuse (eur), est considéré comme appartenant au lignage et ne pose aucun problème de filiation, d'autant qu'aucune personne n'est censée connaître ni l'origine de sa « fabrication » ni celle de ses gamètes.

La question de la filiation se pose précisément avec le don de gamètes. Comme dans le confiage, le don interroge les origines de l'enfant, tout particulièrement lorsqu'il s'agit d'un don de sperme, avec la crainte que l'enfant soit rejeté par la famille si celle-ci est informée des secrets de sa conception, tel que D. Bonnet le développe dans le chapitre 12. Ceci étant, une enquête réalisée par le Dr Fiadjoe et ses collaborateurs, révèle que l'opinion publique togolaise est « décomplexée » sur le recours au don de gamètes pour un couple : 89 % des personnes interrogées se déclarent favorables à ce type de don uniquement pour les couples mariés, et 39% s'ils vivent en concubinage (Fiadjoe, 2013 : 86). Ces chiffres confirment l'exigence du maintien de l'institution du mariage comme fondement social de la filiation en Afrique subsaharienne.

L'obligation d'une stabilité conjugale (mariage ou concubinage avec vie commune de plusieurs années) présentée par les médecins comme une condition *sine qua non* pour recourir à une AMP peut apparaître comme un modèle matrimonial dominant auprès des couples rencontrés dans nos enquêtes. Pourtant, au fil des parcours amoureux et matrimoniaux délivrés par les patients, une diversité de formes et de modèles, documentés par plusieurs travaux contemporains sur le mariage (Marcoux, 2015), se révèle aussi pertinente, en particulier lorsqu'il s'agit de couples remariés, plutôt âgés et confrontés à des stérilités secondaires et à une exigence d'enfants de la part de la nouvelle famille. En fait, à chaque mariage, se manifeste un impératif de reproduction. Ainsi, en tant que médecin, S. Epelboin (chapitre 8) doit considérer quotidiennement des demandes d'enfant de la part d'hommes et de femmes déjà parents de plusieurs enfants, quelquefois restés au pays dans leur famille, comme s'il s'agissait de tranches de vie sans lien les unes avec les autres.

Le caractère anonyme du don est, on l'a vu, unanimement revendiqué. Mais quelques couples déclarent qu'ils auraient préféré, pourtant, un don intrafamilial permettant un partage au sein de la famille : les substances du corps doivent circuler en priorité à l'intérieur d'un même patrimoine familial. Ainsi, certains hommes stériles auxquels D. Bonnet (chapitre 12) fait référence déclarent-ils regretter le temps où un membre masculin de la famille, de préférence un frère, était en mesure de remplacer un homme stérile pour l'aider à se reproduire. Les femmes ayant recours à un don d'ovocytes en France dont V. Duchesne (chapitre 4) a recueilli les expériences déplorent également que le don direct entre sœurs soit désormais interdit. Paradoxalement, les couples infertiles considèrent que le secret sera mieux gardé par un(e) parent proche, impliqué(e) directement dans le processus. Dans le don de sperme, c'est la question de la confidentialité au sein du couple qui est quelquefois posée. Certaines femmes vont même jusqu'à proposer au biologiste le recours à un donneur de sperme à l'insu du mari pour éviter son refus de don de sperme. Au regard de ces données, on observe, de par l'importance accordée aux liens de parenté, une réticence au don de gamètes selon les procédures éthiques proposées par les centres de soins et les cliniques. La recherche absolue de la ressemblance entre l'enfant à naitre et les parents, telle que l'évoque S. Epelboin (chapitre 8) de la part des femmes migrantes de son service, ou comme le signale également D. Bonnet (chapitre 12) au Cameroun, fait valoir un amalgame entre liens génétiques et généalogiques, entre déterminisme biologique et histoire du lignage dans le discours des personnes interrogées, sans compter l'importance accordée à la ressemblance au père comme preuve de sa paternité. Cette situation relativise dans l'Afrique contemporaine les « aménagements de la parenté » des sociétés lignagères des anthropologues des années 1970-1980.

Dans d'autres contextes, en particulier au Gabon, A. Ekang Mvé (chapitre 10) note que la question du don de gamètes (sperme, ovocytes) prend une résonnance particulière, là où les rumeurs vont bon train à propos de crimes rituels utilisant les organes humains. Les ovocytes ou le sperme représentent, alors, des biens sacrés et inaliénables, car pouvant être manipulés par des sorciers. Les technologies de la reproduction, comme celles de l'information, sont aujourd'hui appréhendées comme les nouveaux outils des sorciers, produisant de nouvelles catégories d'acteurs (gynécologues spécialistes de l'AMP, vendeurs de téléphones portables) à la réussite professionnelle suspecte. Cette situation conduit certains couples gabonais à se rendre à l'étranger pour recourir à l'AMP.

CONCLUSION

Cet ouvrage, en prenant pour objet une innovation biomédicale et son appropriation locale (Olivier de Sardan, 1995), prend le contre-pied des analyses basées sur une vision « afro-pessimiste » du continent. En effet, l'afro-pessimisme, construit en partie sur de réelles difficultés rencontrées par les pays au sud du Sahara – fragilité des États, guerres civiles, dépendance économique, pandémie du sida – amène certains de ses chantres à faire du continent africain un lieu toujours en périphérie des processus de mondialisation. L'émergence de l'AMP en Afrique subsaharienne montre, au contraire, la large circulation des acteurs, des objets et des savoirs à l'échelle transnationale ou internationale, même si on ne peut guère comparer, par exemple, la situation en Afrique du sud avec celle de la Guinée. L'absence de régulation internationale de l'assistance médicale à la procréation soulève des enjeux financiers et éthiques. Les intérêts commerciaux que représente cette industrie pour les cliniques privées et les compagnies pharmaceutiques contribuent sans doute à expliquer ce fait. Toutefois, force est de constater que le développement des technologies de la reproduction dans les pays au sud du Sahara témoigne d'une Afrique contemporaine avec de nouveaux acteurs sociaux prêts à investir dans le domaine de la santé et à s'organiser à une échelle internationale.

Les sciences sociales ont un rôle à jouer dans l'étude de ces dynamiques en cours, à l'origine notamment de nouveaux rapports sociaux entre les hommes et les femmes. L'émergence des classes moyennes, mise en relation dans cet ouvrage avec les techniques de la reproduction, n'est pas sans conséquences sur le devenir des solidarités familiales. L'accès sélectif aux technologies de la reproduction, selon le niveau socio-économique des couples, illustre aussi un processus d'exclusion des populations à faibles ressources, qui peinent déjà à bénéficier des soins de la santé de la reproduction.

Dans ce contexte, comment expliquer qu'aucune association de patients ne se soit pas à ce jour constituée pour influencer les décideurs sur la prise en charge de la stérilité au sein des services de santé ? La stigmatisation de l'infertilité, et la recherche de la confidentialité qui lui est associée, freinent les personnes concernées, et ne leur permettent pas de porter ces débats de l'intime sur l'espace public. Pour ce faire, des collaborations entre praticiens et chercheurs, telle que cela a été initié dans cet ouvrage, doivent se poursuivre afin que les connaissances des uns et des autres soient diffusées et mises en acte au niveau politique.

BIBLIOGRAPHIE DES SOURCES CITÉES

BONNET D., 2014. « Adopter un enfant dans le contexte de l'assistance médicale à la procréation en Afrique subsaharienne », *Cahiers d'Etudes Africaines*, LIV, 3, 215, 769-786.

BONNET D., à paraître. « L'assistance médicale à la procréation en Afrique subsaharienne est-elle une innovation sociale ? ». In : B. HAXAIRE, C. MOUTAUD, C. FARNARIER (dir.), *L'innovation en santé. Technologie, organisation, changement.*

BONNET D., DUCHESNE V., 2014. « Migrer pour procréer. Histoires de couples africains », *Cahiers du Genre, Biotechnologies et travail reproductif. Une perspective transnationale*, 1, 56, 41-58.

CLARKE A., FISHMAN R., FOSKET J.-R., MAMO L., SHIM J.K., 2000. « Technosciences et nouvelle biomédicalisation : racines occidentales, rhizomes mondiaux », *Sciences Sociales et santé, Légitimer et réguler les innovations biomédicales*, 18, 2, 11-42.

COOPER B., 2013. « De quoi la crise démographique au Sahel est-elle le nom? », *Politique Africaine*, 2, 130, 69-88.

FIADJOE M., 2013. « Problématique de la procréation par tiers donneur en Afrique », *Reproduction humaine et hormones*, XXV, 3-4, 79-88.

FASSIN D., 1998. « Les politiques de la médicalisation ». In : P. AIACH, D. DELANOË (dir.), *L'ère de la médicalisation*, Paris, Anthropos, 53-58.

FASSIN E., 2002. « La nature de la maternité. Pour une anthropologie de la reproduction », *Journal des anthropologues, Médecine et biologie : chimères et production du social*, 88-89, 103-122.

GINSBURG F.D., RAPP R. (dir.), 1995. *Conceiving the New World Order. The Global Politics of Reproduction*. Berkeley, University of California Press.

HÖRBST V., 2006. « Infertility and In-vitro Fertilization in Bamako, Mali: Women's Experience, Avenues for solution and Social Contexts Impacting on Gynaecological Consultations », *Curare*, 29, 1, 35-46.

HÖRBST V., WOLF A., 2014. « ARVs and ARTs: medicoscapes and the unequal place-making for biomedical treatments in Sub-Saharan Africa. », *Medical Anthropology Quarterly*, 28, 2, 182-202.

HUGON A., 2005. « L'historiographie de la maternité en Afrique subsaharienne », *Clio, Femmes Genre Histoire*, 21, 212-229.

HUNT N. R., 1999. *A Colonial Lexicon: Of Birth Ritual, Medicalization and Mobility in the Congo*, Durham & London, Duke University Press.

INHORN M., 2003. *Local Babies, Global Sciences : Gender, Religion in Vitro Fertilization in Egypt*, New York, Routledge.

INHORN M., 2011. « Globalization and gametes : reproductive 'tourism' Islamic bioethics, and Middle Eastern modernity », *Anthropology & Medicine*, 18, 1, 87-103.

LÖWY I., 2006. « La fabrication du naturel : l'assistance médicale à la procréation dans une perspective comparée », *Tumultes*, 26, 35-36.

MARCOUX R., Antoine P., 2014. *Le mariage en Afrique. Pluralité des formes et des modèles matrimoniaux*, Québec, Presses de l'Université du Québec.

MEHL D., 1999. *Naître? La controverse bioéthique*, Paris, Bayard.

OMBELET W, 2014. « Is global access to infertility care realistic ? The Walk Egg Project », *Reproductiv BioMedicine Online*, 28, 3, 267-272.

OLIVIER DE SARDAN J.-P., 1995. « Une anthropologie de l'innovation est-elle possible ? », *Anthropologie et développement. Essai en socio-anthropologie du changement social*, Marseille – Paris, APAD – Karthala, p. 77-96.

TABET P., [1985] 1998. « Fertilité naturelle, reproduction force ». In : P. TABET, *La construction sociale de l'inégalité des sexes, des outils et des corps*, Paris Montréal, L'Harmattan, 77-181.

TAIN L., 2013. *Le corps reproducteur. Dynamiques de genre et pratiques reproductives*, Rennes, Presses de l'Ecole des Hautes Etudes en Santé Publique.

THERY I., 2010. *Des humains comme les autres*, Paris, Editions de l'EHESS.

VERON J.-B., 2012. « Editorial, Les classes moyennes en Afrique » (dossier), *Afrique contemporaine*, 244, 33-51.

WERNER J.-F., 2004. « D'une image à l'autre ou pourquoi et comment étudier les usages et pratiques de l'imagerie médicale à Dakar », *Autrepart*, 29, 1, 65-80.

YOUTA W. C., 2012. *Assistance médicale à la procréation et VIH. L'expérience du centre d'AMP de Douala*, mémoire de médecine et biologie de la reproduction, Université Paris VI, 52 p.

PARTIE I

PLURALITÉ DES CONTEXTES

1

Politiques de population en Afrique du Sud au prisme de la santé reproductive. Ruptures ou continuités ?

Frédéric Le Marcis*

Introduction à la question de l'infertilité en Afrique du Sud

Suite au recensement de 2011, le service sud-africain de la statistique a estimé la population totale du pays à 51,8 millions d'habitants[1], avec la répartition de la population suivante : les Noirs en représentent 79.2%, les Coloured 8.9%, les Blancs 8.9% et les Asians/Indians 2.5%[2]. Cette répartition est sujette à évolution puisqu'en 1993, les Noirs représentaient 74.2% de la population, les Blancs 14.4%, les Coloureds 8.7 %, et les Asians/Indians 2.7% (Chimere-Dan, 1993 : 31). Parallèlement à cette dynamique démographique, l'Afrique du Sud présente aujourd'hui un taux d'infertilité entre 15 et 20% (Cooper *et al.,* 2004 : 79 ; Basu, 2007 : 1)[3]. Comme le rappellent S.J.Dyer *et al.* (2002) ce taux élevé d'infertilité s'inscrit dans un contexte sous-régional présentant quant à lui une prévalence de 30 à 40%, liée dans la majorité des cas à des infections sexuellement transmissibles (IST) non traitées. Si les IST non-traitées figurent au premier rang des causes d'infertilité, l'ablation des trompes de Fallope constitue également une cause fréquente. Cette situation est la conséquence d'une mauvaise prise en charge des infections sexuellement transmissibles chez les femmes (infertilités secondaires) et de la faiblesse de l'offre de santé sexuelle et reproductive dans les centres de santé de premier niveau (le système de santé

* Professeur des universités en anthropologie sociale à l'Ecole Normale Supérieure de Lyon, en délégation au pôle de recherches cliniques de l'INSERM, membre de Triangle, UMR 5206.

1. http://beta2.statssa.gov.za, [Consulté le 29 août 2013].

2. Ces groupes sont définis en fonction de caractéristiques « raciales » issues du régime de l'apartheid. Les mobiliser aujourd'hui ne constitue nullement une reconnaissance de leur caractéristique intrinsèque mais plus celle de la construction sociale et politique des inégalités observables aujourd'hui. L'usage de ces catégories « socio-raciales » ne relève donc pas d'une démarche essentialiste, mais bel et bien d'une approche constructiviste.

3. L'infertilité est comprise ici comme l'incapacité pour un couple d'obtenir une grossesse après plus d'un an de rapports sexuels non protégés et réguliers.

sud-africain est hiérarchisé en trois niveaux partant des cliniques de soins de santé primaires aux hôpitaux disposant d'un plateau technique complet). Par exemple, il est courant dans les hôpitaux du secteur tertiaire que les femmes des *townships* présentant une grossesse extra-utérine n'aient pas leurs trompes de Fallope reconstruites lors de l'opération. L'ablation totale est en effet plus simple et moins longue à réaliser pour les chirurgiens que la reconstruction. En outre la prise en charge en général tardive de ces grossesses leur laisse peu d'alternatives. Ainsi, alors que dans son article 27 la constitution sud-africaine garantit à chacun « un droit à l'accès aux services de santé, dont la santé reproductive... » (Republic of South Africa, 1996 : 1255), l'offre de traitement de l'infertilité n'existe quasiment pas dans le service public de santé. Les femmes présentant un problème d'infertilité dans les services de santé de niveau 1 ou 2 sont le plus souvent renvoyées chez elle sans réponse adéquate (Dyer *et al.*, op. cit.).

Dans la région du Cap, seuls deux centres fournissent de tels soins dans le service public (le Grootte Schuur hospital à Cape Town et l'hôpital de Tygerberg proche du premier). Un troisième centre se trouve à Pretoria au sein de l'actuel Steve Biko Academic Hospital où les enquêtes présentées ici ont été menées. Il s'agit du département d'obstétrique et de gynécologie, une clinique d'infertilité de niveau 3 dans la hiérarchie du système de santé sud-africain. Elle propose diagnostics, procédures thérapeutiques et cryoconservation. Le statut particulier de ce centre a un impact important sur les modalités de recrutement des patients et de financement de son activité (Le Marcis, 2014). Il se réfère, en effet, à de multiples logiques qui relèvent à la fois d'une offre classique de service public et d'une offre de secteur privé (restriction de l'accès en fonction des capacités financières), et abrite des activités de soins et de recherche. Cette multiplicité de pratiques et cette confusion des logiques sont caractéristiques du fonctionnement du système de santé en Afrique (Le Marcis & Rouamba, 2013). Elles sont également le produit d'une absence de volonté politique de faire de la question de l'infertilité un objet légitime pour l'action étatique. Pourtant, comme indiqué par l'anthropologue T. Gerrits :

> *Malgré ce manque d'attention de la part des politiques publiques, une mondialisation rapide des Techniques de Reproduction Médicalement assistées a eu lieu ces dernières années. Dans le monde, le nombre de cliniques de la fertilité (principalement) privées a régulièrement augmenté, y compris dans les pays en développement.*
>
> Gerrits, 2012 : 1

W. Ombelet, gynécologue obstétricien et coordinateur du groupe de travail « Infertilité et pays en développement » de la Société Européenne de Reproduction Humaine et d'Embryologie (ESHRE) estime que « l'argument de la surpopulation suggère que dans un pays où la surpopulation pose un problème démographique, la gestion de l'infertilité ne devrait pas incomber aux gouvernements » (Ombelet, 2012 : 8)[4]. Cette logique n'est pas propre au continent africain et s'observe, comme le rappelle encore W. Ombelet, en Amérique du Sud (ibid.). C'est également ce constat que font S. J. Dyer et M. Patel à l'occasion d'une revue de littérature sur l'impact économique de l'infertilité sur les femmes dans les pays en développement (Dyer et Patel, 2012 : 44). Ces derniers considèrent:

> *Au regard de l'étendue du problème, évalué à la fois à partir du nombre de femmes infertiles dans les pays en développement et en fonction de l'impact de l'infertilité sur la vie des individus, ce manque d'information est difficile à expliquer. Il est probable que ce manque d'information renvoie à la croyance courante que c'est la surpopulation et non l'infertilité qui nécessite l'attention dans les pays en développement.*
>
> Dyer et Patel, 2012 : 44.

Dans un article récent proposant d'analyser l'évolution des politiques de reproduction en Afrique du Sud depuis la chute de l'apartheid il y a 20 ans, N. Mkhwanazi rappelle justement : « la reproduction est une question politique » (Mkhwanazi, 2014 : 3). Elle mobilise « l'expression 'reproduction stratifiée' forgée par S. Colen (1995 : 75) pour expliquer les inégalités des expériences de reproduction basées sur les hiérarchies socioculturelles et économiques. En Afrique du Sud, la notion de reproduction stratifiée décrit très justement la valeur attribuée par le National Party[5] à la reproduction des femmes blanches et son mépris pour les femmes noires comme ses tentatives d'infléchir leur courbe de fertilité » (Mkhwanazi, 2014 : 3). Les entrées empiriques, sur lesquelles est fondée sa réflexion, concernent les lois et les expériences des femmes relatives à l'avortement, à la contraception et aux violences masculines. Dans son texte l'infertilité n'est mentionnée qu'une seule fois mais seulement comme possible conséquence des violences faites aux femmes, et ni comme un objet légitime à prendre en compte en tant que tel (*ibid.* : 7), ni comme une réalité elle aussi « politique ». Je propose ici de dépasser le sens restreint qu'elle donne à la question de la reproduction en abordant la question des politiques de prise en charge de l'infertilité.

Cette réflexion est fondée sur une enquête menée dans l'un des deux seuls services prenant en charge l'infertilité dans le service public en Afrique du Sud. Il s'agit de la *Reproductive and Endocrine Unit* de l'hôpital académique Steve Biko à Pretoria[6]. Cette clinique, quoique publique, ne prend pas en charge tous

4. « *The argument of overpopulation suggests that in countries where overpopulation poses a demographic problem, infertility management should not be supported by the government* » (Ombelet, 2012 : 8).

5. Le National Party est élu en 1948 et met en place l'apartheid légal en Afrique du Sud.

6. Les enquêtes ont eu lieu de 2009 à 2013 en collaboration avec le Pr Rehana Ebrahim Vally et Nina Worthe (département d'anthropologie, Université de Pretoria). Je remercie le Pr.

les couples présentant un problème d'infertilité et différentes logiques sous-tendent le « tri » qui y est effectué. Celles-ci sont morales, sociales et économiques (Le Marcis, 2014). L'analyse de ces logiques suppose d'aller au-delà des discours purement médicaux qui justifient la non-prise en charge de certains couples (surpoids de la femme, risques, etc.) et de s'engager dans une analyse articulant prise en compte du présent et de la longue durée. Mais pour donner à cette analyse toutes ses dimensions, il ne faut pas la limiter aux réalités sud-africaines et au contraire l'inscrire à une échelle globale. En effet, la situation sud-africaine eu égard à l'infertilité doit autant au développement au niveau mondial de théories néo-malthusiennes dans les années 70, qu'à leur traduction sud-africaine en termes de politiques de populations racialisées dans les années 1980. Enfin, ce que donnent à voir les prises en charge actuelles de l'infertilité au sein de l'unité de l'hôpital de l'université Steve Biko, c'est leur reformulation en termes socio-économiques et moraux.

Ainsi convient-il d'interroger les pratiques des acteurs au regard de la longue durée des politiques populationnelles. V. Hörbst et A. Wolf discutant de la place respective du traitement du sida et du traitement de l'infertilité à partir de la situation malienne, proposent le concept de *medicoscape* pour rendre compte de la configuration de divers facteurs à de multiples échelles dans la constitution de cibles légitimes d'intervention de la santé publique. Pour ces dernières :

> *ce concept [...] permet de suivre la façon dont les commandes et objets, pratiques, organismes et valeurs socio-culturelles interagissent, se combinent différemment dans le cadre de processus globalisés et préfigurent ainsi de manière distincte les raisons qui ouvrent la voie à des formes de légitimité et à des géométries de pouvoir hiérarchiques autour de diverses maladies.*
>
> Hörbst et Wolf, 2014 : 195-196

La notion de *medicoscape* est tout à fait heuristique pour rendre compte de la construction différentielle des enjeux relatifs à la reproduction en Afrique du Sud.

LE MEDICOSCAPE SUD-AFRICAIN DE L'INFERTILITÉ

Je propose ici de revenir sur les logiques ayant présidé à la constitution du registre caractérisant le *medicoscape* de l'infertilité en Afrique du Sud. Ce registre contre toute attente – eu égard à la rupture qu'a constitué la fin de l'apartheid – témoigne malgré des motifs changeants, d'une certaine continuité caractérisée par une dynamique d'exclusion de l'offre de prise en charge de l'infertilité pour la majorité des femmes noires. Si les besoins de ces dernières

Caryn Huyser, directrice de l'unité qui a autorisé la réalisation de nos enquêtes ainsi que les professionnels de santé et les patients qui ont accepté notre présence.

étaient négligés sur des critères raciaux pendant l'apartheid, ils sont ignorés aujourd'hui sur des critères économiques. Ainsi les individus surnuméraires – ceux pour qui les services de l'Etat et les opportunités sont limités, ceux qui ne comptent pas – et qui étaient d'abord définis racialement pendant l'apartheid, le sont à présent par la classe sociale. En Afrique du Sud, nombre de victimes des injustices du passé le restent ainsi dans le présent. Il s'agit des Noirs dont le modèle familial a été démantelé par le travail migrant systématique et l'interdiction de séjour de leurs familles dans les enclaves blanches[7]. Il s'agit également des femmes noires dont les trompes ont été sectionnées par manque d'offre de soins en cas de grossesse extra-utérine, ou qui ont été stérilisées à leur insu. Il s'agit plus généralement des pauvres qui sont majoritairement les Noirs... Tout en rappelant les continuités des politiques de population en Afrique du Sud, je voudrais également souligner leur universalité afin de sortir d'une lecture de l'Afrique du Sud souvent présentée sous le prisme de l'exceptionnalité. L'analyse de la situation sud-africaine au regard de l'infertilité éclaire en effet les impensés des politiques populationnelles mondiales.

Cette absence de prise en charge de l'infertilité constitue la base de notre questionnement sur les politiques populationnelles en Afrique du Sud. Plus de vingt ans après l'avènement de la démocratie en 1994, après un processus politique ayant vaincu l'apartheid, ce régime ayant fait de l'ingénierie sociale une pratique de gouvernement (Meillassoux & Messiant, 1991), quel regard peut-on porter sur les politiques populationnelles actuelles? Il apparaît contre toute attente que les politiques populationnelles pré et post-apartheid témoignent d'une grande continuité : alors que les motifs de ces politiques changent, leur logique perdure. Ainsi, dans le contexte sud-africain, les politiques de population promues à l'échelle mondiale apparaissent-elles comme des outils de la domination raciale de la minorité blanche et font écho à la notion de « péril noir » (*swart gevaar*). Elles se justifient ensuite à partir d'une logique économique et néo-malthusienne qui fait fi des individus au profit d'une logique populationnelle.

UNE HISTOIRE LOCALE ET GLOBALE DES POLITIQUES DE POPULATION

L'*Infertility Clinic* de Pretoria est créée dans les années 1980 au moment où le *Population and Development Program* (PDP) est mis en place. Fondé sur le constat de la surpopulation noire, il affiche la volonté d'améliorer ses conditions de vie. Pour ce faire, le PDP visait à stabiliser la population à 80 millions à l'horizon de l'an 2000, à accélérer le développement social et économique, à atteindre un taux de fertilité de 2.1 enfants par femmes en 2010, à promouvoir la santé pour tous et, enfin, à atteindre une distribution géographique « ordonnée »

7. Mise en place de l'*influx control* et des *pass laws* en 1952 qui limitent et encadrent le séjour des Noirs dans les zones réservées aux Blancs.

de la population (Chimere-Dan, 1993 : 33-34). Comme le souligne ce démographe, l'application d'un tel programme qui dans sa nature pouvait sembler raisonnable, comportait cependant une dimension politique plus que problématique. S'il pouvait apparaître comme légitime appliqué à l'ensemble d'une population, il l'était beaucoup moins lorsqu'il est destiné à une frange de la population racialement définie, comme ce fut le cas en Afrique du Sud. En effet, le PDP ne concernait en pratique que les femmes noires. Il ne s'appliquait que dans les homelands réservés aux populations noires et dans les cliniques ou les services mobiles de planification familiale, exclusivement fréquentées par des femmes noires. Il promouvait l'usage du *Depo-Provera*, contraceptif par injection dont l'indication s'adressait majoritairement aux femmes noires, alors que les femmes blanches utilisaient de préférence d'autres dispositifs contraceptifs comme la pilule ou la stérilisation (Brown, 1987 : 271). Malgré l'objectif revendiqué d'une meilleure répartition des ressources, le PDD est apparu aux yeux de nombreux observateurs comme un programme visant simplement à réduire la fécondité des femmes noires (Klugman, 1991)[8]. Le développement du PDP constituait finalement une traduction politique de la notion de *Swart Gevaar* (péril noir) au cœur de la politique d'apartheid (interdiction des mariages interraciaux, « développement séparé [9]», politique sociale inégale, incitation à l'immigration blanche, politique nataliste en direction des familles blanches via une politique d'imposition fiscale spécifique) et une tentative vaine de réagir à la mobilisation politique grandissante des populations noires. B. Brown (1987) discute de la mise en place d'une véritable politique populationnelle dès les années 70 en Afrique du Sud. Si l'auteure reconnaît que le développement de ces politiques s'inscrit dans un mouvement mondial néo-malthusien s'inquiétant de l'accroissement de la population mondiale, elle souligne qu'il répond aussi à une situation politique sud-africaine spécifique. En effet, à cette époque, l'Afrique du Sud est en situation d'excédent alimentaire, mais la population noire est confrontée à un chômage important et la mobilisation politique contre l'apartheid se fait plus violente dans ses rangs. De ce fait la rhétorique démographique et la mise en place de politiques visant à réduire la taille de

8. Dans les années 1940, un projet d'offre de santé spécifique à destination de la population noire voit le jour mais il est abrogé dès l'élection du National Party en 1948. Il visait à mieux répondre aux besoins de santé de la population sur l'ensemble du territoire. Cette expérience éphémère inspire en partie les rédacteurs du plan pour la santé de 1994 du Congrès National Africain (ANC), (Blaauw, 2004 : 121 ; De Wet, 2010).

9. Le « développement séparé » ou « apartheid » est la notion qui structure la politique du gouvernement sud-africain du *National Party* à partir de son élection en 1948. Elle consiste à promouvoir la mise en place et le développement d'entités politiques autonomes sur une base ethnico-raciale. Dans les faits le « développement séparé » a permis le maintien du pouvoir économique et politique aux mains des Blancs et l'exploitation de la main d'œuvre noire. En 1994, les premières élections démocratiques en Afrique du Sud mettent un terme définitif à l'apartheid légal dans ce pays (Terreblanche, 2005).

la population (campagnes de stérilisation, de planification familiale) vint servir des objectifs politiques. Ces derniers étaient eux-mêmes alimentés par la peur d'un futur où Blancs et Noirs disposeraient d'un même droit de vote « *one person – one vote* » (une personne – un vote) ce qui justifiait le projet de limiter le poids démographique des seconds. Ces objectifs politiques étaient également fondés sur un discours récurrent faisant de la grande taille des familles en Afrique du Sud une cause première de la pauvreté (Chimere-Dan, 1993 : 33).

Si le facteur racial a joué un rôle majeur dans la mise en place de politiques de santé reproductive inégalitaires, il permet aujourd'hui de comprendre pourquoi l'infertilité des femmes noires n'a pas été conçue comme un problème. Il faut cependant noter que la lutte contre l'infertilité chez les femmes blanches n'est pas devenue pour autant un enjeu pour le pouvoir quand bien même un accroissement de cette population était recherché. La société sud-africaine dominée pendant l'apartheid par la nouvelle église réformée sud-africaine était profondément patriarcale et chrétienne (Posel, 2005). Le gouvernement était réticent à financer systématiquement des recherches sur la procréation médicalement assistée. En cohérence avec cette posture, l'avortement, même auprès des populations noires, a toujours fait l'objet d'une ferme condamnation par l'État d'apartheid et n'était autorisé que pour des raisons médicalement motivées. L'importance de la notion de vie comme « don divin » est encore largement perceptible dans la clinique de Pretoria. Elle est présente dans la salle d'attente où Bible et Coran sont disponibles, elle est également perceptible dans le discours des médecins et des acteurs du laboratoire. La directrice du laboratoire ne manque ainsi jamais de rappeler à son équipe d'embryologistes qu'elle manipule, dans des petites boîtes, des vies données par Dieu.

En Afrique du Sud l'importance des logiques racistes dans la mise en place des politiques sanitaires a souvent été soulignée (Packard, 1989 ; Baldwin-Ravagen *et al.*, 1999), mais le racisme inscrit au cœur des politiques populationnelles de l'apartheid trouvait comme le rappelait O. Chimere-Dan (1993) une source importante de légitimité dans les recommandations internationales diffusées à l'époque et qui sont encore aujourd'hui largement partagées. Ces recommandations ont été énoncées à la suite de la mise en place des recommandations du programme d'action du Kilimanjaro (1984) et de la déclaration d'Harare (1986). Aussi, comme l'écrit O. Chimere-Dan : « Le PDP peut dès lors être décrit comme un bon programme dans un contexte socio-politique inapproprié » (Chimere-Dan, 1993 : 36). C'est finalement ce point de vue que l'on retrouve dans les pages de l'*ANC Policy guidelines for a Democratic South Africa*. Ce document publié en 1992 dans la perspective de l'accession au pouvoir de l'ANC met l'accent sur la nécessité de développer l'éducation sexuelle et le planning familial. Comme le rappelle L. Swartz, les Blancs sont engagés depuis le 19ème siècle dans la transition démographique, (depuis 1989, ils sont sous le seuil de remplacement), les asiatiques ont atteint un taux de fécondité de 2,7 depuis les années 1980, les *Coloured* un taux de 3. Pour les Noirs la natalité est passée de 6.8 enfants par femme dans les années 1950 à 3.9 dans les années 1990. « Bien qu'elle continue à décliner, la fertilité africaine est toujours substantiellement plus élevée que celle d'autres groupes raciaux » (Swartz, 2002 : 490). Pour ce démographe spécialiste de l'Afrique du Sud, la réponse consiste donc à poursuivre la politique engagée par le PDP, ce que fit finalement l'ANC. Une gynécologue ayant une carrière professionnelle couvrant la période pré et post-apartheid soulignait que la politique de l'ANC, eu égard à la prise en charge de l'infertilité, n'a ainsi pas fondamentalement évolué en pratique. Aujourd'hui si le droit de se présenter à la consultation est garanti constitutionnellement, tout le monde n'a pas accès à la ressource. Cette constatation est confirmée par les analystes de la santé reproductive en Afrique du Sud : « Alors qu'il existe quelques initiatives pour améliorer l'accès et la qualité des services d'infertilité, il y a eu une absence de politique ou de changement dans l'offre de service » (Cooper *et al.*, 2004 : 79).

Comme le rapporte N. Mkhwanazi, *l'African National Congress* introduit dès son arrivée au pouvoir en 1994 des réformes profondes visant à promouvoir l'autonomie et la liberté des femmes dans l'accès à la santé reproductive du point de vue de la planification familiale (Mkhwanazi, 2014), mais le terrain de l'aide à la procréation reste encore un terrain largement inoccupé par le politique. En 1998, la politique de population sud-africaine développée à la suite de la 4ème conférence mondiale sur les femmes de Beijing de 1995 insiste sur *l'empowerment* des hommes et des femmes pour faciliter les choix reproductifs. Cette tendance était déjà en germe dans la nouvelle constitution sud-africaine :

> *Il y a eu une transformation radicale du cadre de l'offre de santé reproductive dans l'Afrique du Sud postapartheid. Partant du droit à l'intégrité corporelle et psychologique, incluant le droit de 'prendre des décisions concernant la reproduction' présent dans la section 12(2) de la constitution de 1996, une pléthore de nouvelles lois et de politiques ont été introduites qui créent un cadre légal de droits en relation avec l'interruption volontaire de grossesse, la stérilisation, et les services de santé sexuelle et reproductive pour les adolescents, parmi d'autres.*
>
> Strode *et al.*, 2012 : 61.

Pour autant, les auteurs rapportent la persistance de cas de stérilisation de femmes séropositives à l'occasion d'un accouchement ou d'un avortement et ce sans l'accord des femmes, ou avec une compréhension limitée de ces dernières (22 cas entre 1996 et 2010). Lors de nos enquêtes sur le terrain, nous avons également rencontré des femmes sollicitant l'accès à la procréation médicalement assistée suite à une stérilisation abusive. Cela concerne particulièrement des femmes séropositives accouchant par césarienne et à l'occasion de laquelle la ligature des trompes est pratiquée sans consentement ou réalisé dans des conditions discutables (par exemple sur la table d'accouchement).

En conséquence, malgré la rupture dans l'idéologie sous-tendant les politiques de population sud-africaine (du racisme d'État à une démocratie multiraciale), force est de constater que les exclus du passé restent les exclus du présent. Les conséquences de l'apartheid, les structures socio-économiques qui ont contribué à façonner les divers profils des populations sud-africaines, et qui sont les conséquences directes du régime de l'apartheid, ont également contribué à façonner leur expérience de la transition démographique et, par voie de conséquence, leur légitimité (ou illégitimité) à accéder à la prise en charge de l'infertilité. Les Noirs du passé sont les pauvres d'aujourd'hui.

M. Patel rapporte ainsi une étude parue en 2013 et concernant les coûts dits « catastrophiques » relatifs à la PMA dans le secteur public sud-africain[10]. Sur l'ensemble des couples engagés dans la PMA, 20% faisaient face à des coûts catastrophiques. Parmi ces derniers, la moitié (51%) appartenaient au tiers de l'ensemble des couples engagés dans la PMA présentant les revenus les plus bas (Patel, 2014 : 16).

L'absence de mise à l'agenda de la généralisation d'une offre, même minimale, de traitement de l'infertilité dans les services publics, l'illégitimité de la question face aux enjeux auxquels fait face le système de santé en Afrique du Sud, l'inscription de ce déni du problème de l'infertilité dans un paradigme de transition démographique déjà en cours pendant l'apartheid traduit la continuité d'une politique qui d'un motif proprement racial passe à un motif économique.

L'analyse rétrospective des politiques nationales en matière d'infertilité en Afrique du Sud permet de mettre en lumière certains enjeux sous-jacents aux politiques globales de santé reproductive. L'Afrique du Sud apparaît ainsi comme un terrain exemplaire pour souligner la nécessaire articulation de l'analyse des politiques de population à leur contexte politique et historique (Coovadia *et al.* 2009). Ici, les politiques observées au présent ne sont pas séparables de leur contexte historique de production. Elles reposent sur, autant qu'elles entretiennent, des catégories de publics pour lesquelles certains types de services sont disponibles ou pas. De ce fait, l'analyse des

10. Dans l'étude en question sont entendus comme coûts catastrophiques les dépenses qui représentent 40% des dépenses annuelles non alimentaires du foyer.

dynamiques sud-africaines actuelles de santé reproductive, ou plus largement des politiques de santé publique, éclaire les débats globaux alors même que ce pays est plus souvent mis en exergue pour son histoire singulière et pensé dans le registre de l'exceptionnalité. Les questions relatives à la santé reproductive en Afrique du Sud renvoient, en effet, à celles qui traversent globalement la santé mondiale, allant de la reconnaissance des situations individuelles à une réflexion à une échelle populationnelle.

BIBLIOGRAPHIE DES SOURCES CITÉES

BALDWIN-RAGAVEN L, GRUCHY (de) J, LONDON L. (dir.), 1999. *An ambulance of the wrong colour. Health professionals, human rights and ethics in South Africa*, Cape Town, University of Cape Town Press.

BASU K. J., 2007. « Service, Training and Research into Infertility in Public Hospitals in South Africa », *South African Medical Journal*, 97, 11, 1018.

BLAAUW D., 2004. « Transformations de l'État et réforme de la santé. Le cadre historique et institutionnel de la mise en œuvre des actions de lutte contre le sida ». In : D. FASSIN (dir.), *Afflictions : L'Afrique du Sud de l'apartheid au sida*, Paris, Karthala, 111-138.

BELL N. K., 1981. « Triage in medical practices: an unacceptable model? », *Social Science and Medicine part F: Medical and Social Ethics*, 15, 4, 151-156.

BROWN B. B., 1987. « Facing the 'black peril': the politics of population control in South Africa », *Journal of Southern African Studies*, 13, 3, 256-273.

CHIMERE-DAN O., 1993. « Population Policy in South Africa », *Studies in Family Planning*, 24, 1, 31-39.

COLEN S., 1995. « Like a mother to them: Stratified reproduction and west Indian childcare workers and employers in New York ». In : F. GINSBURG, R. RAPP (dir.), *Conceiving the new world order: The global politics of reproduction*, Berkeley, University of California Press, 78-102.

COOVADIA H., JEWKES R., BARRON P. S., MCINTYRE D., 2009. « The health and health system of South Africa : historical roots of current public health challenges », *The Lancet*, 374, 817-824.

COOPER D., MORRONI C, ORNER, P., MOODLEY J., HARRIS J., CULLINGWORHT L., HOFFMAN M., 2004. « Ten Years of Democracy in South Africa : Documenting Transformation in Reproductive Health Policy and Status », *Reproductive Health Matters*, 12, 24, 70-85.

DE WET K., 2010. « Les trois âges de la santé communautaire en Afrique du Sud », *Sciences Sociales et Santé*, 28, 3, 85-106.

DYER S. J., ABRAHAMS N, HOFFMAN M., VAN DER SPUY, Z. M., 2002. « Infertility in South Africa: women's reproductive health knowledge and treatment-seeking behaviour for involuntary childlessness », *Human Reproduction,* 17, 6, 1657-1662.

DYER S. J., KRUGER T. F., 2012. « Assisted reproductive technology in South Africa : First results generated from the South African Register of Assisted Reproductive Techniques », *South African Medical Journal*, 102, 3, 167-170.

GERRITS T., 2012. « Introduction », In : T. GERRITS, W. OMBELET, F. van BALEN, S. VANDERPOEL (dir.), *Biomedical infertility care in poor resource countries. Barriers, Access and Ethics*, Istanbul, Social Science Study Group of the Special Task Force « Developing countries and infertility » ESHRE et WHO, 1-6.

HÖRBST V., WOLF A., 2014. « ARVs and ARTs: medicoscapes and the unequal place-making for biomedical treatments in Sub-Saharan Africa », *Medical Anthropology Quarterly*, 28, 2, 182-202.

KLUGMAN B., 1991. « Population policy in South Africa: A critical perspective », *Development Southern Africa*, 8, 1, 19-34

LE MARCIS F., 2014. « Reconnaître ou nier. Trier l'infertilité en Afrique du Sud». In : G. LACHENAL, C. LEFEVE, V.-K. NGUYEN (dir.), *Les Cahiers du Centre Georges Canguilhem, n° 6 : La médecine du tri. Histoire, éthique, anthropologie*, Paris, Presses Universitaires de France, 217-237.

LE MARCIS F., ROUAMBA G., 2013. « Trial and Routine. On the Problematic Relation between Routine Care and 'Private Actors' within West-African Health Services (Burkina Faso) », *Curare, Journal of Medical Anthropology*, 36, 3, 211-226.

MEILLASSOUX C., MESSIANT C. (coord.), 1991. *Génie social et manipulations culturelles en Afrique du Sud*. Paris, Arcantière editions.

MKHWANAZI N., 2014. « Twenty years of democracy and the politics of reproduction in South Africa », *African Identities*, 12, 3-4, 326-341.

OMBELET W., 2012. « Global access to infertility care in developing countries: a case of human rights, equity and social justice ». In : T. GERRITS, W. OMBELET, F. van BALEN, S. VANDERPOEL (dir.), *Biomedical infertility care in poor resource countries. Barriers, Access and Ethics*, Istanbul, Social Science Study Group of the Special Task Force « Developing countries and infertility" Facts, Views & Vision. Issues in Obstetrics, *Gyneacology and Reproductive Health*, Monograph 7, ESHRE et WHO, 7-16.

PACKARD R. M., 1989. *White Plague, Black Labor. Tuberculosis and the Political Economy of Health and Disease in South Africa, Berkeley – Los Angeles*, University of California Press.

PATEL M., 2014. « The socioeconomic impact of infertility on women in developping countries », Facts, Views & Vision. Issues in Obstetrics, *Gyneacology and Reproductive Health*, Monograph, 15-17.

POSEL D., 2005. « 'Baby rape' : Unmaking secrets of sexual violence in post-apartheid South Africa ». In : G. Reid, L. Walker (dir..). *Men behaving differently. South African Men since 1994*, Mercury Crescent, Wetton, Cape Town, Double Storey Books a division of Juta & Co. Ltd, 21-64.

Republic of South Africa. Constitution of the Republic of South Africa, n° 108 of 1996.

STRODE A., MTHEMBU S., ESSACK Z., 2012. « 'She made up a choice for me': 22 HIV-positive women's experiences of involuntary sterilization in two South African provinces », *Reproductive Health Matters*, 20, 39S, 61-69.

SWARTZ L., 2002. « Fertility Transition in South Africa and its Implications on the Four Major Population groups », *Population Bulletin of the United Nations*. Completing the Fertility Transition (special issue), 48-49, 487-500.

TERREBLANCHE S., 2005. (2002, 2003) *A History of Inequality in South Africa 1652-2002*. Scottsville, University of Natal Press et Sandton, KMM Review Publishing Compagny Pty Ltd.

2

Construction d'un discours médiatisé et d'un public sur l'assistance médicale à la procréation. Le cas des sites web de cliniques et centres de dons africains

Luc Massou*

Introduction

Cette étude s'appuie sur certains travaux d'analyse des stratégies de communication numérique afin d'identifier comment certaines cliniques et centres de dons de gamètes africains, pratiquant l'assistance médicale à la procréation (AMP) conçoivent la mise en ligne de leurs informations sur le web. Elle s'inscrit dans le cadre du projet *Stérilité et recours à l'AMP dans le contexte de la mondialisation (Douala, Pretoria, Paris)* [1] du programme ANR *Les Suds II*, réalisé entre 2010 et 2013. En analysant les choix communicationnels des professionnels de santé, elle complète notre collaboration (Massou *et al.*, 2011a, 2011b) avec deux autres membres du projet, dont les travaux ont plus particulièrement porté sur les pratiques informationnelles en ligne des internautes africaines (*cf.* chapitres d'E. Simon sur les forums de discussion, et de B. Simonnot sur les blogs, de ce même ouvrage). En nous fondant sur l'analyse communicationnelle d'un corpus de sites web africains comprenant six cliniques en pays francophones (Togo, Mali, Burkina Faso, Côte d'Ivoire, Cameroun) et 27 cliniques et centres de dons en pays anglophone (Afrique du Sud), impliqués dans la prise en charge de l'AMP, nous présenterons un bilan comparatif de l'ensemble autour de deux questions centrales. La première analysera comment les choix communicationnels et éditoriaux retenus par les cliniques sur leurs sites web participent à la construction d'un discours médiatisé (en

* Maître de conférences en sciences de l'information et de la communication à l'Université de Lorraine, membre du Centre de recherche sur les médiations - communication, langue, art, culture (CREM, EA 3476).

1. Voir le site du projet : http://amp.hypotheses.org [Consulté le 15 Avril 2015].

ligne) sur l'AMP en Afrique. La seconde étudiera en quoi les caractéristiques de ces sites contribuent à la construction d'un public sur l'AMP par les professionnels de santé concernés, et quels en sont les enjeux socioprofessionnels sous-jacents. Pour ces deux axes, nous évaluerons plus particulièrement les différences éventuelles entre les corpus collectés en pays francophones et anglophones, mais également entre cliniques du domaine public et établissements de soins privés. Ces questionnements s'inscrivent dans des thématiques de recherche qui ont émergé depuis le début des années 2000 dans le domaine de la communication numérique sur la santé [2], à la croisée de l'étude des médias et de la sociologie des usages : information médicale ou de santé (Huang *et al.*, 2005 ; Abusief *et al.*, 2007 ; Marriott *et al.*, 2008 ; Romeyer, 2008 ; Talarczyk *et al.*, 2012), communication institutionnelle hospitalière (Winker *et al.* 2000 ; Medina Aguerrebere, 2011 ; Medina, 2012), médiatisation des questions de santé ou *mediated health perspective (*Kahlor & Mackert, 2009 ; Krivits, 2009), Internet santé ou *Health Web Science* (Weissman *et al.*, 2000 ; Huang *et al.*, 2003 ; Bunting & Boivin, 2007 ; Thoër & Levy, 2012 ; Luciano *et al.,*2013).

MÉTHODOLOGIE D'ANALYSE ET CHOIX DU CORPUS

Pour mener à bien cette étude de sites web, nous avons constitué une grille d'analyse ad-hoc, en nous appuyant sur certains chercheurs en sciences de l'information et de la communication ayant proposé des critères d'analyse des sites internet et de l'information en ligne (Rouquette, 2009 ; Pignier & Drouillat, 2004 ; Chartron & Rebillard, 2004). Contrairement à d'autres travaux privilégiant l'étude de l'écriture numérique selon une approche sémio-rhétorique [3] (Bouchardon, 2009 ; Crozat *et al.*, 2011 ; Saemmer, 2015), ces auteurs proposent une prise en compte globale du site web comme dispositif de communication institutionnelle, ce qui correspond aux caractéristiques de notre corpus. Parmi eux, S. Rouquette (*ibid.* : 12-13) recense ainsi différentes strates et méthodes d'analyse possible pour mener une telle étude :

- Le contexte social, économique, politique et culturel : modèle hypothético-déductif par confrontation de variables extérieures (facteurs socio-démographiques, politiques, culturels…) ;
- Les internautes : méta-analyse des enquêtes d'usage, analyse de contenus des forums, entretiens ;

2. Pour une analyse bibliographique sur le sujet, voir également l'article de P. Medina (2012) portant sur l'analyse du rôle de l'interactivité entre hôpitaux oncologiques et patients américains, via la page d'accueil de leurs sites.

3. Ces approches s'intéressent à la production de sens des écrits numériques eux-mêmes, en tant que « textes » (pris au sens large) qui seront manipulés en vue de leur interprétation.

- Le contenu (rubriques) : analyse diachronique des sites ;
- Les formes de lecture et de navigation (structure et ouverture du site) : analyse de l'arborescence, du réseau de liens du site ;
- La charte graphique (univers du site) : analyse socio-sémiotique des pages web ;
- La prescription de modèles de site (articles de presse, manuels) : analyse des cadres idéologiques d'interprétation (idéologies sous-jacentes à la représentation du site idéal).

Parmi ces différentes approches possibles, notre choix s'est porté sur quatre catégories principales de critères d'analyse, privilégiant une étude fondée sur des variables « internes » à chaque site web, c'est-à-dire portant sur les choix de conception du site par son commanditaire (les établissements de santé en l'occurrence) :

- Traitement éditorial : modèle de publication en ligne et choix d'écriture des contenus pour le web ;
- Interactivité : place offerte à l'usager internaute dans le site ;
- Hypertextualité : réseau de liens entrants et sortants ;
- Contenus : représentations et cadres idéologiques véhiculés.

Nous avons ainsi conçu une grille d'analyse de sites web approfondissant chacun de ses critères, dont voici une représentation synthétique sous forme de tableau :

TABLEAU 1 : GRILLE D'ANALYSE DES SITES WEB RETENUS

Critère principal	**Sous-critères**
Site web	Identités et coordonnées de l'émetteur et de l'hébergeur
	Cibles prioritaires et secondaires
	Fréquence d'actualisation des données
Type d'informations délivrées	Ligne éditoriale : style d'écriture, mode de traitement de l'information (scientifique, vulgarisation, témoignages, opinions…)
	Modèle de publication : classique (régulé) ou spécifique au web (auto-publication)
	Auteurs et sources de l'information : reprise de données du web, rédaction par les commanditaires
Analyse de l'information vis-à-vis du public ciblé	Présence ou absence de références culturelles et sociales spécifiques : communauté d'origine, diaspora, contenus locaux…
	Image donnée de l'établissement de santé
	Relation patient/corps médical : autonomie/dépendance du patient
	Représentations du couple et des relations de genre
	Représentations de la stérilité, de l'AMP, de l'adoption

Niveau d'interactivité	Forums : dynamique des fils de discussion, références citées
	Modalités de modération des éventuels commentaires déposés
	Degré d'implication de l'internaute : traces visibles, modalités d'inscription, présentation de soi…
Réseau hypertextuel	Typologie des liens : liens internes, liens sortants, liens entrants (backlinks)
	Historique de présence sur le web : connexions ou partenariats éventuels avec d'autres sites (institutions médicales, associations…)

Suite à une recherche en ligne (par moteurs de recherche généralistes Google et Yahoo, agrégateurs de contenus informationnels comme www.allafrica.com, sites spécialisés dans la presse féminine africaine comme www.noiraufeminin.com, liens cités dans les premiers sites identifiés) par mots-clés ciblés sur l'AMP en Afrique (comme « infertilité », « infécondité », « stérilité + Afrique », mais aussi « *FIV* », « insémination artificielle », « don d'ovocytes », « injection de spermatozoïdes »…), nous avons retenu un corpus de 33 sites web de cliniques et centres de dons africains en pays francophones et anglophone :

TABLEAU 2 : CORPUS DES SITES WEB ANALYSÉS [4]

6 cliniques en pays francophones	http://www.cliniquelagracemarie.com (Burkina Faso) http://cliniqueprocrea-ci.com (Côte d'Ivoire) http://www.cliniquedelaeroport.com (Cameroun) http://www.cliniqueodyssee.com (Cameroun) http://cliniquekabala.com (Mali) http://www.cliniquebiasa.org (Togo)
18 cliniques en pays anglophone (Afrique du Sud)	http://www.aevitas.co.za http://www.bioartfertility.co.za http://www.nordica.org/brenthurst (Nordica Fertility Centre Brenthurst) http://www.careclinic.co.za http://www.femspes.co.za http://www.fertilityunit.com http://www.lifehealthcare.co.za/hospitals (Life Wilgers Hospital) http://www.mediclinic.co.za/hospitals (Mediclinic Kloof), http://www.netcare.co.za (Netcare Park Lane Hospital) http://www.sandtonfertility.com

4. Chaque site de ce tableau a été étudié durant la période allant de septembre 2011 à novembre 2013.

	http://www.sthembafertility.co.za http://www.capefertilityclinic.co.za http://www.pah.org.za http://medfem.co.za http://www.lifecentre.co.za http://www.vitalab.com http://www.gynomed.co.za http://www.wijnlandfertility.co.za
9 centres de dons en pays anglophone (Afrique du Sud)	http://www.ababysa.com http://www.ovadonation.co.za http://baby2mom.co.za http://cryobank.co.za ou http://www.androcryos.co.za http://www.donorlife.co.za http://www.sunshineeggdonors.com http://www.nurture.co.za http://www.eggdonationsouthafrica.co.za http://www.giftovlife.com

Précisons également qu'un corpus complémentaire, collecté en pays anglophones (16 sites de cliniques au Nigeria, Ghana, Ouganda, Kenya, Soudan, Tanzanie), a également été analysé, mais ne fera pas l'objet de ce chapitre. Il sera intégré dans une prochaine publication. Enfin, nous avons pu procéder à sept entretiens de responsables et médecins de quatre cliniques du corpus de pays francophones, pour les interroger sur les choix de conception effectués pour leurs sites web respectifs :

TABLEAU 3 : LISTE DES ENTRETIENS RÉALISÉS

Clinique Biasa (Togo)	président du Conseil d'Administration (Dr Fiadjoe) chargé de communication webmaster
Clinique Kabala (Mali)	directeur (Dr Diakité)
Clinique Odyssée (Cameroun)	directrice, présidente du GIERAF[5] (Dr Gwet-Bell)
Clinique Procréa-Ci (Côte d'Ivoire)	directrice médecin

5. Groupement interafricain d'étude, de recherche et d'application sur la fertilité : http://www.gieraf.org [Consulté le 15 Avril 2015].

QUELLES STRATÉGIES DE PUBLICATION EN LIGNE ?

Une communication contrôlée, mais de qualité variable

Si l'on se fonde sur les quatre modèles de publication en ligne proposés par G. Chartron et F. Rébillard (2004), l'ensemble des sites étudiés s'inscrivent majoritairement dans le modèle de publication classique, c'est-à-dire fondé sur un contrôle des informations publiées en amont par les responsables des sites web. En effet, aucun site ne propose l'un des trois autres modèles identifiés par les auteurs précités, modèles pourtant spécifiques à la publication sur le web :

- le modèle de publication « autoritative », où le site web délègue le pouvoir à l'internaute de publier ses propres contenus sans les réguler, par exemple en hébergeant sa page personnelle ou son blog ;
- le modèle de publication distribuée, où les échanges de contenus et d'information entre sites web est fréquent, par exemple via des flux RSS 6;
- le modèle méta-éditorial, où chaque site web peut agréger des contenus issus de plusieurs sites tiers.

Ce choix du modèle éditorial classique traduit une volonté de garder la maîtrise des contenus publiés en ligne par les professionnels de santé, ce qui demeure fréquent dans le domaine de la communication institutionnelle en général sur le web, et ce qui peut s'expliquer pour les établissements de santé. En effet, selon P. Medina Aguerrebere (2011), ces derniers souhaitent ainsi, entre autres, s'adapter aux évolutions des pratiques informationnelles des patients (cherchant de plus en plus l'information sur le web), développer leur réputation (image de marque), promouvoir l'autorité scientifique du professionnel de santé, diffuser des connaissances scientifiques produites en interne, et contribuer à l'éducation sanitaire de la population. Autant de types de contenus pour lesquels une maîtrise de l'information en amont du processus de publication est nécessaire. Malgré tout, cette stratégie se traduit par des contenus de qualité très variable, et ce, malgré l'existence de chartes de publication sur l'information santé en ligne publiées par des organismes comme la Health on the net foundation (HON[7]) en Suisse ou l'American medical association (AMA [8]) aux Etats-Unis. Ces organismes insistent en particulier sur plusieurs critères pour évaluer la qualité de l'information mise en ligne par les professionnels de santé en général, et tentent ainsi de contribuer à la régulation de l'Internet santé,

6. *Really simple syndication* : flux d'information en ligne auquel il faut s'abonner, permettant à un site web de récupérer automatiquement des contenus publiés par le propriétaire du flux.

7. http://www.hon.ch [Consulté le 30 mars 2015].

8. http://www.ama-assn.org/ama [Consulté le 30 mars 2015].

considérée comme nécessaire par plusieurs études préalables (Silberg *et al.*, 1997, Weissman *et al.*, 2000). Parmi eux, plusieurs font défaut dans notre corpus, nous les énumérons dans le tableau ci-dessous :

TABLEAU 4 : LISTE DES CRITÈRES DE QUALITÉ DU CONTENU

Critères du HON Code pour les sites web de santé [9]	
Autorité	Indiquer la qualification des rédacteurs
Attribution	Citer la/les source(s) des informations publiées et dater les pages de santé
Justification	Justifier toute affirmation sur les bienfaits ou les inconvénients de produits ou traitements
AMA Guidelines for Medical and Health Information Sites on the Internet [10]	
Quality of editorial content	. Review before posting, including originality, accuracy and reliability
	Date of posting, revising and updating, and timeliness of editorial content
	Sources of editorial content

C'est donc principalement sur la crédibilité et la validité de l'information (citation des sources, information sur les auteurs des contenus publiés, processus de révision) et sur sa précision (dates de publication et de mise à jour des contenus). Pour autant, ce résultat est loin d'être spécifique aux sites web africains, deux études similaires menées sur des corpus encore plus importants de 107 sites de cliniques anglaises (Marriott *et al.,* 2008) et 236 sites de cliniques américaines traitant l'infertilité (Huang *et al.,* 2005) aboutissent aux mêmes conclusions : le degré de précision et la validité des informations publiées y sont jugées faibles.

Une représentation majoritairement mimétique, à visée informative

Dans leur ouvrage sur l'analyse du webdesign, la sémioticienne N. Pignier et le directeur artistique interactif B. Drouillat (2004 : 77-79) proposent d'identifier quatre stratégies d'énonciation propres à la communication sur le web :

- une stratégie de « représentation mimétique, démonstrative », à connotation réaliste, « si le système de valeurs à communiquer est fondé sur le vraisemblable, le technologique » ;

9 . Pour une liste et description complète des critères, voir https://www.hon.ch/HONcode/French/ [Consulté le 30 mars 2015].

10. Pour une liste et description complète des critères, voir M.A. Winker *et al.* (2000).

- une stratégie de « présentation figurative ou imagée », pour « capter l'attention sur un produit, un service » ;
- une stratégie « d'évocation mythique, symbolique », pour animer une identité de marque ou d'institution en faisant rêver ;
- une stratégie « d'implication dépaysante exploratoire (...) si les valeurs à faire passer relèvent de l'original ».

Le résultat de nos analyses dégage deux tendances. La première est la prévalence de la stratégie de représentation mimétique et démonstrative sur l'ensemble de notre corpus. Elle se traduit par des contenus attribuant une fonction explicative aux textes et une fonction illustrative aux images et séquences animées mis en ligne (animations multimédia sur certaines techniques AMP). Les sites web de cliniques en pays francophones insistent plus particulièrement sur la présentation des locaux et de l'équipement disponibles, illustrant parfois certaines opérations réalisées par des images prises directement dans le bloc opératoire, et en montrant des photos de bébés nés dans l'établissement, alors que les cliniques africaines en Afrique du Sud illustrent davantage les membres de l'équipe médicale sans les situer dans une action professionnelle précise. Les textes mettent l'accent sur la description médicale des causes de l'infertilité masculine et féminine, et des différentes techniques et processus de prise en charge des patients, dans un style souvent très spécialisé, mais avec la présence parfois de glossaires pour le grand public (voir par exemple les sites de la clinique de l'aéroport à Douala, ou celle de Medfem en Afrique du Sud). L'ensemble se veut donc essentiellement référentiel, avec pour objectif d'informer et documenter le plus précisément possible les internautes visiteurs sur le traitement de l'infécondité.

La seconde tendance est propre au corpus de cliniques et centres de dons africains en Afrique du Sud : en complément de la représentation mimétique, ces sites web ont également recours à une stratégie de présentation figurative, en choisissant des illustrations symbolisant la maternité et le bonheur d'avoir un enfant (photos de couples épanouis, de bébés souriants). Ces images visent une certaine universalité et sont pour la plupart issues de banques d'images standardisées et achetées par des agences ou services de communication ayant réalisé le site web. Elles ne relèvent pas de contenus produits localement et tendent ainsi à gommer l'ancrage géographique et culturel des établissements concernés (davantage présent dans notre corpus collecté en pays francophones). Cette stratégie s'appuie également sur deux types de contenus complémentaires :

- une communication émotionnelle qui met l'accent sur la proximité avec l'équipe médicale (suivi tout au long du traitement), l'accompagnement psychologique des patients et les conseils pour une bonne hygiène de vie (voir cliniques Bioartfertility, Careclinic et Vitalab, ou centres de don Ababysa et Giftovlife) ;

- une communication commerciale offrant diverses informations sur les possibilités de financement du traitement (partenaires financiers : voir cliniques Medfem et Vitalab, ou centres de don Baby2mom et Nurture) et sur l'organisation logistique du séjour (déplacement, hébergement, lieux à visiter aux alentours : voir clinique Capefertility, Medfem et Vitalab, ou centres de don Ababysa, Baby2mom et Nurture).

L'Afrique du Sud y est ainsi présentée comme une destination mondialement reconnue pour le traitement de l'infertilité, avec des allusions régulières à des processus migratoires en provenance d'Europe (Grande Bretagne, Danemark, Allemagne, Espagne, Portugal), d'Australie, de la Nouvelle Zélande, d'Afrique et des Etats-Unis.

Sur ces différents points, les cliniques répondent ainsi aux principaux besoins informationnels des couples infertiles, identifiés par plusieurs études sur leurs pratiques de recherche en ligne (Weissman *et al.*, 2000 ; Bunting & Boivin, 2007 ; Kahlor & Mackert, 2009 ; Talarczyk *et al.*, 2012) : s'informer pour décider quel traitement suivre et choisir son établissement, compléter (ou vérifier[11]) des informations apportées par les médecins eux-mêmes. Elles s'inscrivent ainsi pleinement dans le rôle éducatif que peut jouer Internet pour aider le patient à apprendre sur ses habitudes et adopter une certaine hygiène de vie (Medina, 2012 : 111). Les cliniques sud-africaines, quant à elles, sont davantage exhaustives, en mettant à disposition des patients des informations et illustrations complémentaires (de soutien psychologique et logistique, ou pour créer davantage d'espoir de devenir parents), également citées par ces mêmes études.

Une interactivité relativement close

Le point commun à tous les sites analysés est la prédominance de pages statiques, sans possibilité de créer un espace membre pour les internautes (leur permettant de personnaliser leur accès ou d'y publier des contenus), ni lieux de discussion ou d'échange pour les usagers, de type forum ou dépôt de commentaires sur certains articles publiés. Plusieurs explications à ces choix de limiter l'interactivité nous ont été fournies par les sept entretiens réalisés sur le corpus collecté en pays francophones, que nous avons également pu compléter avec les données de terrains à Douala et à Paris (*cf* :

11. Ce taux de patients qui vérifient en ligne l'information délivrée par leur médecin peut parfois être très élevé : par exemple, ils représentent 64% des cas dans l'étude menée par J.Talarczyk *et al.* en 2012 auprès de 85 femmes polonaises.

chapitres de nos collègues anthropologues D. Bonnet et V. Duchesne dans cet ouvrage) :

- risque encouru à gérer et publier les échanges avec les patients via le site web des cliniques (sur un forum par exemple), alors que l'échec des techniques AMP (malheureusement fréquent) est très coûteux et souvent mal vécu par la famille (nombreuses déceptions, et colères parfois) ;
- sujet sensible de la filiation en Afrique, touchant à des questions à la fois morales, religieuses et culturelles ;
- infertilité difficile à assumer au sein du couple, en particulier chez la femme, ce qui conduit souvent à des pratiques cachées à la famille et parfois même au sein du couple ;
- confidentialité de la relation patient-médecin et contraintes déontologiques (droit de réserve des médecins, secret médical à respecter).

Ces différents facteurs sont donc en grande partie liés aux liens spécifiques qui existent entre le traitement de l'infertilité, son contexte social, ses facteurs psychologiques et sa communication sur le web. Ceci nous permet de compléter les résultats obtenus par d'autres études similaires en Angleterre ou aux Etats-Unis, qui ne prennent pas en compte cette spécificité dans leur évaluation de la qualité de l'information en ligne sur l'infertilité (Huang *et al.,* 2005), ou qui considèrent que le couple infertile n'est pas différent des autres couples usagers de l'*e-health* (Marriott *et al.,* 2008 : 1520). Dans notre cas, les réponses apportées à nos entretiens montrent plutôt que la médiatisation de l'interactivité via les sites web des cliniques africaines n'est pas forcément appropriée dans un tel contexte, et peut expliquer la relative prudence des professionnels de santé sur une question qui demeure un facteur non négligeable de stress et de stigmatisation sociale, chez les femmes en particulier (Domar *et al.,* 1993). Par contre, ceci ne signifie pas pour autant que cette interactivité n'existe pas sur le web en général, mais elle se situe ailleurs, en particulier sur les forums de discussion qui favorisent des échanges sans entraves entre patients [12] et contribuent à une meilleure acceptation sociale de l'infertilité (Talarczyk *et al.,* 2012 ; voir également l'étude de cas d'E. Simon dans cet ouvrage). Ceci étant, ces échanges demeurent entre patients, ils n'entrent donc pas dans une interaction en ligne médecin-patient, pourtant recommandée par des études comme celle de P. Medina (2012 : 110-111) sur le rôle de l'interactivité dans la communication entre patients et hôpitaux.

12. Dans des proportions qui demeurent minoritaires : 19% des femmes interrogées par l'étude de J. Talarczyk *et al.* (2012) se déclarent actives sur ces forums.

Ce choix se traduit aussi dans l'usage des réseaux sociaux (comme *Facebook*, *Twitter* ou *YouTube*), utilisés par plusieurs cliniques ou centres de dons en Afrique du Sud (comme la clinique Vitalab ou les centres de dons Ababysa ou Nurture), principalement comme canal d'information descendante (de la clinique vers les éventuels futurs patients). Les éventuelles demandes d'information des internautes font l'objet d'une réponse standard les invitant à contacter la clinique par messagerie électronique. Nous demeurons donc ici dans une complémentarité relativement limitée entre sites web et réseaux sociaux numériques, ces derniers se limitant (pour l'instant) à reproduire et renforcer le modèle de communication descendante adoptée par les premiers, ou à capter de nouveaux clients potentiels. Là encore, ces résultats rejoignent ceux d'une étude très large menée aux Etats-Unis (Omurtag *et al.*, 2012) sur l'usage des réseaux sociaux numériques par 384 cliniques recensées par la *Society for assisted reproductive technologies* (SART [13]) : 30% sont présentes sur ces réseaux, et leur usage majoritaire demeure la publication d'informations (31% des cas) et la publicité (28%). Précisons enfin que l'usage des réseaux sociaux numériques cités *supra* demeure encore embryonnaire dans le corpus collecté en pays francophone, seule la directrice de la clinique Odyssée au Cameroun (Dr Gwet-Bell) disposant d'une page *Facebook* personnelle, afin d'y développer ses propres contacts professionnels.

La place offerte à l'expression des usagers se traduit parfois par un choix effectué sur certains sites en pays francophones et anglophone : la publication de témoignages de patients sur leur parcours de soin dans l'établissement, sous forme de citations anonymisées (voir centre de dons Nurture) ou pas (voir la page dédiée de la clinique Vitalab [14]). Bien sûr, ces traces en provenance des usagers demeurent filtrées et sélectionnées par les professionnels de santé eux-mêmes, ce qui n'augmente pas réellement l'interactivité de ces sites, mais contribue à répondre aux attentes en termes de recherche d'information des couples infertiles. En effet, si l'on s'en tient aux résultats de précédentes études sur leurs pratiques (Weissman *et al.*, 2000 ; Huang *et al.*, 2003 : 75), la recherche d'opinions complémentaires y est considérée comme un facteur explicatif, en particulier chez les hommes. Au final, l'internaute est donc majoritairement placé dans un rôle de « lecteur en quête d'information — instance critique —», pour reprendre une expression propre à N. Pignier et B. Drouillat (2004 : 102).

13. http://www.sart.org [Consulté le 10 avril 2015].

14. http://www.vitalab.com/gallery/testimonials [Consulté le 10 avril 2015].

Une hypertextualité disparate

L'étude des types de liens employés dans notre corpus de 37 sites web donne des résultats plutôt divergents entre les établissements des pays francophones et anglophone. Elle s'est fondée plus particulièrement sur la prise en compte de trois types de liens hypertextuels, les deux premiers étant choisis par les responsables de clinique (liens internes pointant vers des pages du site lui-même, liens sortants vers des sites externes sélectionnés), le troisième type caractérisant les liens dits entrants, c'est-à-dire choisis par des sites externes qui pointent vers le site des cliniques et centres de dons de notre corpus.

Concernant les liens sortants, à l'exception des centres de dons en Afrique du Sud, ils sont plutôt rares sur les sites de clinique et pointent généralement vers des organismes de santé (cliniques, centres de dons, site de médicaments, sites d'information santé, forums) ou des informations pratiques liées au tourisme médical (financement, hébergement, tourisme). Pour 4 centres de dons sur 9 (Ababysa, Baby2mom, Nurture, Gifovlife), les liens sortants sont plus nombreux (entre 12 et 78 liens proposés) et diversifiés (sites spécialisés sur le don et l'adoption, les mères porteuses, cliniques et centres de dons, spécialistes du suivi psychologique, médias, tourisme, documents et ressources sur l'infertilité, pages de réseaux sociaux, financements, organismes d'accréditation comme la SASREG [15]. Cette différence peut s'expliquer par la position intermédiaire des centres de dons, entre patients et cliniques, dans le processus global de traitement de l'infertilité. Etant un point de passage, ils se doivent de s'inscrire dans un réseau hypertextuel externe dense et complémentaire, afin d'offrir toutes les informations utiles aux futurs patients, là où les cliniques peuvent se replier sur une hypertextualité davantage « auto-centrée », où l'information contenue dans le site peut se suffire à elle-même.

Concernant les liens entrants[16], la différence s'accentue entre les sites web des pays francophones et anglophones : là où les premiers n'affichent aucun lien entrant (à l'exception de la clinique Odyssée au Cameroun), les seconds les multiplient (allant jusqu'à 112 liens entrants pour le centre de dons Baby2mom). La plupart sont des liens en provenance de sites spécialisés (en rapport avec la santé en général et avec le traitement de la fertilité en particulier : adoption, mères porteuses, centres de dons…) et sont hébergés en Afrique du Sud. L'absence de liens entrants dans notre corpus des pays

15. *Southern african society of reproductive medicine and gynaecological endoscopy*: http://www.fertilitysa.org.za/index.asp [Consulté le 25 mars 2015].

16. On les appelle aussi *backlinks*, ils ont été identifiés via l'outil *Yahoo Site Explorer* (qui a cessé de fonctionner depuis la fin de notre étude), et via le site http://www.ranks.fr/fr/outil-backlinks [Consulté le 25 mars 2015].

francophones peut témoigner d'un réseautage socio-professionnel encore en émergence dans l'Internet africain pour ces différents pays, mais il n'affaiblit pas le référencement naturel (indexation automatique des sites par les moteurs de recherche) étant donné le peu d'acteurs encore présents sur le web. Leur multiplication dans le corpus collecté en pays anglophone s'explique par l'appartenance de la majorité des établissements au secteur privé, davantage concurrentiel, et nécessitant donc une stratégie de mise en visibilité sur le web plus pointue. Cette dernière s'appuie, entre autres, sur la densité des réseaux de liens hypertextes entre partenaires (et concurrents parfois) d'un même secteur, qui favorise une meilleure indexation par les moteurs de recherche en ligne comme *Google*.

QUELS PUBLICS POUR QUELS ENJEUX ?

Notre analyse de sites web croisée avec les entretiens de certains responsables de la communication des cliniques des pays francophones nous a conduit à identifier quatre publics cibles, de nature assez diverse : patients, professionnels de santé, médias, partenaires ou organismes sociaux, chacun répondant à des enjeux sociétaux, médicaux, professionnels et/ou médiatiques du traitement de l'infertilité, selon les cas.

Les patients, ou futurs patients, et leurs proches (amis, famille), sont la première cible visée par ces sites, à travers des contenus qui se veulent les plus accessibles possibles, malgré leur caractère médical et très technique. L'effort de vulgarisation et d'accessibilité des contenus fait d'ailleurs partie de labels sur la qualité de l'information santé sur le web comme le *HON Code* [17] cité précédemment, dont l'un des critères est le « Professionnalisme : Rendre l'information la plus accessible possible (...). Les créateurs du site s'efforceront de fournir l'information de la façon la plus claire possible ». Il se traduit par des glossaires, des animations multimédia sur les techniques AMP (voir plusieurs exemples sur les sites de la clinique Procréa-Ci en Côte d'Ivoire ou Vitalab en Afrique du Sud), des foires aux questions sur les parcours de soin et sur l'organisation logistique du séjour (voir sites des cliniques Sandtonfertility, Vitalab, Medfem, Capefertilityclinic ou Sthembafertility en Afrique du Sud). Il s'agit à la fois d'informer et de rassurer. L'enjeu communicationnel est ici à la fois sociétal et médical :

- savoir informer sur un sujet difficile (voire tabou), souvent caché au sein même du couple ou de la famille, très coûteux sur le plan financier

17. Voir sa description complète : https://www.hon.ch/HONcode/French/ [Consulté le 10 avril 2015].

(nécessitant parfois d'importants sacrifices au sein du cercle familial) et donc délicat à rendre public sur le web ;

- convaincre, maintenir l'espoir et rassurer les futurs patients sur le professionnalisme des équipes médicales africaines, tout en reconnaissant l'importance des taux d'échec, encore très élevés, mais sur lesquels la transparence est requise, comme le rappellent certaines chartes comme celle de la Society for assisted reproductive technologies [18] et de l'American society for reproductive medicine [19] qui interdit, par exemple, la comparaison des taux de réussite entre établissements concurrents (Practice Committee of the SART and the ASRM, 2004).

Les professionnels de santé sont la deuxième cible revendiquée par plusieurs sites, en particulier en pays francophones, à la fois pour contribuer à la formation des pairs sur une technique encore émergente et peu connue, par le biais de contenus biomédicaux spécialisés souvent rédigés par les équipes médicales elles-mêmes, et aussi pour lutter contre une certaine désinformation entretenue par les pairs eux-mêmes (dans un contexte de concurrence entre professeurs des hôpitaux publics et médecins des cliniques privées, mais également entre médecins et tradipraticiens, herboristes ou guérisseurs). Dans cette optique, certaines cliniques comme celle de Biasa au Togo envisagent prochainement d'enrichir leur site de publications scientifiques sur les techniques AMP. L'enjeu est donc à la fois médical et professionnel : former, faire connaître l'AMP aux pairs, professionnaliser les pratiques et convaincre que l'Afrique peut assurer ce type de soins face aux migrations sanitaires en Europe notamment. Dans cette même optique, la plupart des cliniques analysées dans notre corpus en pays francophones sont membres du GIERAF, sa Présidente étant la directrice de la clinique Odyssée (Cameroun).

Les médias sont la troisième cible observable dans plusieurs sites web, en particulier à travers des dossiers, articles et communiqués de presse (voir les sites des cliniques Odyssée au Cameroun, ou Capefertilityclinic et Vitalab en Afrique du Sud), des interventions (généralement une interview des membres de la clinique) dans certaines émissions de télévision et de radio, afin de toucher des populations parfois très éloignées (en zones rurales). L'enjeu est à la fois médiatique et professionnel : faire connaître les techniques AMP pratiquées en Afrique en utilisant les médias comme relai d'informations vers la population, sensibiliser les politiques de la nécessité de réguler (par la loi) les pratiques actuellement émergentes en Afrique. En effet, la régulation se fait actuellement essentiellement par les professionnels

18. SART : http://www.sart.org/ [Consulté le 10 avril 2015].

19. ASRM : https://www.asrm.org/?vs=1 [Consulté le 10 avril 2015].

eux-mêmes : le GIERAF vient, par exemple, de créer récemment son label Qualité GIERAF AMP [20] (dont les deux premiers lauréats sont les cliniques Odyssée à Douala et Biasa à Lomé), à l'instar de l'accréditation SASREG [21] utilisée en Afrique du Sud.

Enfin, les partenaires ou organismes sociaux, majoritairement non-étatiques, sont parfois visés pour, à l'instar des médias, faire connaître et sensibiliser la population aux questions d'infertilité. Par exemple, des cliniques comme Odyssée à Douala [22] ou Vitalab et Giftovlife en Afrique du Sud, participent à des événements ou activités sociales dédiée à la lutte et la prévention contre le sida, le cancer ou l'aide aux enfants handicapés, à des groupes de soutien comme Fertilicare ou participent à des organisations caritatives comme le Lions Club International pour trouver des financements. Il s'agit ici de s'inscrire clairement dans une démarche holistique prenant en compte l'ensemble des problématiques en jeu sur les questions d'infertilité, de la prévention sanitaire à l'aide financière pour les soins.

CONCLUSION

En se fondant sur des indices observables au sein de 37 sites web de cliniques et centres de dons de gamètes dans des pays africains francophones et en Afrique du Sud, notre étude de cas a permis de révéler un certain nombre de caractéristiques convergentes dans les choix opérés par les professionnels de santé pour informer sur l'assistance médicale à la procréation : communication institutionnelle majoritairement descendante et contrôlée (des professionnels vers les usagers), qualité des contenus manquant parfois de validité et de précision (citation des sources), interactivité limitée car complexe à gérer sur un sujet très sensible (où le taux d'échec demeure élevé) via un dispositif sociotechnique comme le web. Elle a également mis en lumière des différences entre corpus collectés dans des pays africains francophones et en Afrique du Sud, en particulier sur les stratégies de communication davantage incitatives dans ce dernier pays, prenant place dans un contexte mondialisé de concurrence dans le domaine du tourisme médical, et s'appuyant sur une mise en réseau de liens inter-sites nettement plus dense. Les publics visés (patients, professionnels, médias, partenaires sociaux) et les enjeux sous-jacents (sociétaux, médicaux,

20 . Pour plus d'informations sur ce label : http://www.gieraf.org/_documents/label_gieraf_amp.pdf [Consulté le 13 avril 2015].

21 . http://www.fertilitysa.org.za/SASREGIVFAccreditation/MENU.asp [Consulté le 13 avril 2015].

22. Voir sa page dédiée à cet engagement : http://www.cliniqueodyssee.com/social.htm [Consulté le 13 avril 2015].

professionnels et médiatiques) sont multiples, mais ils confortent tous la place incontournable prise par le web dans les stratégies d'information sur les questions de santé et la nécessité croissante de maîtriser leur régulation, encore largement perfectible si l'on en croit les résultats de notre étude et ceux de travaux américains similaires (Abusief *et al.*, 2007 ; Hawkins, 2013).

BIBLIOGRAPHIE DES SOURCES CITÉES

ABUSIEF, M. E., HORNSTEIN, M. D., JAIN, T., 2007. « Assessment of United States fertility clinic websites according to the American Society for Reproductive Medicine (ASRM)/Society for Assisted Reproductive Technology (SART) guidelines », *Fertility and Sterility*, 87, 1, 88-92.

BOUCHARDON S., 2009. *Littérature numérique : le récit interactif*, Paris, Hermès Science.

BUNTING L., BOIVIN J., 2007. « Decision-making about seeking medical advice in an internet sample of women trying to get pregnant », *Human Reproduction*, 22, 1662-1668.

CHARTRON, G., REBILLARD, F., 2004. Modèles de publication sur le web, rapport final, RTP 33 Documents et contenus : création, indexation, navigation, Paris, CNRS, 63 p.

CROZAT, S., BACHIMONT, B., CAILLEAU, I., BOUCHARDON, S., GAILLARD, L., 2011. « Éléments pour une théorie opérationnelle de l'écriture numérique », *Document numérique*, 14, 3-2011, 9-33.

DOMAR A, ZUTTERMEISTER P, FRIEDMAN R., 1993. « The psychological impact of infertility: a comparison to women with other conditions », *Journal of Psychosomatic Obstetric Gynaecology*, 14, 45–52.

HAWKINS, J., 2013. « Selling ART: An Empirical Assessment of Advertising on Fertility Clinics' Websites », *Indiana Law Journal*, 88, 4, 1147-1179.

HUANG J.Y.J., AL-FOZAN H., TAN S.L., TULANDI T., 2003. « Internet use by patients seeking fertility treatment », *International Journal of Gynecology Obstetrics*, 83, 75-76.

HUANG, J.Y.J., DISCEPOLA, F., AL-FOZAN, H., TULANDI T., 2005. « Quality of fertility clinic websites », *Fertility and Sterility*, 83, 3, 538-544.

KAHLOR, L. A., MACKERT, M., 2009. « Perceptions of infertility information and support sources among female patients who access the Internet », *Fertility and Sterility*, 91, 1, 83-90.

KIVITS, J., 2009. « Everyday health and the internet: a mediated health perspective on health information seeking », *Sociology of Health & Illness*, 31, 5, 673-687.

LUCIANO J.S., CUMMING, G.P., WILKINSON M.D., KAHANA E., 2013. « The Emergent Discipline of Health Web Science », *Journal of Medical Internet Research*, 15, 8, 166.

MARRIOTT, J. V., STEC, P., EL-TOUKHY, T., KHALAF, Y., BRAUDE, P., COOMARASAMY, A., 2008. « Infertility information on the World Wide Web: a cross-sectional survey of quality of infertility information on the internet in the UK », *Human Reproduction*, 23, 7, 1520-1525.

MASSOU, L., SIMON, E., SIMONNOT B., 2011a. « Anthropologie et usages de l'internet pour l'accès à l'information de santé », communication présentée lors du colloque L'Anthropologie au temps du numérique. Objets, pratiques et éthique, AFA/CREA, Lyon.

MASSOU, L., SIMON, E., SIMONNOT B., 2011b. « L'information et la communication sur l'internet à propos de l'AMP et de l'infécondité : quels usages pour l'Afrique ? », communication présentée au 1er congrès de l'AFEA Connaissances no(s) limite(s), AFEA/EHESS, Paris.

MEDINA AGUERREBERE, P., 2011. « Les réseaux sociaux : le nouveau défi de la communication institutionnelle hospitalière », *Les Enjeux de l'Information et de la Communication*, 12, 1, 107-123.

MEDINA AGUERREBERE, P., 2012. « Le rôle de l'interactivité entre l'hôpital et le patient grâce à la page d'accueil : Le cas des hôpitaux oncologiques aux États-Unis/ The Role of Interactivity between the Hospital and the Patient through the Homepage : The Case of Oncological Hospitals in the United States », *Canadian Journal of Information and Library Science*, 36, 3, 106-121.

OMURTAG, K., JIMENEZ, P. T., RATTS, V., ODEM, R., COOPER, A. R., 2012. « The ART of social networking: how SART member clinics are connecting with patients online », *Fertility and Sterility*, 97, 1, 88-94.

PIGNIER, N., DROUILLAT, B., 2004. *Penser le webdesign. Modèles sémiotiques pour les projets multimédias*, Paris, L'Harmattan.

ROMEYER, H., 2008. « TIC et santé : entre information médicale et information de santé », *tic&société*, 2, 1, http://ticetsociete.revues.org/365 [Consulté le 20 août 2012].

ROUQUETTE, S., 2009. *L'analyse de sites internet. Une radiographie du cyberesp@ce*, Paris, De Boeck/INA.

SAEMMER A., 2015. *Rhétorique du texte numérique : figures de la lecture, anticipation de pratiques*, Lyon, Presses de l'ENSSIB.

SILBERG W.M., LUNDBERG G.D., MUSACCHIO R.A., 1997. « Assessing, controlling and assuring the quality of medical information on the internet: caveant lector et viewor—let the reader and viewer beware », *Journal of the American Medical Association*, 277, 1244-1245.

TALARCZYK, J., HAUKE, J., PONIEWAZ, M., SERDYŃSKA-SZUSTER, M., PAWELCZYK, L., JEDRZEJCZAK, P., 2012. « Internet as a source of information about infertility among infertile patients », *Ginekologia polska*, 83, 4, 250-254.

The Practice Committee of the Society for Assisted Reproductive Technology (SART) and the American Society for Reproductive Medicine (ASRM), 2004, « Guidelines for advertising by ART programs », *Fertility and Sterility*, 82, 1, 3.

THOËR, C., 2013, « Internet : un facteur de transformation de la relation médecin-patient ? », *Revue internationale de communication sociale et publique*, 10. http://www.revuecsp.uqam.ca/numero/n10/pdf/RICSP_Thoer_2013.pdf [Consulté le 20 mars 2015].

THOËR C., LÉVY J. J., 2012, *Internet et santé. Acteurs, usages et appropriations*, Québec, Presses Universitaires du Québec.

WEISSMAN A., GOTLIEB L., WARD S., GREENBLATT E., CASPER R. F., 2000. « Use of the Internet by infertile couples », *Fertility and Sterility*, 73, 6, 1179-1182.

WINKER, M. A., FLANAGIN, A, CHI-LUM, B., WHITE, J., ANDREWS K., KENNETT R. L., DE ANGELIS C. D., MUSACCHIO R. A., 2000. « Guidelines for Medical and Health Information Sites on the Internet Principles Governing AMA Web Sites », *Journal of the American Medical.*

3

Assisted reproductive technologies in private IVF clinics in Ghana and Uganda. Local responses to the scarcity of embryologists

Viola Hörbst* &Trudie Gerrits**

Introduction

While many health care technologies are brought to sub-Saharan African countries as part of international cooperation schemes, assisted reproductive technologies (ARTs) have — so far — reached sub-Saharan African countries mainly due to the initiative of African practitioners in the private health sector. This was the starting point of the current comparative research project, which resulted from insights gained from Hörbst's previous research on ARTs in Mali during 2004 to 2011 (Hörbst, 2012). So far limited studies have looked at biomedical technologies that travel to the African context, and even less attention has been paid to traveling reproductive technologies. Therefore, in this comparative study we track the transfer of ARTs to and in two sub-Saharan African countries (namely Ghana and Uganda) that differ in their socio-cultural, historical, economic, political, colonial, and post-colonial dynamics. We seek to understand the way transnational processes influence the local appropriation of ARTs and the role of the mobility of providers and users in these processes, by bridging distinct places and health arenas, political rationales, and knowledge regimes.

Elsewhere we have analyzed — using the concept « medicoscapes » (Hörbst & Wolf, 2014) — the global connections between ART providers and the institutions they work in and with (Hörbst & Gerrits, 2016). These persons and institutions, as Hörbst and Wolf (2014) argue, in the performance of their tasks, may be influenced by contradicting aims and

* Anthropologue, docteure, chercheuse indépendante.

** Maître assistante au Département de sociologie et d'anthropologie à l'Université d'Amsterdam, co-directrice d'un Master d'anthropologie et sociologie médicale (MAS).

policies. At the same time, these persons and institutions are unevenly situated in hierarchical « power topographies » (Massey, 1994: 148). The resulting constellations of institutions and people enable certain global flows of ARTs, but they, simultaneously, restrict other flows of the same technologies (Hörbst & Wolf, 2014). We found that in the current medicoscapes — that is, in a situation where clinic directors are independent, private entrepreneurs (so not at all supported by any international organization), who practice in a context lacking national ART regulation — clinic providers are to a large extent free to decide on clinic practices that fit their interests and local circumstances (Hörbst & Gerrits, 2016).

The transnational travel of ARTs involves several material and non-material elements, like medical and laboratory equipment, protocols, medicines, and ideas about ethics and patient care. In this article we focus on the embryological aspect of ARTs in fertility clinics in Ghana and Uganda. We address two questions: in what ways does this embryological part of ARTs involve transnational networks? And how do these networks impact the ways in which the embryological aspect of ARTs are appropriated and embedded in specific African fertility clinics over time? We first describe how the clinic directors try to secure specialized embryological expertise — which is scarce in both countries — by using their transnational networks. In the second part we explore the impacts of these arrangements on the work and practices in the embryological laboratories of ARTs clinics, and analyze the fictions that result from the diverse values and interests present in these transnational encounters.

LOCAL APPROPRIATION OF ARTS

Since the 1990s social science literature on ARTs — discussing its local appropriation and use in different contexts and its transformative potential — has grown immensely, mainly covering Euro-American societies. In the last 10-15 years the number of publications on the appropriation of ARTs in non-western contexts, such as in India (Bharadwaj, 2002), South America (Roberts, 2006), and the Middle East (Inhorn, 2003) have also augmented substantially (for an overview see Inhorn & Birenbaum-Carmelli, 2006).

Contrarily, social science publications on ARTs in sub-Saharan Africa are scarce. In this region the majority of studies have only addressed `low-tech` biomedical infertility care (Gerrits & Shaw, 2010). In addition, the philosopher Tangwa (2002) discussed some socio-cultural practices as alternatives for ARTs and Njikam-Savage (1992) and Onah *et al.* (2008) have examined ideas about the use of donor material in Cameroon and Nigeria respectively. Medical science publications have mainly paid attention to ethical and practical problems of implementing ARTs into

African clinics (Vayena *et al.*, 2002 ; Okonofua, 2003), analysing for example the lack of international support for ARTs, and emphasizing the high prevalence of infertility in strongly pronatalist African societies (Ombelet *et al.*, 2008). These authors have also pointed to the devastating impact of infertility, both for affected individuals and the public health system, while advancements to adopt adequate infertility treatment (including ART), as recommended by WHO, are being made slowly (Ombelet *et al.*, 2008). Further, one article by Platteau *et al.* (2008) briefly describes the way ARTs are put to work in Kampala. Medical literature, though, does not examine how different socio-cultural contexts influence ART and its consequences for patients` and providers` perceptions and actions.

Publications drawing on empirical anthropological fieldwork of ART in sub-Saharan Africa, thus far, derive solely from Viola Hörbst's research project on ART in Mali (2006-2008) (Hörbst, 2006, 2012a). She has shown that in one of the poorest countries in the world, middle class members have interest in ART and organise resources to receive ART treatments, either in Mali, in other African countries (Senegal, Togo, or Morocco), Europe or the United States. As Malian gynaecologists operate without state or international support, Hörbst has highlighted the role of their individual transnational professional networks in order to provide ART locally (Hörbst, 2009, 2012b). She also analyses how specific local circumstances and notions, for example related to religion and kinship (Hörbst, 2008), economics, as well as national and international public health policies (Hörbst, 2009, 2012), shape the provision and usage of ART. In addition, Hadolt and Hörbst analyse how ART not only trigger transformative processes, but how its appropriations also affirm existing socio-cultural configurations of reproductive aims and values (Hadolt & Hörbst, 2010).

In this chapter, informed by co-production theory, we start from the assumption that when medical technologies — including ARTs — travel and become appropriated in new contexts, changes may occur in the perception, organization, and deployment of biomedicine (Oudshoorn & Pinch, 2005 ; Hadolt *et al.*, 2012). Technologies, when travelling from the places where they were designed or initiated to other contexts, undergo local transformations and appropriation, for socio-material reasons (Hadolt *et al.*, 2012). This 'local appropriation' of medical technologies — and thus also of ARTs — in a given context reflects recurrent local values and circumstances: local factors may thus « reshape and sometimes curtail » the way in which ARTs are used in particular localities (Inhorn, 2003:16).

METHODS

Our insights are based on ethnographic research conducted in 2012 and 2013 in four private fertility clinics, 2 clinics in Ghana (Trudie Gerrits) and 2 clinics in Uganda (Viola Hörbst). The fieldwork consisted of observations, formal interviews, and informal conversations. Observations were done at different spaces in the clinics, including waiting rooms, consultation, and treatment rooms and IVF laboratories. Interviews and casual conversations were held with gynecologists, embryologists, nurses, counselors, donors, surrogates, and with women and men attending the clinics in search of children.

In total 25 staff members were interviewed (12 in Ghana and 13 in Uganda). Topics covered in these interviews and conversations include the professional biographies of clinic staff ; the history of the clinics and their development over time ; the clinics' transnational networks ; the various clinical, laboratory, and ethical practices and the way these had evolved throughout the years. With regard to ART users a total of 32 women and 6 men were interviewed in Ghana and 28 women and 2 male partners in Uganda. In addition, in Ghana 6 surrogates were interviewed (some of them twice), and in Uganda 10 surrogates and 2 ova donors (for more details see Hörbst & Gerrits, 2016). Ethical clearance for the study was obtained from the responsible authorities in both countries. Having granted anonymity to our interlocutors we use pseudonyms for the clinics and all people involved in the research throughout this article.

In our fieldwork we applied an explicit comparative design, deploying the method of « working apart together »: conjointly we designed topic lists for informal and formal interviews and guidelines for observation. Being at the same time in the field, we regularly exchanged and discussed — via Internet and email — our fieldwork experiences, findings, and further steps to be taken and we advised each other regarding sensitive issues. We also exchanged research material and worked together on analytical lines.

TRANSNATIONAL CONNECTIONS TO OVERCOME THE SCARCITY OF LAB EXPERTISE

All clinics we refer to were headed by male African gynecologists. Three of them have a long-term migration background. The director of the Ghanaian LeleNa clinic was trained in Germany, the one from Goornor clinic was trained in the UK. The Ugandan director of Makoto clinic also trained in the UK and worked in a fertility clinic in Kuwait before returning to Uganda. The gynecologist in the Ugandan Baganda clinic studied medicine in Uganda, but did his IVF-specialization in India.

The permanent staff of the Ghanaian LeleNa and the Ugandan Makoto clinic are of mixed nationality and many also have multi-migration experiences. In the Makoto clinic this particularly refers to the UK, Kuwait, and India ; and in the LeleNa clinic to Germany, the socialist country Cuba, and the ex-socialist nation of Poland. The Goornor fertility clinic only employs local staff. In the Baganda clinic there are also some staff with migration backgrounds, mostly involving African countries, particularly Nigeria.

One of the major challenges the clinic directors — as pioneers of ARTs in their countries — see themselves confronted with is the lack of embryological expertise. To cope with this challenge, they make use of their professional transnational connections. They hire international embryologists and simultaneously invest in the training of local embryologists, abroad and at home (we refer to lab staff as « embryologists » even though they have not all been trained as full-fledged embryologists).

One example is the Ghanaian LeleNa clinic. Since the first IVF treatment was conducted there in 1995, the clinic has worked consecutively with four different embryologists, all of them trained in Germany and/or on the job. The embryologist who worked at the clinic at the time of the fieldwork had attended various short training courses and internships abroad (in Germany, Sweden, and South Africa), as well as courses given by the European Society for Human Reproduction and Embryology (ESHRE), and finished his Masters in Embryology in the UK. He was able to do all lab work involved in IVF and ICSI f, but had limited experience with ICSI fertilization due to lack of time. He trained another lab technician on-the-job, who only recently did his first autonomous lab work in IVF. Since 2004, an Iranian embryologist, who worked for an extended period in Germany, paid brief annual visits to the clinic to give advice and on-the-job training.

In the Ghanaian Goornor clinic, the situation was different. Before starting the clinic in 2004, the directing gynecologist and the embryologist went to the UK for IVF training together. In 2012, however, the embryologist left the Goornor clinic for another fertility clinic in Ghana. Since then, a British embryologist, who visited the clinic one-week per month, did the lab work in the Goornor clinic. He also trained the two Ghanaian lab technicians, who, at the time of our fieldwork, were not yet able to perform IVF or ICSI fully on their own. His fee and costs were paid fully by the clinic.

Embryology work in one of the Ugandan clinics was similarly organized. Starting in 2011, the Baganda clinic had employed Nigerian embryologists who came every two months to do the lab work. One local technician received on-the-job-training from these embryologists, while the gynecologist went to India for training.

In the Ugandan Makoto clinic, however, the situation was more complex, as experts from various countries were involved. The clinic started in 2004 with embryologists from Belgium ; over time, experts from Nigeria, South Africa, the UK, and Sweden were added. Once a month, one or more embryologists came to Uganda for a week to perform fertilizations in the lab. All their costs and fees were covered by the Ugandan clinic. During the fieldwork, three local embryologists also worked at the clinic. Since 2007, one of them had been running the lab. He received training in embryology by observing and assisting the international experts, through several internships in Nigeria, South Africa, and India, and through ESHRE conferences. He mastered all IVF-related lab work, but still had some problems with ICSI. Since 2011, he had been training another Ugandan lab technician. The son of the clinic director managed the embryology lab ; he holds a BA and an MA in Pharmacology and finished his Masters in embryology at the University of Leeds in October 2013.

As we see, all clinics have used different approaches to solve the structural problem of the scarcity of local embryologists, but all the solutions entail the use of international experts and training of local staff. These arrangements to secure the IVF lab work — a crucial part of ARTs treatments — affect the treatment process in various ways, as discussed below.

Impact on lab procedures

Having international embryologists around for a week per month in the Ghanaian Goornor clinic and in both Ugandan clinics required that they treated their patients in monthly cohort cycles. In the Ugandan Makoto clinic IVF procedures were organized around the incoming international experts responsible for the lab work: roughly two weeks before the experts arrived, the clinic became crowded with women and couples coming to start their treatment. For example, in November 2012, around 30 patients were enrolled filling the garden and the clinics′ waiting rooms in order to go through the procedures. When the international embryologist(s) came they were busy with the ova work and preparing embryos for transfer, while the local embryologists did the sperm work. Once the transfers were done and the internationals had gone, the clinic became a rather quiet place — until the next monthly cohort cycles started again. In between these phases, the local embryologists did IUIs or prepared transfers with frozen embryos. In 2012 the local embryologists suggested to Dr. Ubane that they could also practice IVF and ICSI cycles, but with lower fees for the patients as they did not yet have the same competence and experience than their external colleagues, and thus success rates might be lower.

This close and central cooperation with international embryologists also had an impact on the medical management of IVF/ICSI cycles: in Makoto clinic they mostly applied long protocols with down-regulation in order to start the hormonal stimulation on a fixed day. This way, the nurse explained to Hörbst, more follicles were produced, too. There was another side effect: as the clinic provided the pharmaceuticals for hormonal stimulation from their own stock to their patients — of course against payment — surplus half bottles of pharmaceuticals could be used for other patients as well. This option, thus, also helped to reduce costs for the clinic.

In addition, the specific embryology arrangements affected the way lab practices, procedures, and protocols were organized and performed. The international experts in Makoto clinic for example came from a variety of biomedical, legal, and ethical backgrounds and brought varying preferences concerning standards, procedures, and ideas about how the work had to be carried out, which the local embryologists had to follow, as one of the local embryologists explained:

> *All embryologists coming in have different ideologies of how to do the job and the work. I have worked with 2 different Nigerians. If they start to work, to run the lab, they want you to do it, like they are used to do it – but you do not know yet. So they get mad at you. But I thought, get mad at me, I observed and learned how they want to do it. Then I worked with Belgians, with South Africans, with a Swedish lady and a British guy. They all do it differently.*

The Ugandan lab technicians further explained in detail: all experts prefer different styles of Petri dishes, needles, and fluids that they consider to be more effective than others ; they all interpret and apply hygiene rules differently ; some experts adhere to certain international guidelines very strictly, while others handle them more loosely ; some strictly follow their own protocol and measures, while others apply them in a rather flexible way ; and they use different schemes and evaluation criteria to categorize sperm and ova. The Ugandan embryologist continued:

> *But what counts in the end are the results, and all have more or less the same results. So I do not mind, at all, to go their route! I can do a Nigerian protocol, a Belgian, a South African, A Swedish and a British one ; they are all different.*

From this diversity of practices he also learned there are actually only three major mistakes in lab work: « throwing down Petri dishes, transferring wrong gametes, and mixing up colors » — that is, mixing gametes from white patients with gametes from black ones. Everything else is not a mistake but a « deviance from protocol ».

When he performed fertilization on his own, he usually singled out specific aspects from each expert, combining and re-arranging them into a « new » procedure ; and this is what he recommended his trainees to do as well. Due to the variety of protocols to which Makoto clinic was exposed, the clinic — at the time of the fieldwork — had not formulated its own, mandatory protocol. As the local embryologist explained, IVF here:

> *... is not something that is imprinted, it is something that evolves every day. I will give an example. Some people do embryo transfers in the plain syringe ; some do embryo transfers in a full syringe, some in a half full syringe. So in terms of protocol, those are very different things. In IVF — there is a whole difference altogether. If I am to write up a protocol, what would I say ?*

The impact of international embryologists was somewhat different in both Ghanaian clinics. In contrast to the Ugandan Makoto clinic, in both Ghanaian clinics the visiting embryologists were always the same people. In Goornor clinic, which the UK embryologist visited almost every month for a period of one week, all patients needing IVF or ICSI were — hormonally — prepared according to his travel schedule, so that *he* could do the actual IVF laboratory work and/or supervise the local embryologists in performing the IVF lab work.

In LeleNa clinic, though, the situation was different: the local embryologist in charge was well able to do all lab work for IVF himself (and in addition he was training another local embryologist), while the ICSI treatments were only done on a yearly basis when the German/Iranian embryologist was visiting the clinic. At the moment the fieldwork took place, the local embryologist was — technically speaking — well trained and able to perform ICSI. Still, he did not feel comfortable to conduct ICSI on his own, saying: « ICSI is something you must be using as a daily routine, but the point is that I don't use it a daily routine ». As he had not yet been able to fully train his colleague in order for him to take over the regular lab work for the « ordinary IVF », he did not have enough time to concentrate on ICSI and gain more routine experience with the complex ICSI procedure.

In both Ghanaian clinics, as in Uganda, the visiting embryologists also emphasized high hygienic norms and recommended strict standards and the use of protocols in all lab work. One of the local embryologists in Goornor clinic told me — with some pride in his voice — that the visiting embryologist had been « very impressed with the gadgets we have here, with the cleanliness. He did not expect to see this in Africa ». But he had also given them some recommendations for improvement, for example:

> *We held stock in the laboratory in cartons — in brown paper boxes. He [the UK embryologist] said that we could not have these boxes, as it produces organic components and this can affect the quality of the embryos.*

As the visiting embryologists in the Ghanaian clinics were always the same persons the local embryologists were not confronted with different laboratory performances and guidelines in their own clinic. Instead, they were introduced to one specific protocol as a guideline that reflected the particular biomedical, legal, and ethical background of the visiting embryologist (from the UK and Germany respectively). However, these guidelines could not always be followed in practice. This is, for example, illustrated by the following comment by the UK embryologist visiting the Goornor clinic, referring to air conditioning and electronic witness system standards:

> *In the UK there are, for example, strict regulations for air conditioning. You cannot do that here, but they do have air purifiers, which is good. Also, in the UK we work with an electronic witness system [to avoid the mixing of gametes], with barcodes. That is far too expensive to be introduced here.*

Instead of having an electronic witness system, « witnessing procedures" were deployed, as one of the local embryologists of Goornor explained to Gerrits: « There should be someone watching what you are doing. You work with one [set of gametes] at a time. You label it: the man's name, the woman's name, and the hospital ID ». So, local adaptations to international standards were made, reflecting socio-economic conditions, but also the lack of regulations at the state level and the lack of national professional guidelines.

In LeleNa clinic, while the German embryologist was the only foreign embryologist visiting the clinic, he was definitely not the only source of knowledge on these matters for the local embryologist. Having attended several ESHRE conferences, short courses in South Africa and Sweden, and internships in Germany, and having obtained a Masters in Embryology from the United Kingdom, he was highly aware of different ideas and performances in different places. When reflecting on different influences he experienced in his daily work performance and routines, he phrased the following:

> *Yes [long pause], the issue is, I think aside from the general principles that everybody needs to follow in embryology there are also specific protocols that each center follows, so that is one. The second aspect is there are these pharmaceutical and culture media manufacturing companies that also have their own protocols that you will have to follow, that is number two. Number three is your national guidelines that you have to follow. So, these basic three things regulate the way you are supposed to work in a certain country. (...) And you have the general, like ESHRE and ASRM, protocol that you need to follow. So these things if you compare them as working, let us say in Germany, in Sweden, and in England, they influence the way you work, but the basic principle is the same.*

When Gerrits then asked him how, in practice, he actually makes his choices, considering all these influences, he immediately stated that « in Ghana there is no act that is regulating my work, so because of that I have to adapt to a kind of system that I will be able to use here ». Subsequently, he said, that he followed the German model for the technical aspects (as he was initially trained by the German based embryologist), for code of conduct he was mostly influenced by the UK model (as he recently did his Masters there), but he felt also influenced by ESHRE guidelines (having attended several conferences and courses), while his technical skills had also been enhanced by the training workshop at a company in Sweden. His practices and choices were thus highly influenced by his exposure to these different sources. By combining insights from these different sources and places, reading specialist journals, and conducting intensive discussions of daily practices, protocols, and results with the clinic director, the local embryologist at the LeleNa clinic had thus composed his own lab protocols.

Frictions of values and interests

The laboratories in the Ghanaian and Ugandan clinics thus have become « meeting places » for procedures and sites for negotiating solutions — according to distinct ethical values and concerns, different ideas on what are best practices and procedures, different legal backgrounds, and diverging economic and structural circumstances. One example is the question of when to perform ICSI.

In both the Goornor clinic and the Ugandan Makoto clinic, the international embryologists strongly believe in not performing more ICSI treatments than necessary. As the embryologist who regularly visited the Goornor clinic explained :

> *[ICSI] should not be used as a « quick fix » as in countries like Spain and Turkey. You should not do it when it is not needed. You put a needle in an*

> *egg and I choose the best sperm. But I am not better than nature ; and you are adding a chemical too. And you add another US$ 1,000, because the machinery etc. is expensive. I think for all these reasons it is not ethical to do ICSI when you can do IVF.*

According to the embryologists, the doctors in the clinic fully agreed with them, so they did not perform ICSI routinely or at least not more than they considered necessary. Here ethical arguments went hand in hand with economic ones and the result was a consensus in favor of the scarcity of skills to perform ICSI.

Another issue raised was the number of embryos to transfer, which is a highly debated issue in international IVF circles. For example, the UK embryologist working in the Goornor clinic asserted that he would never transfer more than three embryos. Here he deviated from the UK protocol, where the number of transferred embryos is limited to two. According to him, decisions about the number of embryos transferred were made between the patient, the doctor, and himself.

The maximum number transferred in the Ugandan Baganda clinic was also three, but the arguments were different. Here the gynecologist stated that he worked in accordance with the maximum number set by the institution in India where he was trained in ARTs, adding that triplets are relatively common with « natural » conception too. In the Ugandan Makoto clinic, though, the number of embryos to be transferred was discussed between the doctor and the embryologist. The local embryologist described a case:

> *We had a lady there who tried 10 times to do IVF/ICSI ; then the Swedish [embryologist] suggested transferring one embryo only. She insisted on that again and again. But this is the European context, there the patients get support for the treatment, here they have to pay privately. So you transfer 4 or sometimes 5 particularly if some of the embryos are not good grades.*

In Makoto clinic, up to *five* embryos were transferred, taking into account the woman's age, the number of cycles already completed, and the quality of the embryos. If only a few high-grade embryos had developed, lower-grade embryos might also be transferred. The arguments given were, first, that no one can definitely tell which embryo will evolve into a pregnancy, and, second, that the uterus is the best environment for improving the chances of success with low-grade embryos. Thus absolute unpredictability and economic factors make scientific probability irrelevant here and determine the maximum number. The local embryologists stated that some international embryologists had difficulties with these procedures initially but they all accepted them in the end.

In the Ghanaian LeleNa clinic, a similar rationale was offered to justify the number of embryos to be transferred, but the doctor stated that the limit was set at three embryos. However, to improve the chances of pregnancy, women whose tubes are open were, in addition, inseminated before the embryo transfer. To justify this practice, the doctor stated that some ova might not be captured during egg collection. The additional use of insemination might, thus, ensure that any remaining eggs will fertilize. Moreover, he explained that « ... the sperm activity is not only to go and fertilize, but also to prepare the lining of the womb. That is the theory ». Through this rather unconventional additional insemination he intended to achieve his primary goal, which was to increase the women's chance of pregnancy.

Our last example here is the practice of egg sharing. A common practice in the Ghanaian LeleNa clinic and the Ugandan Makoto clinic was to use eggs collected from a single ova donor for more than one receiving couple. While informed consent procedures regulated the rights and duties of the partners involved, the receiving couples might not always be aware that others were making use of the same donor materials. An issue, an international embryologist also questioned:

> *Oh, danger, people are not fully understanding what they are going through, what is expected from them. Have they thought about the consequences of egg sharing, or is it something they have agreed to because the doctor said so?*

However, if the oocytes collected from donors were less than expected, this practice may decrease costs for the clinic but also significantly reduce patients′ chances, as the local embryologist in Uganda claimed :

> *Because if someone paid for 10 eggs, or if you plan for 10 eggs, and give this person 3 eggs, that's when you end up transferring one embryo. You have greatly reduced the chance of that person getting pregnant.*

Influenced, in particular, by an academic course on ethics and ART legislation in the UK, the Ghanaian embryologist had come to reflect on possible societal implications in the future of his clinic's practices and also started to discuss these ethical issues with the clinic director. One of the concerns was what would happen if a woman and man created out of the same donor's genetic material — but without being aware of the fact — were to procreate together. In the Ugandan Makoto clinic, similar considerations led to efforts limiting the number of donation cycles to two for each female donor. For sperm donors they tried to limit the children procreated to *five* per donor.

CONCLUSION

As part of our study on the appropriation of ARTs in sub-Saharan Africa, we have examined local responses to the scarcity of embryologists in the field of ARTs in Uganda and Ghana and the implications thereof. First, we show that local directors can and do act as creative decision-makers, who capitalize on their transnational networks in order to cope with the challenges they face. To varying degrees, they all hire international embryologists and invest in the training of local embryologists. There is a certain ambivalence to note here, particularly in Uganda, as the incoming experts also limit the development of local embryological expertise (Hörbst, under review).

The transnational arrangements affect the local appropriation of laboratory procedures, protocols, and practices in various ways. Examples given in this chapter (others could be added) show that the clinics' interest in keeping costs low is offset by the couples' economic interests and their overriding goal of obtaining a child. This situation fosters treatments and adaptations of procedures that — from the providers perspective — are expected to increase chances of conception. However, our examples also show that visiting international experts implement, recommend, and teach specific procedures, reflecting personal preferences, country-specific regulations and laws, regulations set by training institutions, or contemporary biomedical convictions and concerns.

These « external » arguments — which often have a medical-ethical component — have developed over a long period since the first successful IVF procedure carried out in Europe in 1978. While they may affect local African practices to a certain extent, the final decisions about procedures and practices rest with the African gynecologists, who are not restricted in their practices by national legislation or professional guidelines. Moreover, they are the clinics' directors and investors, and so they decide what exactly is adopted — or rejected. Their selection seems guided by biomedical, financial/economic, and moral considerations, yet their main aim is to keep costs as low as possible and to enhance success rates. While economic factors shape the selection of laboratory practices, some choices also seem inspired by ideas about what is absolutely indispensable versus what is not to achieve good success rates.

Lastly, this chapter contributes to theoretical insights on the co-production of technology (Oudshoorn & Pinch, 2005 ; Hadolt *et al.*, 2012). Our case studies of embryological practices in the field of ARTs show that biomedical methods are implemented as socio-technical arrangements. While some characteristics form an intrinsic part of the technology, the technology also leaves room for local adaptations and appropriations and the simultaneous use of scientific, economic, structural, legal, and ethical arguments that favor certain options over others. Our comparative study in different — African — locations clearly highlights the existence of this space for adaptations through specific local arrangements and contexts, in which arguments are weighed differently against one another. In other words, the socio-technical arrangements for ARTs in sub-Saharan African countries comprise socio-cultural values and objectives originating from distant locations.

BIBLIOGRAPHIES DES SOURCES CITÉES

BHARADWAJ A., 2006. « Sacred conceptions: clinical theodicies, uncertain science, and technologies of procreation in India », *Culture, medicine and psychiatry*, 30, 4, 451-465.

GERRITS T., SHAW M., 2010. « *Biomedical* infertility care in sub-Saharan Africa : a social science review of current practices, experiences and viewpoints », *Facts, Views & Vision in ObGyn*, 2, 3, 194-207.

HADOLT B., HÖRBST V., 2010. « *Problemlagen, Anwendungskontexte, Nutzungspraktiken. Assistierte Reproduktionstechnologien in Mali und Österreich* ».

HADOLT B., HÖRBST V., MÜLLER-ROCKSTROH B., 2012. « Biomedical techniques in context: on the appropriation of biomedical procedures and artefacts », *Medical Anthropology: Cross-cultural Studies in Health and Illness,* 31, 3, 179-195.

HÖRBST V., 2009. « Islamische Grundsätze und die Handhabung assistierter Reproduktionstechnologien in Bamako, Mali », *Reproduktionsmedizin bei Muslimen: säkulare und religiöse Ethiken im Widerstreit*, 48-64.

HÖRBST V., 2010. « Male perspectives on infertility and assisted reproductive technologies (ART) in sub-Saharan contexts », *Facts Views & Vision ObGyn*, 2, 3, 22-27.

HÖRBST V., 2012. « Assisted reproductive technologies in Mali: asymmetries and frictions ». In : M. KNECHT, M. KLOTZ, S. BECK (dir.), *IVF as Global Form: Ethnographies of Knowledge, Practices, and Transnational Encounters*, Frankfurt, Campus, 120-148.

HÖRBST V., 2012a. « IVF in Bamako: Globalizing Technology, Mobile Knowledge, Reinterpreted Practice? ». In : H. DILGER, A. KANE, S. LANGWICK (dir.). *Transnational Medicine, Mobile Experts: Globalization, Health and Power In And Beyond Africa*, Bloomington, IN, Indiana University Press, 163-189.

HÖRBST V., GERRITS T., FORTHCOMING, 2016. « Transnational Connections of Health Professionals: Medicoscapes and Assisted Reproduction in Ghana and Uganda », *Ethnicity and Health.* Special Issue on « Mobilising" health: personnel, place, technology, knowledge.

HÖRBST V., WOLF A., 2014. « ARVs and ARTs: Medicoscapes and the Unequal Place-making for Biomedical Treatments in sub-Saharan Africa », *Medical Anthropology Quarterly*, 28, 2, 182-202.

INHORN M.C., 2003. « Global infertility and the globalization of new reproductive technologies : Illustrations from Egypt », *Social Science & Medicine*, 56, 9, 1837-1851.

INHORN M.C., BIRENBAUM-CARMELI D., 2008. « Assisted reproductive technologies and culture change », *Annual Review of Anthropology*, 37, 177-196.

MASSEY D., 1994. *Place, Space and Gender,* Cambridge, Polity Press.

OKONOFUA F.E., 1996. « The case against new reproductive technologies in developing countries ». *BJOG: An International Journal of Obstetrics & Gynaecology*, 103, 10, 957-962.

OMBELET W., COOKE I., DYER S., SEROUR G., DEVROEY P., 2008. « Infertility and the provision of infertility medical services in developing countries », Human Reproduction Update, 14, 6, 605-621.

ONAH H.E., AGBATA T.A., OBI S.N., 2008. « Attitude to sperm donation among medical students in Enugu, South-Eastern Nigeria », *Journal of Obstetrics & Gynecology*, 28, 1, 96-99.

OUDSHOORN N., PINCH T., 2005. « Introduction: How Users and Non-Users Matter ». In : N. OUDSHOORN, T. PINCH (dir.). *How Users Matter: The Co-construction of Users and Technology*, Cambridge, MA, MIT Press Books, 1-29.

PLATTEAU P., DESMET B., ODOMA, G., ALBANO C., DEVROEY P., TAMALE SALI E., 2008. « Four years of IVF/ICSI experience in Kampala (Uganda) », *ESHRE Monographs*, 1, 90-92.

ROBERTS, E.F.S., 2006. « God's laboratory: religious rationalities and modernity in Ecuadorian in vitro fertilization », *Culture, Medicine and Psychiatry*, 30, 4, 507-536.

SAVAGE, O.M., 1992. « Artificial donor insemination in Yaounde: Some socio-cultural considerations », *Social Science & Medicine*, 35, 7, 907-913.

TANGWA G.B., 2002. « ART and African sociocultural practices : Worldview, belief and value systems with particular reference to francophone Africa ». In : E. VAYENA, P.J. ROWE, P.D. GRIFFIN (dir.), *Current practices and controversies in assisted reproduction*, Geneva, World Health Organization, 55-59.

VAYENA, E., ROWE, P.J., PETERSON, H.B., 2002. « Assisted reproductive technology in developing countries: why should we care ? », *Fertility and sterility*, 78, 1, 13-15.

4
Le chemin du don et ses trois paradoxes. Des femmes africaines et le don d'ovocytes en France

Véronique Duchesne*

En France, où l'assistance médicale à la procréation (AMP) est « sous haute surveillance » (Löwy, 2006), les dons de gamètes doivent être volontaires, anonymes et gratuits[1]. Ce chapitre traite de l'expérience de femmes africaines subsahariennes ayant recours au don d'ovocytes en Île-de-France : toutes sont nées dans un pays africain francophone, la plupart réside et travaille en France tandis que certaines sont en situation migratoire temporaire pour raison procréative au moment de l'enquête. L'enquête ethnographique a été réalisée entre 2011 et 2013, auprès d'un réseau regroupant les biologistes d'un laboratoire privé parisien, des gynécologues exerçant en cabinet privé (Paris, Val-de-Marne et Seine-Saint-Denis) et les professionnels hospitaliers d'un Etablissement de santé privé et d'intérêt collectif parisien (géré par une association loi 1901) ayant reçu son agrément pour la procréation médicalement assistée en 1997[2]. Au cours des réunions mensuelles (« staffs ») à l'hôpital, le don d'ovocytes était présenté par les médecins comme *la* solution après plusieurs échecs : « Le don d'ovocytes, c'est quand il n'y a plus rien à faire ». Le décalage entre l'évidence de la recommandation médicale collégiale et les difficultés relatées par les

* Maître de conférences en anthropologie à l'Université Paris Descartes (Sorbonne Paris Cité), membre du Ceped (UMR 196).

1. Trois lois dites de « bioéthique » ont été votées en 1994. Dans ce chapitre, nous faisons référence à la deuxième loi relative « au don et à l'utilisation des éléments et produits du corps humains, à l'assistance médicale à la procréation et au diagnostic anténatal » (Code de la santé).

2. J'adresse mes remerciements aux médecins, aux secrétaires et à la cadre-infirmière qui ont facilité mon travail de recherche sur le terrain et rendu possible l'observation participante d'une centaine de consultations sur les différents sites (à l'hôpital, en cabinet et au laboratoire).

patientes lors des entretiens ethnographiques réalisés[3] était flagrant. Ce constat m'a incité à restituer la parole de ces femmes[4] qui ne sont jamais présentes dans les débats publics et dont le discours tranche, par ses nuances, avec les « certitudes idéologiques affichées au fronton de nos institutions » (Mehl, 2008)[5].

Parmi les femmes ayant accepté de me parler de leur expérience, sept étaient engagées sur le « chemin du don » - pour reprendre l'expression de l'une de mes interlocutrices[6]. Mariam, âgée de 28 ans, a quitté la Guinée en 2005 pour la France où elle travaille comme auxiliaire de vie ; le gynécologue a diagnostiqué une ménopause précoce et lui a remis la liste des centres de don parisiens. Fanta, 28 ans également guinéenne, est venue en France avec son mari en avril 2011 pour consulter un gynécologue ; suite à la consultation, son mari est rentré en Guinée et Fanta a choisi de rester et de laisser son travail (elle était auto entrepreneuse), elle doit être opérée d'un kyste (suite à son excision) et présente une insuffisance ovarienne. Binour, 40 ans, commerçante comorienne, est venue consulter après avoir été opérée d'un kyste en Malaisie et avoir réalisé une FIV sans succès en Egypte ; elle réside chez sa sœur. Annick, 49 ans, qui a perdu trois bébés à la naissance à Dakar, est venue en France en 2007 pour rejoindre son conjoint avec lequel elle est mariée depuis 1979. Josseline, 48 ans, née au Bénin, travaille en France depuis 2001 en tant qu'assistante sociale et est enfin enceinte après s'être rendue dans une clinique au Ghana. Solange, 42 ans, est née au Cameroun et est coiffeuse en France ; après trois FIV en Belgique, un bébé est né mais est décédé à 24 mois. Elle veut faire une nouvelle tentative dans la même clinique, avec son nouveau conjoint et avec l'aide de son amie Eliane. Eliane, 32 ans, Camerounaise, a accepté d'être la « donneuse » de Josseline. A l'exception de Solange, toutes ces femmes sont mariées coutumièrement[7], certaines aussi civilement et/ou religieusement.

3. Une trentaine d'entretiens en français ont été réalisés (et enregistrés) avec vingt et une femmes et sept couples hétérosexuels africains subsahariens.

4. Sur les enjeux de restitution de la parole de femmes infertiles *cf.* Charmillot, Bonnet et Duchesne (2014).

5. La sociologue Dominique Mehl précise également que lors de la controverse qui a précédé la révision de la loi de bioéthique, prévue initialement pour 2009 puis reportée à 2011 : « paradoxalement, tout le monde a été entendu sauf les premiers concernés » (Mehl, 2008 : 12).

6. « Le docteur a dit qu'il peut faire un traitement pour voir si ça peut aller, pour ponctionner. Mais comme j'ai hâte, je préfère ce chemin » (Binour, avril 2011). Afin de préserver l'anonymat de chacune de mes interlocutrices, un pseudonyme en lien avec sa région d'origine et sa religion est utilisé. Je tiens à les remercier pour la confiance qu'elles m'ont accordée.

7. Le « mariage coutumier » est une union consacrée selon les règles matrimoniales du droit coutumier en vigueur dans le pays ou dans la région des familles concernées.

Comment ces femmes qui en France appartiennent à une population minoritaire et racialisée, vivent-elles le recours au don d'ovocytes ? Quelles difficultés rencontrent-elles dans leur quête d'un enfant avec l'aide de la biomédecine ? Leurs expériences, complexes et ambivalentes, sont présentées à travers trois paradoxes, qui renvoient pour chacun d'entre eux aux contraintes ambigües du dispositif français. Il importe en effet de porter un regard critique sur le dispositif médico-légal français relatif au don d'ovocytes afin que de nouvelles questions sociales, éthiques et sociétales puissent émerger. Premièrement, l'anonymat de la tierce donneuse implique paradoxalement le recrutement d'une donneuse relationnelle et une chaîne relationnelle mobilisant jusqu'à huit personnes. Deuxièmement, la gratuité du don d'ovocytes est à relier avec la rareté des ovocytes mis à disposition par les centres français, cela est d'autant plus important pour les femmes africaines subsahariennes que ce qui est rare acquiert en conséquence une valeur inestimable pour les intéressées. Troisièmement, la procédure d'AMP avec don d'ovocytes requiert la reconnaissance juridique d'un lien de filiation par le couple receveur alors que l'enfant n'est pas encore né et que l'épouse pensait pouvoir cacher à son époux cette procédure.

Le développement de ces trois paradoxes s'inscrit moins dans le paradigme anthropologique du don (Mauss, 1923) — énoncé sous la forme de la triple obligation, de donner, de recevoir et de « re-donner » (Godelier, 1996) — que dans le sillage des travaux sociologiques sur le don dans les sociétés contemporaines (Caillé, 2014 ; Godbout, 2000) dans lesquels l'enjeu porte sur l'analyse, au sein d'un même modèle, de la circulation des choses et des liens sociaux.

PREMIER PARADOXE : ANONYMAT DE LA TIERCE DONNEUSE ET RECRUTEMENT D'UNE DONNEUSE « RELATIONNELLE »

À ses tout débuts dans les années 1980, le don d'ovocytes en France s'opérait entre femmes dans un cadre personnalisé : la candidate venait avec une sœur ou une amie, motivée pour lui donner ses ovocytes (Mehl, 2008). Les lois de bioéthique de 1994 ont interdit ce don direct. Des donneuses spontanées se présentant très rarement, les médecins encouragent les couples à rechercher eux-mêmes une donneuse dans leur entourage : cette donneuse « relationnelle », connue du couple (par opposition à la donneuse dite « altruiste » qui n'a aucun lien avec lui), doit être âgée de moins de 37 ans et déjà mère[8]. En vertu du principe d'anonymat, les ovocytes de cette donneuse ne seront pas attribués au couple recruteur mais accroîtront la ressource

8. En attente du décret d'application rendant possible le don d'une femme sans enfant, à la suite de la Loi votée en juillet 2011.

ovocytaire du centre. Avoir une donneuse « relationnelle » permet ainsi de raccourcir le délai d'attente pour une FIV avec don d'ovocytes[9], grâce à la démarche analogue d'un autre couple, d'où l'appellation « don croisé ». Cette procédure n'est pas facilement comprise et acceptée par les femmes de mon enquête qui pensaient pouvoir bénéficier d'un don direct intrafamilial. Précisons que dans leur pays d'origine aucune loi ne réglemente l'AMP[10].

Le don direct « entre sœurs » versus la longue chaîne du « don croisé »

Pour les patientes africaines de l'enquête, l'annonce de leur infertilité représente un problème qui doit être résolu entre femmes, nul besoin d'en informer leur mari. Le recours au don d'ovocytes est ainsi considéré comme une solution féminine. Le don intrafamilial, entre « sœurs »[11], est d'ailleurs envisagé d'emblée, au point que certaines d'entre elles viennent au centre médical accompagnées d'une parente. Lors de sa première consultation, Binour est accompagnée de sa sœur aînée qui l'héberge pendant son séjour. Suite au diagnostic d'une ménopause précoce, Mariam se présente à la consultation avec sa cousine (« sœur ») qui a été encouragée par son médecin : « C'est bien de faire un don » ; mais le gynécologue[12] les informe que : « ça doit être anonyme … Il faut trouver encore une autre femme sinon ta sœur est réquisitionnée [par le Centre] et tu peux attendre longtemps ». Mariam me dit avoir décidé d'aller s'inscrire avec sa « sœur » dans les quatre centres de la région parisienne pour augmenter ses chances d'avoir un rendez-vous rapidement. Elle a compris qu'elle devra attendre qu'une autre femme vienne, elle aussi avec « sa » donneuse, ce qui la laisse désemparée. Le gynécologue lui a fait remarquer, sans insister, qu'il lui faudra attendre une donneuse « africaine ». La question relative au phénotype n'a jamais été abordée par les patientes africaines subsahariennes qui disent d'emblée à leur gynécologue accepter le don d'une Française.

Le don croisé représente une procédure extrêmement longue et ambiguë dans laquelle il faut pouvoir donner des ovocytes au centre, par l'intermédiaire d'une donneuse « relationnelle », afin de prétendre à en

9. Pour les quatre centres d'Ile-de-France de la fédération des CECOS (Centres d'étude et de conservation des œufs et du sperme humains) le délai qui est de 2 ans à 4 ans sans donneuse (en 2009) est réduit à 12 mois avec une donneuse « relationnelle » (*Etat des lieux*, 2011 : 24).

10. Dans une enquête quantitative menée à Lomé au Togo, la population se dit favorable au don direct intrafamilial (Fiadjoe, 2013).

11. « Sœur » est la traduction littérale du terme utilisé dans les langues africaines (soussou, malinké…) de mes interlocutrices, il peut aussi correspondre au terme français « cousine ».

12. Par ailleurs, ce gynécologue ayant pratiqué le don direct entre femmes avant la loi de 1994 considère lui aussi cette interdiction comme très contraignante.

recevoir. Devoir chercher une donneuse « relationnelle » qui donnera anonymement ses ovocytes à une autre femme est une situation tout à fait paradoxale. Là où le don direct mobilise deux femmes qui se connaissent, le don croisé mobilise une chaîne relationnelle qui compte jusqu'à huit personnes : quatre femmes (deux « receveuses » et deux « donneuses »), plus leurs maris respectifs pour le consentement (ce qui sera développé plus loin). Cet aspect est d'autant plus important pour les femmes africaines qui souhaitent garder caché leur recours à la médecine en matière de procréation. Le don direct « entre sœurs » a l'avantage de pouvoir rester un secret intrafamilial.

Fanta me dit craindre que celle qui va donner ses ovocytes ne divulgue son secret. Elle qui n'a pas de « sœurs » en France évoque ses difficultés à chercher une « donneuse » tout en gardant cachée son infertilité. Elle a finalement décidé de rémunérer une femme présentée par une « connaissance » et qui n'est pas originaire de son pays, car : « On ne sait jamais, on pourrait se rencontrer au pays, elle pourrait parler. On regarderait l'enfant différemment ». Le recours au don d'ovocytes tout en cachant son infertilité, vécue comme une infirmité, pourrait avoir des conséquences sur la reconnaissance sociale de son mariage et sur l'avenir du futur enfant à naître. De même, lors de l'entretien à son domicile, Jocelyne, assistante sociale, mentionne les associations françaises spécialisées dans le don d'ovocytes qu'elle connaît bien et évoque son projet de créer une association pour aider les femmes africaines confrontées à ce problème en France. Néanmoins elle me demande de ne pas lui poser de questions sur son cas personnel, alors qu'elle est enceinte et que son gynécologue m'a précisé qu'elle s'est rendue dans une clinique au Ghana pour réaliser une FIV.

Le modèle français de l'AMP avec tierce donneuse qualifiée de façon assez péjorative de « ni vu ni connu » (Théry, 2010) est valorisé par les femmes subsahariennes rencontrées. Il leur importe en effet que le recours à une autre femme (la tierce donneuse) reste un secret[13] partagé avec le moins de personnes possible : l'enjeu au niveau social est présenté par elles comme primordial.

Recours transnational et nouveau dilemme concernant l'anonymat

La pénurie de dons d'ovocytes en France, largement connue et diffusée via la presse, est à l'origine du recours transnational vers la Belgique, la Grèce ou l'Espagne (Rozée, 2011). En changeant de pays et de cadre juridique, un nouveau dilemme concernant l'anonymat se pose.

13. La notion de « secret » implique non seulement un savoir et la dissimulation de ce savoir mais aussi la relation à ceux qui sont exclus de la communication de ce savoir.

Ainsi Solange qui s'est rendue en Belgique pour un don d'ovocytes, doit-elle choisir entre un don anonyme ou un don non-anonyme[14], les deux étant autorisés. La relation entre Solange et Eliane (« sa donneuse ») montre à cette occasion des divergences. Pour Eliane (« donneuse d'ovocytes ») :

> *Un jour, Solange m'appelle, elle me dit : « J'ai un service à te demander, je ne sais pas comment te le présenter ». Je lui dis : « Tu passes à la maison, simplement tu poses ta question, si je peux le faire, je pourrai, si je ne peux pas, je te dirai non ». Avec beaucoup d'appréhension, elle est arrivée, elle m'a exposé son problème, son parcours, qu'elle n'arrive pas à faire un enfant et qu'il lui fallait une donneuse. J'ai dit oui, parce que pour moi, je ne voyais pas de contrainte, je me disais les ovaires ... les ovules, ça ne me servait pas. En fait ce n'était pas comme si je coupais mon bras pour lui donner, c'était soit je les lui donne pour qu'elle procrée, soit ils vont mourir.*
>
> Eliane, entretien ethnographique à l'hôpital, Paris, juillet 2011.

Ses ovules sont conçus « en terme d'excédent qui se perdrait si on n'en profitait pas grâce au don d'ovules » — comme cela a été observé pour des femmes espagnoles donneuses d'ovocytes à Barcelone (Bestard et Orobitg, 2009 : 293). Mais si Eliane a accepté de donner ses ovocytes, c'est parce que son amie de longue date lui a demandé. Elle n'a pas envisagé de les donner à une autre femme inconnue d'elle. Elle est d'emblée dans la perspective d'un don non-anonyme[15] alors que Solange me présente, elle, le principe du don anonyme croisé :

> *Quand tu amènes la donneuse, ce n'est pas les œufs de ta donneuse que tu prends, tu prends pour quelqu'un qui a été traité et que c'est prêt. C'est juste pour que le traitement avance un peu plus vite. Quand tu as une donneuse elle va juste remplacer ce [les ovocytes] que je vais utiliser.*

Solange a compris que son amie n'est pas prête à donner ses ovocytes à une autre femme. Elle veut prendre le temps de reparler avec elle de l'anonymat :

> *Je n'avais pas pensé au futur, la « donneuse » peut dire que c'est son enfant, en faisant faire des prises de sang. [...] Donc c'est normal*

14. Le don non anonyme (ou « don dirigé ») implique que « le couple receveur ayant recruté une donneuse bénéficiera de l'entièreté des ovocytes de sa propre donneuse » (site internet d'une clinique belge).

15. Il faut rappeler que : « biological donors are always social donors too » (Konrad, 2005 : 212).

que ce soit anonyme quand tu prends quelqu'un qui n'a pas de parenté avec toi.

Le fait qu'il ne s'agisse pas d'un don intrafamilial amène Solange à préférer l'anonymat du don, afin d'éviter le risque de voir son amie revendiquer l'enfant à venir comme étant le sien.

A la fin de l'entretien avec Solange, lorsque je lui demande si elle a quelque chose à ajouter pour améliorer la procédure, elle évoque à nouveau l'anonymat :

> *J'ai lu un document ... Je pense que c'est mieux qu'elle [Eliane] donne pour quelqu'un d'autre parce que quand c'est anonyme, c'est bien, tu ne sais pas de qui ça vient. Et puis c'est tranquille, parce que quand tu prends quelqu'un que tu connais : plus tard elle pourra dire que c'est son enfant qui est là-bas. Et puis ça peut amener des disputes dans les familles. Donc c'est bien que ce soit [un don] anonyme.*
>
> Solange, entretien ethnographique à l'hôpital, Paris, juillet 2011.

Dans ce contexte de don d'ovocytes avec tierce donneuse anonyme par choix, la relation d'échange met Solange dans une situation paradoxale : elle sollicite l'aide d'une femme en dehors de sa famille tout en lui expliquant qu'elle refuse ses ovocytes (choix de l'anonymat) qui seront pour une autre. Ce type de don s'éloigne tant du registre conventionnel des relations de parenté basé sur le partage de substances biogénétiques que d'une relation sociale concrète (Konrad, 2005 : 69).

L'anonymat qui a l'avantage de garder secret le recours au don d'ovocytes, suppose par ailleurs une chaîne relationnelle complexe, à la différence du don d'ovocytes intrafamilial dans lequel une « sœur » est censée proposer d'emblée son aide tout en gardant caché son geste[16].

DEUXIÈME PARADOXE : GRATUITÉ DU DON ET BIO-VALEUR DES OVOCYTES

En France, toute rémunération est interdite en contrepartie du don d'ovocytes : aucune partie du corps humain ne peut faire l'objet d'une marchandisation. Mais l'engagement requis dans le don féminin est tel qu'il est difficile de trouver des volontaires. Celle qui donne ses gamètes bénéficie

16. Konrad (2005) qui a travaillé auprès de femmes britanniques ayant recours au don de gamètes, utilise le terme de dissimulation (*concealment*) pour dire que c'est finalement la dissimulation elle-même qui est cachée.

de la prise en charge des frais médicaux mais connaît d'importantes contraintes touchant à : sa temporalité (s'absenter de son domicile ou de son lieu de travail pour les analyses de sang, échographies, ponction ovarienne et transfert d'embryon), sa vie de couple (interrompre ses rapports sexuels et sa contraception), son corps (les stimulations hormonales ont aussi des effets secondaires comme des douleurs abdominales et aux seins) et sa santé (le prélèvement des ovocytes peut comporter des risques comme une hémorragie, une lésion des organes pelviens, des infections). Par ailleurs la gratuité prônée par la loi française suppose une forme de réciprocité spécifique où le contre-don n'est ni d'ordre matériel ni associé à une reconnaissance sociale (les femmes qui donnent leurs gamètes ne sont nullement valorisées). Seule la rhétorique de l'altruisme (le bonheur de rendre un couple heureux) est mise en avant – les femmes seraient « par nature généreuses » (Curtis, 2010). Pourtant, solliciter l'aide d'une femme en dehors de sa famille, et sans contre-don en retour, peut s'avérer difficile. A ce titre le don d'ovocytes est comparable au don d'organe (Godbout, 2000), où la personne qui va recevoir n'a aucune possibilité de réciprocité, ce qui en soi représente pour elle un danger. Une telle relation asymétrique engendre inévitablement une dette.

Une dette en l'absence d'un marché de gamètes

Le don gratuit, conçu comme altruiste, entraîne un sentiment de dette chez celle qui reçoit les ovocytes. La dette envers la femme qui va donner ses gamètes peut être vécue comme trop lourde lorsque le don reste gratuit. Au début de sa démarche, Fanta a cherché une « donneuse » par le biais d'une « connaissance » en proposant de la « payer » (ce sont ses termes). Fanta étant dans la position de celle qui demande, la « donneuse » lui a fixé son prix. Il s'agissait alors de s'accorder sur un prix, en dehors de tout marché légal de gamètes. Pour Fanta payer pour une aide ponctuelle était préférable au fait de nouer une relation de réciprocité avec une étrangère. Il convient de ne pas oublier que les relations sociales entre femmes sont aussi des relations de pouvoir : ici celle qui donne (ses gamètes) acquiert un pouvoir sur celle qui (les) reçoit. Dans les relations sociales, la personne est imbriquée dans de nombreux liens où se tissent des obligations multiples alors que le marché est un réseau composé d'individus qui n'ont pas d'obligations autres que celles du contrat marchand (Godbout, 2000 : 14). La logique marchande initiée par Fanta[17] lui permet de court-circuiter la logique du don altruiste qui la plaçait en position de débitrice vis-à-vis d'une autre femme. A défaut d'un marché de gamètes organisé et régulé, un rapport marchand entre deux

17. La situation administrative de son mari (non résident en France) a finalement fait arrêter la procédure d'AMP avec don.

femmes s'est mis en place. Le dispositif de don de gamètes anonyme qui mobilise une chaîne relationnelle longue et des banques de conservation, est finalement plus propice à une logique de commercialisation marchande que le serait une chaîne courte — ce que Steiner (2010) a montré par ailleurs pour la transplantation d'organes. Le don direct intrafamilial étant interdit en France, le recours à une relation marchande avec une femme extérieure au cercle familial est préféré.

Par ailleurs la gratuité du don de gamètes peut interroger les femmes africaines qui sont prêtes à payer très cher pour avoir un enfant. Toutes ont d'abord consulté dans des centres médicaux ou cliniques privés (en France ou en Afrique) et certaines ont quitté temporairement leur pays, leur famille et leur travail et financer leur déplacement à l'étranger pour avoir recours aux techniques de la reproduction (Bonnet, Duchesne, 2014). Pour beaucoup de ces femmes, la valeur d'un service ou d'un bien est proportionnelle à son coût. Ce n'est pas tant le produit du corps humain qui est considéré, par les deux protagonistes, comme ayant de la valeur, mais le geste d'aide apporté : la femme qui reçoit les gamètes a besoin de ce qu'une autre est censée avoir en grande quantité (« elle *en* a beaucoup [des ovocytes] »).

Le rapprochement avec le don d'organe (Godbout, 2000) incite à penser que le rapport marchand dépersonnalise totalement ce qui vient d'autrui, de sorte que ce qui est reçu peut être entièrement « repersonnalisé » par celle qui reçoit le don, notamment à travers la grossesse et l'accouchement. Ces femmes ne revendiquent pas une nouvelle façon de faire des enfants mais aspirent plutôt à une identité féminine accomplie (de mère) en donnant naissance à un enfant grâce à la médecine. Le don d'ovocytes participerait ainsi d'une logique de réparation (ou de restauration) d'une identité féminine blessée.

Valeur du geste de donner versus « bio-valeur » des ovocytes

L'expression utilisée par les patientes africaines s'exprimant en français, « Il me faut un don », montre l'importance accordée au geste du don, en ignorant l'objet du don, les gamètes, qui d'emblée ne recouvrent pas une réalité matérielle précise. L'AMP sollicite des corps sexués producteurs de gamètes (Tain, 2013), mais ces derniers n'acquièrent une matérialité qu'au fur et à mesure de certains actes médicaux techniques (comme les échographies et les ponctions ovocytaires) (Duchesne, 2015). Durant les entretiens, les mots « gamètes » et « ovocytes » ne sont jamais utilisés par mes interlocutrices dont la langue maternelle africaine ne nomme pas ces produits du corps humain :

> *Je lui ai dit [à mon mari] comment c'était le don d'ovulation. Je lui ai dit qu'on le prend sur une autre femme : « Ce ne sera pas moi, mais*

ça sera ton sperme à toi ». Il a dit : « Ah bon, tu vas prendre le truc d'une autre personne et on va te le mettre dans ton ventre ». J'ai dit : « On n'a plus le choix, on n'a que cela. C'est notre dernière chance »

Annick.

Les gamètes masculins semblent plus facilement considérés comme des éléments du corps humain pouvant circuler librement en dehors des corps.

Solange se prépare à retourner dans la clinique belge où la première FIV avait été un succès :

Le médecin : « Le jour de la ponction, on a besoin de son sperme [du mari]».

Solange : « Comme il est ici [à Paris], on congèle son sperme et on l'envoie [en Belgique] ».

Le médecin : « On ne peut pas envoyer du sperme dans un autre pays ».

Solange : « Ah ! On n'a pas pensé à ça ! ».

Echanges lors de la consultation entre Solange et son médecin.

Pour que des choses soient des marchandises, il ne suffit pas qu'elles aient été matériellement produites, il faut aussi qu'elles aient été culturellement construites comme des biens échangeables sous certaines modalités également construites. En France, les gamètes sont considérés comme échangeables mais uniquement sous les modalités du don gratuit, alors qu'ailleurs ils se vendent et s'achètent — ils sont toutefois non-échangeables entre individus. Leur « échangeabilité » nécessita une construction sociale, culturelle et technique (Appadurai, 1986). Au Gabon par exemple, pour certains couples qui se réfèrent au système sorcellaire contemporain, les gamètes sont assimilés à des « organes corporels » convoités et éventuellement destructibles (voir Ekang Mvé, dans cet ouvrage).

Les médecins français dirigent leurs patientes âgées de plus de 39 ans vers les dons d'ovules commerciaux dans des cliniques belges, espagnoles ou grecques[18]. Fanta, venue de Guinée en France, s'est déplacée en Belgique et en Espagne tandis que Josseline, née au Bénin, s'est rendue dans une clinique au Ghana (Afrique de l'ouest). Solange qui se prépare pour une tentative de FIV avec don d'ovocytes dans une clinique belge met en avant certains avantages : « Ils disent qu'il y a plus de chances. Tu peux faire une première tentative. Si ça ne marche pas, tu peux aller une 2e fois et une 3ème

18. En Europe, les femmes infertiles en raison de leur âge avancé sont de plus en plus nombreuses à se déplacer au-delà des frontières nationales pour avoir recours au don d'ovocytes (Pennings, 2011 ; Bülher, 2014a, 2014b).

fois[19]. Et l'attente n'est pas longue quand tu as une donneuse ». Pour les femmes qui, sur le chemin du don, se dirigent vers les pays où existe un marché des technologies de la reproduction, via des cliniques privées et des agences intermédiaires (Almeling, 2011), les ovocytes acquièrent paradoxalement une « bio-valeur » (Waldby, 2002), au sein du mode de reproduction biomédical (Thompson, 2005)[20]. Les gamètes considérés comme des produits du corps humain inaliénables (dans la loi française, ainsi que dans les systèmes religieux africains) deviennent des produits du corps humain aliénables de par la pratique de l'AMP.

Le second paradoxe exprime la tension entre logique altruiste (énoncée dans la loi française) et logique marchande (vécue dans certaines expériences). Certaines femmes africaines subsahariennes engagées sur le chemin du don préfèrent payer le geste du don, tel un service, pour ne pas se sentir redevables d'une dette. Les ovocytes acquièrent une bio-valeur et par là même une valeur marchande alors qu'ils sont censés échapper à la marchandisation. Par ailleurs la gratuité imposée en France n'est plus la norme lorsque l'on passe la frontière.

TROISIÈME PARADOXE : DES CONTRADICTIONS SUR LA FILIATION

Le modèle français de l'AMP avec tiers donneur ou donneuse est généralement énoncé dans la formule « le don de couple à couple », mettant en avant la relation d'empathie et de solidarité entre couples hétérosexuels. Selon le fondateur du réseau de banques CECOS[21] « le sperme a cette particularité organique de n'avoir de valeur fonctionnelle qu'au sein du couple. Il est donc difficile de le considérer comme la propriété exclusive de l'homme : c'est en fait un bien commun. Comme telle, son utilisation en dehors du couple doit être soumise à l'acceptation de l'épouse » (Bateman, 2001 : 35). Rappelons que le don de sperme[22] a été pensé selon le modèle du

19. Dans le don croisé (anonyme) en Belgique, les ovocytes de la donneuse (maximum une dizaine), obtenus après la stimulation ovarienne et le prélèvement ovocytaire, sont répartis entre deux à trois couples receveurs qui peuvent ainsi bénéficier chacun dans le meilleur des cas d'approximativement trois ovocytes par essais.

20. « Despite these antiepochal caveats, I argue that the biomedical mode of reproduction that I trace through the human embryo has its own characteristic systems of exchange and value, notions of the life course, epistemic norms, hegemonic political forms, security, and hierarchies and definitions of commodities and personhood » (Thompson, 2005:248).

21. Le médecin Georges David, « croyant [mais] peu pratiquant » (Bateman, 2001).

22. Le donneur de sperme (majeur et âgé de moins de 45 ans) doit signer un formulaire de consentement au don, ainsi que l'autre membre du couple, si le donneur vit en couple ; pour les hommes n'ayant pas eu d'enfant, la « possibilité du » don est mentionnée dans la loi votée en juillet 2011 (Source : Rapport annuel 2013 de l'Agence de la biomédecine et en attente du décret d'application).

don de sang – avec le développement de la cryoconservation du sperme la rémunération de l'acte de donner a été remplacée par le bénévolat et la gratuité -, et le don d'ovocytes comme équivalent au don de sperme. Dans les deux cas, le consentement de l'autre membre du couple est nécessaire.

Les ovocytes : bien commun du couple ou bien individuel ?

C'est en cours de protocole que les femmes africaines ayant recours au don d'ovocytes, découvrent que sont requis : le consentement du conjoint de la donneuse et la déclaration commune des receveurs par acte authentique (devant un notaire ou un juge). Désirant régler elles-mêmes ce qu'elles considèrent être « leur » problème (d'infertilité), elles n'avaient pas forcément envisagé d'informer leur mari de leur recours à un don d'ovocytes. Les deux acteurs masculins concernés (le conjoint de la femme qui donne ses ovocytes et celui de la femme qui est censée en recevoir) n'ont souvent pas été sollicités par leur épouse lors des étapes précédentes.

Fanta, restée en France alors que son mari, cadre supérieur, est retourné travailler en Guinée, hésite pendant plusieurs mois avant de l'informer de la nécessité du recours à un don d'ovocytes. Celui-ci, de formation scientifique, se montre finalement d'accord, l'essentiel étant que son épouse porte leur enfant et retrouve son foyer. Et il lui fait remarquer de « faire attention qu'on ne [lui] donne pas un ovocyte d'une femme blanche ». Fanta ne comprend pas tout de suite ce que cela signifie (n'ayant aucune connaissance en biologie). Lors d'un séjour ultérieur en France, il prendra le temps de lui expliquer les techniques de la procréation médicale et c'est après cela que Fanta me dit avoir compris qu'il est désormais possible d'avoir un enfant sans vivre ensemble. Pourtant lorsqu'elle se rend auprès du Tribunal de Grande Instance, on lui précise que l'authentification de la déclaration commune est refusée car son mari est en possession d'un visa touristique et non pas d'un titre de séjour.

Lorsqu'Eliane fait part à son mari de sa volonté de donner ses ovocytes à son amie Solange, celui-ci lui répond simplement : « Pourquoi pas ? C'est ton corps, c'est toi qui te fais injecter ». Il est moins question des ovocytes que du corps de son épouse. Les ovocytes ne sont pas considérés comme étant un bien commun du couple même s'il s'agit de couples mariés. En aucun cas le mariage ne donne au mari un droit de propriété sur les produits du corps de son épouse. Dans le cadre du mariage coutumier, le versement des prestations matrimoniales (abusivement appelé « prix de la fiancée ») représente un contre-don anticipé pour la fertilité de l'épouse (Duchesne, 2014), garantissant la filiation de l'enfant à naître et non l'achat de l'épouse, voire de son corps.

Quand la procréation fait intervenir plus de deux partenaires

Il ne faudrait pas oublier que la filiation est un acte juridico-social. En France, la filiation d'un enfant né d'un don d'ovocytes est établie pour la mère, par l'accouchement et pour le père par le lien qui unit les membres du couple receveur. Si le couple receveur est marié, l'époux est présumé être le père et il est donc désigné comme tel dans l'acte de naissance. Si le couple est pacsé ou en union libre, le père doit reconnaître l'enfant en faisant une déclaration à l'état civil. Conçu comme le traitement d'une infertilité intraconjugale, le don de gamètes est organisé juridiquement comme une « pseudo-procréation charnelle du couple receveur, faisant passer le parent stérile pour le géniteur de l'enfant » (Théry, 2010 : 13). Lorsque le mari a accepté le recours à un don d'ovocytes, l'intervention de la tierce donneuse va pouvoir rester cachée. De la même façon, dans les systèmes lignagers africains, lorsqu'il s'agit de sauver l'honneur d'une famille, peu importe que l'enfant ait été engendré par un inconnu, du moment que cela reste caché ; chacun feint de l'ignorer, car c'est aussi l'honneur de la famille qui est ainsi sauvegardé (Fortier, 2013 : 178). Les femmes de l'enquête voulaient laisser leur mari dans l'ignorance du recours à une tierce personne et sont désappointées lorsqu'elles apprennent l'obligation du consentement de leur mari[23]. A chaque étape du protocole apparaîssent de nouvelles procédures biomédicales et/ou juridiques qu'elles doivent non seulement comprendre mais aussi expliquer à leur conjoint.

L'assistance médicale à la procréation ouvre une nouvelle ère de l'engendrement où sexualité, fécondation, gestation, parturition sont dissociées (Théry, 2010). Comme nous l'avons montré précédemment, l'engendrement avec tierce donneuse implique non pas trois personnes (la génitrice, le père biologique et social et la mère sociale), mais quatre (deux femmes et deux hommes, puisque deux couples hétérosexuels). Et à cette multiplicité de partenaires humains il convient d'ajouter l'intervention de Dieu. En effet, mes interlocutrices africaines se sont toutes déclarées de confession chrétienne ou musulmane, et pour elles et pour leurs maris, la « fabrication d'un enfant » (Godelier, 2007) n'est pas réductible à un ensemble d'actes biologiques et médicaux : le gynécologue (le biologiste étant le plus souvent oublié) est considéré comme celui qui vient les aider mais c'est finalement Dieu qui est censé leur donner ou non un enfant.

Notre troisième paradoxe met en lumière deux contradictions. L'une concerne la conception du couple : alors que pour la législation française, les ovocytes sont considérés comme un bien commun du couple hétérosexuel, pour les patients / couples africains ils sont considérés comme des éléments corporels spécifiquement féminins. L'autre concerne la filiation : en France, la filiation d'un enfant à naître d'un don d'ovocytes doit être établie devant un juge ou un

23. Un autre sujet d'étonnement fut l'obligation de rendez-vous avec une psychologue.

notaire alors que pour les couples africains la filiation est (déjà) définie par les liens du mariage (selon le droit coutumier et/ou religieux et/ou étatique).

CONCLUSION

Les trois paradoxes, énoncés à partir de l'expérience de femmes africaines subsahariennes ayant recours au don d'ovocytes en Île-de-France, permettent de réinterroger les grands principes français encadrant le don de gamètes que sont : l'anonymat, la gratuité et la solidarité entre couples (donneur et receveur). L'anonymat de la tierce donneuse en allongeant la chaîne relationnelle entre « celle qui donne » ses ovocytes et « celle qui les reçoit » facilite paradoxalement l'existence d'une logique marchande qui contrarie la logique altruiste prônée par la loi. Rappelons également que le don féminin de gamètes n'est pas le symétrique du don masculin (Almeling, 2009) et que les ovocytes, plus difficiles à prélever que les spermatozoïdes, sont d'autant plus rares : d'où la notion de bio-valeur différentielle des gamètes – le gamète étant devenu une *commodity*, dans le sens de « toute chose qui circule » (Appadurai, 2009). La question de la valeur et de l'échange est une question politique au sens le plus large du terme. En alignant le don féminin d'ovocytes sur le don masculin de sperme, le geste d'entraide féminine (intrafamiliale ou non) anonymisé est évincé de la chaîne relationnelle du don. La difficulté à satisfaire la demande de gamètes féminins a conduit à une élévation marquée des délais d'attente, plus particulièrement pour les populations présentant des caractéristiques phénotypiques moins répandues. C'est notamment le cas des femmes africaines subsahariennes en France, or cela leur est très rarement dit de façon explicite.

Enfin, plus largement à l'échelle européenne, des paysages du don fortement contrastés se dessinent. La France souffre d'une pénurie de don d'ovocytes et les délais entre l'acceptation du dossier et l'acte médical s'étirent sur deux à trois ans. En revanche en Belgique et en Espagne, l'offre d'ovocytes est suffisante pour engager rapidement le processus des stimulations et des transferts d'embryons mais à la condition de pouvoir payer le coût. L'Italie et les Pays Bas pratiquent les systèmes de « réciprocité » ou « don par miroir » (*mirror donation*) (Pennings, 2010) tandis que la Grande-Bretagne a mis en place le « partage des ovocytes » (Löwy, 2006). Les particularités de la législation française ne s'appliquent finalement qu'aux femmes et aux couples qui ne peuvent pas, pour des raisons économiques ou administratives notamment, se déplacer hors des frontières nationales. Le modèle français du don de gamètes apparaît non seulement très contraignant pour les femmes et pour ceux qui les accompagnent (notamment les équipes médicales), mais aussi discriminatoire envers certaines d'entre elles.

BIBLIOGRAPHIE DES SOURCES CITÉES

ALMELING R., 2009. « Gender and the value of bodily goods: commodification in egg and sperm donation », *Law & Contemporary Problems*, 72, 37-58.

ALMELING R., 2011, *Sex Cells: The medical market for eggs and sperm,* Berkeley, University of California Press.

APPADURAI A., 1986, *The social life of things. Commodities in cultural perspective*, Cambridge, Cambridge University Press.

APPADURAI A., 2009. « Les marchandises et les politiques de la valeur, *Sociétés politiques comparées*, 1, 170.

BATEMAN S., 2012. *Moraliser l'artifice : religion et procréation assistée. Le cas du modèle CECOS*, AFSR Colloque "Religion et sexualité" (4-5 février 2001).

BESTARD J., OROBITG G., 2009. « Le paradoxe du don anonyme. Signification des dons d'ovules dans les procréations médicalement assistées ». In : E. PORQUERES I GENÉ (dir.), *Défis contemporains de la parenté*, Paris, La Découverte, 277-301.

BONNET D., DUCHESNE V., 2014. « Migrer pour procréer. Histoires de couples africains », *Cahiers du genre*, 1, 56, 41-58.

BÜHLER N., 2014 a. « Ovaires vieillissants, mères sans âge ? Infertilité féminine et recours au don d'ovocytes en Suisse », *Enfances, Familles, Générations*, 21, 24-47.

BÜHLER N., 2014 b, *Egg donation and IVF with donated eggs: lessons to be learned from other countries*, [En ligne] http://www.bag.admin.ch/themen/medizin/03878/03882/index.html?lang=en [Consulté le 14 février 2015].

CAILLÉ A., 2014. *Don, intérêt et désintéressement*, Paris, Le Bord de l'eau.

CHARMILLOT M., BONNET D., DUCHESNE V., 2014. « Parlons-en ! Enjeux de restitution à propos de l'infertilité et de l'assistance médicale à la procréation », *SociologieS*, Dossier La restitution des savoirs. [En ligne] http://sociologies.revues.org/4753 [Consulté le 30 mars 2014].

CURTIS A., 2010. « Giving 'til it hurts: Egg donation and the costs of altruism », *Feminist Formations*, 22, 2, 80-100.

DUCHESNE V., 2014. « Repenser l'alliance matrimoniale avec l'AMP en situation migratoire », *Enfances, Familles, Générations*, 21, 135-149.

DUCHESNE V., à paraître, « Téléphonie mobile et assistance médicale à la procréation dans le contexte de familles africaines transnationales », In : C. Haxerres, *L'innovation en santé.Technologies, organisations, changements*, Rennes, Presses Universitaires de Rennes.

FIADJOE M., 2013. Problématique de la procréation par tiers donneur en Afrique, *Reproduction humaine et hormones*, XXV, 3-4, 79-88.

FORTIER C., 2013. « Les ruses de la paternité en Islam malékite. L'adultère dans la société maure en Mauritanie ». In : A.M. Moulin (dir.), *Islam et révolutions médicales : le labyrinthe du corps*, Paris, Karthala, 157-181 .

GODBOUT J., 2000. *Le don, la dette et l'identité. Homo donator vs. Homo oeconomicus*, Paris, Ed. La Découverte.

GODELIER M., 1996. *L'énigme du don*, Paris, Fayard.

GODELIER M., 2007. *Au fondement des sociétés humaines. Ce que nous apprend l'anthropologie,* Paris, Albin Michel. .

KONRAD M., 2005. *Nameless Relations: Anonymity, Melanesia and Reproductive Gift Exchange between British Ova Donors and Recipients*, New-York, Berghahn.

LÖWY I., 2006. « La fabrication du naturel : l'assistance médicale à la procréation dans une perspective comparée », *Tumultes*, 1, 26 : 35-55.

MAUSS M., 1923. *Essai sur le don*, Paris, PUF.

MEHL D., 2008. *Les enfants du don. Procréation médicalement assistée : parents et enfants témoignent*, Paris, Robert Laffont.

NAHMAN M., 2011. « Reverse traffic : intersecting inequalities in human egg donation », *Reproductive Biomedicine Online*,23, 5, 626-633.

NOVAES S., 1994. *Les passeurs de gamètes*, Nancy, Presses universitaires de Nancy.

PENNING, G., 2011, « The rights and wrongs of egg donation », *ESHRE Focus on Reproduction*, 32-35.

ROZÉE V., 2011. « L'AMP sans frontière », *Bulletin épidémiologique hebdomadaire*, 23-24, 270-273.

STEINER P. 2010. *La transplantation d'organes : un commerce nouveau entre les êtres humains*, Paris, Gallimard.

THÉRY I., 2010. *Des humains comme les autres*, Paris, Editions de l'EHESS.

THOMPSON C., 2005. *Making Parents : The Ontological Choreography of Reproductive technologies*, Cambridge, MIT Press.

WALDBY C., 2002. « Stem Cells, Tissue Cultures and the Production of Biovalue », *Health*, 6, 305-323.

PARTIE II

PARCOURS DE SOINS ET EXPÉRIENCES MONDIALISÉES

5
Parcours en ligne d'internautes africaines francophones : une (bio) médicalisation de la reproduction ?

Emmanuelle Simon*

Le développement de technologies d'assistance médicale à la procréation (AMP) comme la prise en charge médicamenteuse de l'impuissance masculine par la mise sur le marché du Viagra, la construction du syndrome de trouble du déficit d'attention avec hyperactivité (TDAH), ou encore le développement de la chirurgie esthétique concourent, d'après de nombreux sociologues critiques (Conrad, Leiter, 2004 ; Clarke, *et al.* 2010) à l'extension du domaine de la médecine. Cette extension à toute une série de problèmes sociaux initialement placés sous d'autres « juridictions » (famille, religion, loi, etc.) et la place croissante que joue la médecine dans la vie quotidienne des gens sont désignés dans la littérature comme relevant d'un processus de médicalisation (Zola, 1972 ; Conrad, 2005). Selon Clarke *et al.*, l'AMP telle qu'elle se développe aux USA s'inscrit plus précisément dans un mouvement de « technoscientization » tendant à placer les biotechnologies au cœur des savoirs et des pratiques médicales, qui constitue une forme nouvelle de médicalisation[1] des sociétés (Clarke, *et. al.* 2010). Ces analyses développées à partir de terrains occidentaux restent-elles pertinentes dans d'autres contextes ? En quoi peuvent-elles éclairer les pratiques et représentations de l'AMP telles qu'elles se développent aujourd'hui en Afrique francophone ?

Tenant compte du fait que la transformation de l'information de santé *via* l'internet serait un autre aspect caractéristique du mouvement contemporain de médicalisation (Clarke, *et al.*, 2010), ce chapitre entend répondre à cette question en interrogeant à partir de l'espace numérique un moment particulier

* Anthropologue, maître de conférences en sciences de l'information et de la communication à l'Université de Lorraine, et membre du Centre de recherche sur les médiations (EA 3476).

1. De nombreux auteurs opèrent une distinction entre médicalisation et biomédicalisation. La médicalisation est rapportée à la modernité quand la biomédicalisation l'est aux sociétés contemporaines. Dans ce texte, le terme médicalisation est utilisé de manière générique.

du « cycle de vie »[2] de cet objet technique : la circulation de l'information à son sujet.

TERRAIN ET MÉTHODE

Cette recherche, à la croisée de l'anthropologie et des sciences de l'information et de la communication[3], avait dans un premier temps pour objet d'identifier les ressources en ligne concernées par notre étude à savoir les sites de création de contenus locaux ou sites créés ailleurs mais utilisés localement[4]. Les cliniques locales qui pratiquent l'AMP se dotent de sites internet qui ont vocation à diffuser de l'information sur leurs offres locales et à constituer une interface (notamment via le contact mail) avec une clientèle qui peut être éloignée (autre ville, autre pays). L'analyse de ces sites fait l'objet d'un autre chapitre de cet ouvrage (voir le chapitre rédigé par Luc Massou). Le présent chapitre porte sur les pratiques informationnelles locales. Différentes études menées au Nord montrent que ce ne sont pas en priorité les espaces rédactionnels que les internautes fréquentent mais plutôt les espaces dits communautaires (Fox et Fallows, 2003). Des internautes francophones postent ici et là des questions sur l'accessibilité de cette technologie dans leur pays ou plus généralement sur le continent à travers des listes de discussion en ligne (type questions/réponses yahoo ou yahoo group). Dans certains pays anglophones (en particulier en Afrique du Sud), des blogs, des pages Facebook et des forums de patients consacrés entièrement à la question de l'infertilité et de ses traitements ont pu être identifiés (pour les blogs se référer au chapitre de Brigitte Simonnot dans ce même ouvrage). Mais aucun espace communautaire numérique de création de contenus locaux francophone n'a pu être identifié. L'étude a donc porté sur des forums de discussion français dans lesquels des internautes africains interviennent. En effet, plusieurs fils (sujets de discussion) francophones ont été repérés dans des forums français en santé généralistes (en particulier www.doctissimo.com) ou dans des forums consacrés aux femmes (www.forum.france5.fr, www.feminin.com). Dans la plupart d'entre eux, les échanges étaient relativement ponctuels à l'exception d'un forum : www.enceinte.com.

2. Cette notion est empruntée à l'anthropologie du médicament. Il s'agit des différents moments de la biographie du médicament : production, marketing et communication, prescription, distribution, consommation (van der Geest, Whyte, Hardon, 1996).

3. Mon parcours scientifique est aussi à la croisée de ces deux disciplines. Après un doctorat en anthropologie et un parcours de recherche dans cette discipline durant plus de 10 ans, je suis aujourd'hui maître de conférence en sciences de l'information et de la communication.

4. Nous avons utilisé plusieurs outils de constitution du corpus (voir Simon, Simonnot, à paraître 2016) et identifié un corpus relativement restreint de lieux d'échanges francophones sur le sujet.

Le forum *www.enceinte.com* comporte une section géographique « Les essayeuses par région et par pays » dans laquelle figure une section « Côte d'Ivoire » qui se compose de plusieurs fils de discussion et qui réunit les internautes africaines francophones. Un des fils se détache par son activité : le fil créé en 2011 « Qui connaît la clinique Procrea ou Fatima à Abidjan ? ». L'intitulé du forum hébergeur (www.*enceinte.com*) nous conduit à parler des internautes au féminin. De même, la majorité des internautes sont ivoiriennes comme pouvait le laisser supposer la section géographique concernée (« Côte d'Ivoire »). Toutefois, le fil de discussion réunit aussi des internautes vivant dans d'autres pays : au Cameroun en particulier et dans différents pays d'Afrique de l'Ouest (Bénin, Togo, Sénégal, etc.). Sans pouvoir dresser un profil sociologique précis des femmes qui postent sur le fil de discussion, quelques indices d'appartenance sociale laissés en ligne montrent qu'on est plutôt face à des internautes issues de milieux sociaux aisés. Ainsi, le niveau de langue des messages atteste d'une bonne maîtrise de la langue française. Les heures des posts — très tardives dans la nuit — indiquent que la majorité des internautes disposent d'une connexion à domicile ce qui est loin d'être généralement partagé[5]. Les femmes sont actives et nombreuses sont celles qui travaillent dans un secteur professionnel équipé d'ordinateur puisqu'elles postent aussi bien depuis leur domicile que sur leur lieu de travail. Enfin, le fil de discussion compte une cinquantaine de participantes parmi lesquelles on dénombre une douzaine d'internautes actives, c'est-à-dire qui publient de manière régulière (200 et 800 messages depuis leur première inscription au moment des observations). On peut supposer toutefois que les simples consultantes sont beaucoup plus nombreuses puisqu'en août 2015 pour l'ensemble du forum nous avons un nombre d'un peu plus de 3200 messages pour environ 67000 vues. Selon les observations menées sur une trentaine d'internautes, les durées de fréquentation du forum varient entre un et quatre ans. Ce fil de discussion, auquel est consacré ce chapitre, est ainsi animé par un groupe stable « d'habituées » qui permet la construction de socialités au sein de ces espaces numériques (Akrich & Méadel, 2009).

Selon les anthropologues J. Postill et S. Pink (2012), seuls le recours aux outils classiques de la discipline anthropologique (méthodes d'observation et d'entretien) permettrait de mettre en évidence la capacité des espaces numériques à produire des modes de socialité singuliers. Or, dans le cadre de cette étude, il n'a pas été possible de dérouler la méthode classique de l'anthropologie. Les différentes tentatives de prise de contact avec les internautes postant sur ce fil de discussion (et ailleurs) se sont soldées par un échec. Si on se réfère aux travaux de M. Akrich et C. Méadel sur les listes et les forums d'échanges entre patients, les espaces numériques consacrés à la fertilité

5. La consultation sur le téléphone mobile semble peu privilégiée. Les rares internautes qui l'utilisent pestent contre cet outil peu adapté selon elles à la discussion en ligne.

et l'infertilité sont le plus souvent marqués par une forte présence d'échanges personnalisés avec des liens forts qui se tissent entre les participants (Akrich & Méadel, 2009). Dans ces espaces en ligne, les internautes qui partagent une expérience douloureuse commune se soutiennent mutuellement. Or comme le soulignent Latzko-Toth et Proulx : « les internautes ont tendance à considérer comme "intime" un média qui facilite l'expression d'émotions » (Latzko-Toth & Proulx, 2013 : 41). Le caractère intime de cet espace se traduit par l'usage fréquent du terme de « famille » (une quarantaine d'occurrences identifiées en août 2015) pour désigner les membres du fil de discussion. Le caractère intime peut expliquer la difficulté que j'ai pu rencontrer pour « entrer » sur le terrain.

À défaut d'entrée négociée sur le terrain, il a fallu mettre en place des démarches d'enquête différentes de celles que j'avais l'habitude d'utiliser en face à face. Ce travail est issu de l'observation directe des échanges et de l'analyse des traces numériques laissées sur les forums[6]. L'observation directe des échanges en ligne est « un champ d'observation beaucoup plus restreint que celui de l'ethnographie classique » basée sur l'immersion et la construction d'une relation d'enquête. Mais bien que les observations directes ne permettent pas d'avoir accès aux implicites et aux intentions des internautes « à l'instar de l'ethnographie classique, l'invisibilité des interactions et des relations sociales est levée car le chercheur accède *in situ* aux échanges et dynamiques sociales qui se nouent en temps réel. » (Jouët & Caroff, 2013 : 48). Le fait que les traces des activités en ligne soient accessibles permet au chercheur d'observer les pratiques numériques telles qu'elles se déploient dans le temps. À la différence de l'enquête rétrospective par recueil de discours (expérience recomposée *a posteriori*), le chercheur peut de manière asynchrone suivre les acteurs et rendre compte des chemins pluriels, parfois contradictoires, empruntés par ces derniers et ce potentiellement sur de fort longues périodes (ici entre 2011 et juin 2015 pour Belle). Les espaces numériques se présentent ainsi comme de formidables terrains d'enquête susceptibles de réhabiliter le genre biographique comme *instrument de connaissance* permettant de rendre compte des parts d'ombre et

6. Il n'est pas exclu d'essayer par d'autres moyens de construire une relation d'enquête (Simon & Simonnot, 2016) et ce d'autant plus que l'observation directe des échanges en ligne pose un problème éthique encore non résolu dans le cadre de ce travail. Les échanges bien que publics ne sont pas forcément considérés comme tels par les internautes et ainsi l'observation des traces pourrait être perçue comme relevant de l'observation à l'insu. Certains auteurs essaient de mettre en place des critères pour départager les espaces publics des espaces privés en ligne : nécessité d'une inscription pour avoir accès au contenu, nombre d'abonnés plus ou moins important, archivage des échanges et outils permettant d'y avoir accès avec un moteur de recherche (Barker, 2008). Qu'en est-il du fil de discussion observé ? Certes, le site www.enceinte.com est ouvert sans inscription préalable (d'autres sites avaient été identifiés mais n'ont pas fait l'objet d'enquête du fait de leur clôture) et le forum est doté d'un moteur de recherche permettant d'avoir accès facilement aux archives. Toutefois, les internautes sont très attachées à l'anonymat (usage de pseudo, profils peu ou pas renseignés) et le groupe de la section géographique africaine est relativement restreint.

des chemins sinueux empruntés par l'acteur. Dans le cadre d'un terrain numérique, cette approche biographique implique de s'intéresser aux parcours biographiques à l'intérieur d'un même dispositif mais aussi aux mobilités en ligne (passage d'un dispositif à un autre). Si l'on considère que les articulations à l'échelle de l'acteur entre différents espaces numériques ne sont que *potentiellement* infinies, interroger les parcours en ligne prend alors davantage de sens. Chaque dispositif numérique étant considéré comme un espace social singulier, il s'agit dès lors d'observer, à l'intersection des différents dispositifs visités, comment s'entrechoquent ou convergent des logiques propres à chaque espace à l'échelle de l'individu.

En effet, les sciences de l'information et de la communication nous enjoignent à ne pas penser l'espace numérique comme une simple boîte noire sans effet (modèle dans lequel se raconter en ligne, dans un média, ou en face à face, ne serait pas qualitativement différent) et encore moins comme un instrument qu'il suffirait de mobiliser pour obtenir l'effet souhaité. Appréhendées sous l'angle de la notion de dispositif de médiation technique (Monnoyer-Smith, 2013 ; Appel, Boulanger, *et. al.* 2010), les technologies de l'information et communication (TIC) sont à envisager comme ayant tout à la fois besoin d'un environnement social et culturel pour fonctionner et étant elles-mêmes contraignantes et créatrices de nouveaux environnements sociaux et culturels. Comme le montre Monnoyer-Smith, « Les dispositifs créent des opportunités, des événements et des faits sociaux, tout en en interdisant d'autres » à travers la structuration du site, ces modes de régulation (modération, relance), l'architexte (signature, avatars, etc.) ou encore les outils de discussion utilisés (2013 : 23). Ce sont autant d'éléments à observer, au-delà d'une simple analyse de contenu des échanges en ligne, pour comprendre comment ces dispositifs viennent contraindre les itinéraires des internautes en fournissant un cadre pour les énoncés, les modes d'interactions, les rapports d'asymétrie et les agencements entre les acteurs et les objets techniques.

Cherchant à tenir ensemble anthropologie et sciences de l'information et de la communication, ce texte est construit sur une démarche méthodologique biographique sensible aux singularités des dispositifs numériques. Il rend compte de l'itinéraire en ligne de deux internautes — Rosy et Belle[7] — qui échangent sur le fil « Qui connaît la clinique Procrea ou Fatima à Abidjan ? » du forum *www.enceinte.com*. Comme la majorité des internautes qui postent sur ce fil, elles sont ivoiriennes. Elles vivent à Abidjan dans deux quartiers résidentiels

7. Dans une démarche éthique *a minima* (donc insatisfaisante) (voir note 6), afin de respecter l'anonymat des internautes dont les propos sont relayés dans ce texte, j'ai choisi de modifier les pseudonymes, de ne citer que des signatures de posts effacés, et de tronquer les extraits de forums cités. Ceci permet de contrer le caractère de « recherchabilité » de l'information en ligne qui permet en principe de retrouver le contexte et les acteurs concernés à partir de n'importe quel extrait cité (via les moteurs de recherche).

aisés (Cocody et Zone 4 dans la commune de Marcory). Elles ont une trentaine d'années et ont toutes deux une activité professionnelle (la première est assistante administrative, la seconde travaille dans l'immobilier). Et elles font partie des internautes actives du fil de discussion.

ROSY : PRÉSENCE NUMÉRIQUE ET TRANSFORMATION DES CORPS ET DES IDENTITÉS

Pour Rosy, le premier post retrouvé date de 2005. Posté sur un autre forum *www.doctissimo.fr*[8], elle y retraçait l'histoire de la grossesse de « BB1 » (pour reprendre les termes du forum). Puis plus rien sur les questions d'infertilité jusqu'en avril 2008 ; la volonté de faire un second enfant est située rétrospectivement par Rosy en 2007[9]. Elle ne sera pas plus active au cours des trois années qui suivront. Elle postera essentiellement sur *www.doctissimo.fr* dans les sous-sections « santé » mais aussi « beauté », « vie pratique » et « famille ». Puis en 2011, elle poste 125 messages en lien avec son parcours AMP, quelques-uns sur *www.doctissimo.fr* puis presque exclusivement sur *www.enceinte.com/forum*. L'année 2011 est celle de sa fécondation *in vitro* (FIV) faite en Côte d'Ivoire. Elle poste alors dans le fil « Qui connaît la clinique Procrea et Fatima en Côte d'Ivoire ? ». Toutefois ce fil ne concerne qu'une grosse vingtaine de ses messages en 2011, les autres sont postés sur deux fils de discussion du forum appartenant à la section non géographique : « 1ère *FIV* qui me suit ?[10] » et « *FIV* ICSI, polyclinique Majorelle, Nancy [11]» En 2012, elle postera environ 80 messages, cette fois majoritairement sur le fil « ivoirien ». Elle accouchera en mars 2012 d'une fille. Par la suite, elle rendra visite de temps à autres aux internautes du fil « ivoirien » (une quarantaine de messages depuis l'année 2013). En 2013, elle renoue aussi avec le forum *www.doctissimo.fr* en particulier avec les sous-sections « beauté » « cuisine » « mode » et crée un « blog » *www.doctissimo.fr* consacré plutôt à des sujets qui relèvent de la thématique « beauté » (choix de robes, coiffures, etc.). Ce blog reste toutefois par la suite peu actif.

Que pouvons-nous dire d'un tel parcours numérique ? Penchons-nous d'abord sur le fait que l'année de sa *FIV*, Rosy poste majoritairement sur deux fils qui ne sont en rien liés à son lieu de résidence « 1ère *Fiv* qui me suit ? » mais peut-être plus étonnant encore le fil « *Fiv*, Clinique Majorelle, Nancy ». Rien ne semble *a priori* lier le destin de Rosy à celui des femmes qui suivent une *FIV* en France si

8. Sur ce forum, voir les travaux d'Hélène Romeyer (2012).

9. Il faut rappeler qu'entre 2002 et 2007, on est en période de guerre en Côte d'Ivoire.

10. http://www.enceinte.com/forum/sterilite-fiv/1ere-fiv-qui-me-suit-t24191.html [Consulté le 1 janvier 2014].

11 . http://www.enceinte.com/forum/sterilite-fiv/fiv-icsi-polyclinique-majorelle-nancy-t31463.html [Consulté le 1 janvier 2014].

ce n'est justement une entrée commune dans une trajectoire d'AMP ; et cela se situe au-delà de la question du lieu de résidence des unes et des autres. D'ailleurs, d'autres habituées du forum de Côte d'Ivoire fréquentent d'autres fils de discussion non géographiquement situés. C'est le cas de Beta[12] qui fréquente dès sa première inscription à la fois la section géographique « forum ivoirien » et les sections généralistes du forum « envie de bébé[13] », en particulier la section « les femmes en essai BB après 35 ans[14] » ou encore dans le fil à l'intitulé explicite : « la communauté des essayeuses[15] ». On retrouve ici le paradoxe de l'identité sociale (Augé, 2013) qui est à la fois nourrie de l'inscription dans des collectifs localisés et par des aspirations à l'universel. La première dimension se traduit par une inscription dans le forum ivoirien quand la dimension générique de l'identité, elle, se traduit par une inscription dans une communauté globale, celle des essayeuses, qu'elles vivent à Nancy ou à Abidjan.

Au gré des échanges sur les trois fils précédemment cités auxquels Rosy participe, on voit clairement se dessiner une représentation partagée de la femme infertile comme patiente. Les deux fils en questions sont consacrés au temps de la FIV. L'entrée sur ces fils passe donc par une présentation de soi et de son parcours précédent, avant d'en arriver à la FIV. À travers la façon dont Rosy se raconte, on voit se dérouler une représentation médicale de l'infertilité, les personnes étant catégorisées en fonction de leur diagnostic, de leur traitement ou encore du type de réponse au traitement. Ainsi Rosy explique qu'elle n'a plus qu'un ovaire et que son mari a une azoospermie, elle évoque aussi les précédents médicaments, les deux inséminations intra-utérines avec sperme du conjoint (IAC) soldées par un échec. Lors du monitorage de l'ovulation, elle postera de nombreux messages sur le bon fonctionnement de son unique ovaire et sa bonne réaction à la stimulation puisque huit follicules ont pu être collectés.

Par ailleurs, chez Rosy les personnages qui sont le plus souvent évoqués à l'intérieur des échanges sont les « gygy » (autrement dit les gynécologues), éventuellement les biologistes. Et si les fils de discussion s'imposent comme des forums de « support », dans lesquels on exprime découragement et inquiétudes, cela passe toujours pour Rosy par l'observation de son corps : cycle de règle, glaire, courbe de température, signe de grossesse, symptômes d'hyperstimulation, etc. Ceci continue lors de la grossesse lorsqu'elle poste davantage sur le fil ivoirien : malaise de grossesse, bébé bouge ou pas, etc. Dans ses messages, l'angoisse et la peur ne sont que très peu rapportées à des aspects psychologiques et s'inscrivent en fait dans une pratique narrative, presque hyper-active, accompagnée d'une rhétorique de la battante. Elle développe une

12. Là encore le pseudo a été modifié.

13. http://www.enceinte.com/forum/envie-de-bebe-presentez-vous/ [Consulté le 1 janvier 2014].

14. http://www.enceinte.com/forum/un-bebe-apres-35-ans/ [Consulté le 1 janvier 2014].

15. http://www.enceinte.com/forum/communaute-essayeuses/ [Consulté le 1 janvier 2014].

représentation combative de la démarche AMP qui s'articule parfaitement à l'une des représentations médicales de la fécondation. Les spermatozoïdes doivent être (je cite) des « warriors » susceptibles de féconder l'ovule dans un vagin parfois « agressif ». Cette manière de mettre en mots la fécondation véhicule une représentation généralement partagée et relayée par de nombreux sites d'information médicale[16]. Dans un tel modèle, on n'a pas le droit de baisser les bras et le recours à l'AMP s'impose tel un impératif, l'échec devant être surmonté, et si les IAC échouent alors il faut aller vers la FIV 1, puis 2, 3, 4, etc. En 2011, pour Rosy, les échanges sont donc très rythmés et suivent les différentes étapes du protocole AMP : phase de pré-test, médicaments pour la stimulation, ponction, culture, transfert, « pds » (prise de sang). Il faut dire que la temporalité des protocoles AMP comprend des temps morts ou des temps d'attente pour le couple. La question de l'attente est particulièrement forte lorsqu'il s'agit de la phase de monitorage de l'ovulation en protocole court ou long (avec la phase de blocage de l'ovulation, la phase de stimulation et la phase de déclanchement) ou encore lorsque certaines femmes voient le temps du transfert des embryons repoussé (puisqu'on transfère non plus des embryons avec quatre blastomères, mais on poursuit jusqu'à la phase de blastocyste[17]). Chez Rosy, le rythme des messages s'accélère dans le temps de la ponction jusqu'au transfert (20 messages en quelques jours seulement). Poster des messages durant cette période d'attente difficile, c'est s'occuper alors que le temps s'allonge brusquement... Le forum accompagne ainsi au jour le jour la démarche AMP, participant à son incorporation.

Cette succession d'étapes médicalisées joue aussi un rôle dans la définition des identités des internautes. Ces femmes ont ainsi développé un vocabulaire pour qualifier les « *fiv*ettes » (comme elles se nomment) aux différentes étapes : « les piqueuses » (celles qui sont sous traitement [18]), « les couveuses » (celles qui sont entre le transfert et la prise de sang « pds »), et enfin en cas de succès celles qui sont enceintes ou encore en cas d'échec « les pauseuses » (celles qui font une pause entre deux FIV ou entre une IAC et une FIV). Une catégorisation

16. Un extrait tiré au hasard dans les résultats d'une recherche en ligne : « La fécondation, marathon des spermatozoïdes » : « La course est longue et pleine d'obstacles pour le spermatozoïde qui atteindra l'ovule et le fécondera. Partis de plusieurs centaines de millions lors de l'éjaculation, seuls quelques milliers atteindront les trompes utérines où l'ovocyte est en route pour l'utérus. Après avoir résisté à l'acidité du vagin, affronté les contractions de l'utérus, les spermatozoïdes vont se transformer pour que leurs membranes puissent se fragiliser et libérer les enzymes contenues dans leur acrosome. C'est la capacitation qui se fait en 6 à 8 heures, par étapes » [En ligne].

http://www.futura-sciences.com/magazines/sante/infos/dossiers/d/medecine-tout-savoir-grossesse-1044/page/2/ [Consulté le 1 janvier 2014]

17. Il s'agit de différentes étapes dans la formation de l'embryon. Pour l'obtention de blastocystes, il faut attendre 5 à 6 jours.

18. Gonal-f® (follitropine alpha) et Décapeptyl® (triptoréline)

qui reprend clairement la progression temporelle du protocole AMP. Si on ne retrouve pas ce vocabulaire dans les échanges ivoiriens, tous les fils de discussion analysés utilisent une signature de post qui tend à définir le parcours AMP comme relevant d'une succession d'étapes médicalisées. Ces signatures retracent les différentes étapes de l'AMP sans jamais que ne soit d'ailleurs signalée une quelconque localisation géographique. Ainsi, c'est une forme de synchronicité de l'expérience AMP qui est sans nul doute recherchée par Rosy dans ces forums de support. Quand Rosy poste sur le forum « clinique Majorelle », on peut faire l'hypothèse que c'est parce qu'elle y a repéré une internaute qui a exactement le même parcours qu'elle, à un jour près. En effet, elle ne poste pratiquement qu'après des interventions de cette dernière, prend de ses nouvelles et inversement en reçoit d'elle. Autrement dit, elles franchissent les étapes ensemble. Ainsi postent-elles des messages tels que « on se tient au courant » « vient donner des nouvelles ». À l'intérieur du fil de discussion « Qui connaît la clinique Procréa et Fatima à Abidjan ? », d'autres internautes entretiennent le même type de lien et s'interpellent l'une et l'autre sous le petit nom de « ma juju » (ma jumelle).

Enfin, les signatures de post ne sont pas seulement des biographies médicalisées, elles constituent la mémoire du parcours d'AMP. Une internaute avait supprimé sa signature pour faire figurer la mention suivante « parcours AMP effacé de ma signature mais pas de ma mémoire ». Et finalement, est-ce que ce parcours n'a pas vocation à être effacé lorsque la quête d'enfant a abouti ? Ainsi, les signatures de femmes-mères changent-elles de forme, à l'image de la signature de Rosy en 2012 :

> *Moi et lui ensemble depuis 18 ans & 9 ans de mariage*
> *Une magnifique fille de 7 ans*
> *Puis bataille pourbb2 depuis 2007*
> *Puis un ++++++ après 4 ans de galère*
> *Notre maison est rayonnante d'amour !*[19]
>
> Rosy.

D'autres signatures, de femmes moins chanceuses pour qui le projet n'est pas allé jusqu'à son aboutissement, renvoient toutefois aux « BB » mort-nés, aux « FC » (fausses couches). Dans les deux cas (réussite ou échec), la signature rend alors compte d'une tout autre manière de s'inscrire dans le temps : elle rend compte d'une descendance (ou non).

Aussi, si ces femmes connectées adoptent une représentation médicale de leurs corps et s'inscrivent dans une démarche sans doute aliénante de surveillance de soi au quotidien c'est avant tout pour satisfaire un désir d'enfant et retrouver une place légitime à l'intérieur de la famille. Dans ce contexte,

19. Cette signature a été tronquée car il s'agit de la signature de Rosy telle qu'elle est toujours affichée dans son profil sur le forum.

j'aurais tendance à m'accorder avec Arthur Greil lorsqu'il écrit que « The expérience of infertility is an experience of failure of body and self, and the experience of infertility treatment is an experience of frustration, loss of control, and mortification. But these women do not present themselves as passive victims content to be treated as objects. Rather they appear as active strategists and negociators who have learned to work the system in such a way as to maximaze the control they do have » (Greil, 2002 : 113). D'ailleurs, il est notable, que pour Rosy, l'unité domestique (son mari, sa première fille), sa sœur et son neveu, sa belle-famille viennent tous repeupler les fils de discussion après l'annonce de sa FIV réussie. Pour la première fois, elle utilise le « on » pour parler de son mari. Auparavant, tous les posts sont à la première personne du singulier ou rendent compte de l'avis ou des attitudes de sa « gygy ». On peut ainsi faire l'hypothèse que le fil de discussion a permis à Rosy de prendre de la distance vis à vis des pressions familiales et des représentations sociales de l'infertilité fragilisant son statut de femme dans la famille. Ce n'est qu'après avoir réussi à être enceinte qu'elle évoque avec détachement les pressions qu'elle a dû subir tout au long de son parcours. De même, enfin enceinte, elle peut poster des images du bonheur telles que les échographies montrant son bébé dans différents posts sur *www.doctissimo.fr* avec des intitulés comme « devinez le sexe de mon bébé ? ». Plus tard, elle évoquera en ligne la question du choix du prénom. Puis, une fois mère, elle peut à nouveau penser pleinement à son corps comme objet de séduction et non plus comme un corps insuffisamment performant. C'est ainsi, qu'elle poursuit sa pratique en ligne à travers l'ouverture d'un blog sur *www.doctissimo.fr* pour aborder des sujets qui peuvent paraître plus « futiles » (beauté, vêtements, etc.) mais non moins importants dans un contexte où les signes corporels de richesse jouent un rôle essentiel dans le décodage des statuts sociaux (Castro, 2014).

Rosy se construit en ligne une identité cosmopolite de patiente AMP. Tout au long de son parcours, on a pu observer comment protocole AMP et présence en ligne peuvent être intriqués. Son inscription en ligne participe d'une surveillance de soi et de l'incorporation quotidienne des techniques AMP. Toutefois, l'analyse du parcours numérique de Rosy dans « l'après AMP » laisse penser que cette incorporation s'inscrit dans un moment de son histoire de vie qui lui permet d'endosser ensuite une identité sociale en ligne et hors ligne plus positive. On revient ici à la distinction fondamentale faite par Boltanski entre engendrement et enfantement. L'engendrement est un processus volontiers confié au médecin par les femmes, quand l'enfantement s'inscrit lui dans un processus de socialisation et de subjectivation qui situe la mère et l'enfant dans d'autres agencements sociaux (Boltanski, 2004)[20].

20. Il est d'ailleurs remarquable qu'il existe deux thèmes qui donnent lieu à discussions sur le forum : la pratique de réduction embryonnaire après une insémination avec de nombreux embryons et celle de l'ICSI avec donneur. Doit-on pratiquer une réduction embryonnaire pour

BELLE : ÉVALUER L'OFFRE LOCALE D'AMP DANS UN CONTEXTE DE MARCHANDISATION DE L'INFERTILITÉ

Belle s'inscrit sur *www.enceinte.com* en 2011 et poste le même jour son premier message sur le fil « Qui connaît la clinique Procréa et Fatima en Côte d'Ivoire ? ». En mai 2015, elle avait posté 418 messages sur ce seul et unique fil[21]. Le contenu de ses messages montre qu'elle lit d'autres fils de discussion d'où elle rapporte des informations. Au début elle poste des messages de manière peu fréquente puis va progressivement suivre le rythme impulsé par Rosy avec son entrée dans la FIV. Après une IAC sans succès qui l'amène à faire un curetage, elle change de clinique fin 2011. En 2012, elle découvre qu'elle souffre d'endométriose alors qu'elle pensait jusque-là que la cause de l'infertilité du couple se situait du côté de son mari présenté comme souffrant d'azoospermie. Tout au long de cette année elle continue de poster fréquemment. L'année suivante elle poste presque quotidiennement. C'est l'année de sa première FIV qui se solde finalement par un échec. Puis, elle disparaît du forum de discussion fin 2013 pour revenir début 2014 annonçant la réussite de sa seconde FIV faite en Inde alors qu'elle avait suivi son époux en mission dans ce pays (ce dernier travaille dans le secteur de la santé). Depuis, elle poste régulièrement en évoquant l'évolution de sa grossesse. Elle a accouché début 2015. Je n'ai pas suivi l'évolution de ses interventions en ligne après cet événement.

Que dire de ce second parcours en ligne ? S'il est possible que Belle poste ailleurs que sur le fil de discussion « Qui connaît la clinique Procrea ou Fatima à Abidjan ? », je n'en ai pas trouvé de traces. Et il n'est pas inintéressant de s'arrêter sur l'intitulé de ce fil de discussion pour éclairer le mode d'engagement en ligne de Belle. La question posée dans son titre est proche de celles qui sont postées ponctuellement par des internautes africains/africaines sur les espaces numériques de questions/réponses évoqués en introduction (« Qui connaît le Dr. X ? » « Avez-vous fait une FIV à Lomé ? » « Quel est le coût d'une FIV à Dakar ? », etc.). Ce type de questionnement s'inscrit aussi dans une pratique propre à certaines sociétés et/ou milieux sociaux qui tendent à faire des outils numériques « un passage quasi obligé pour accomplir de plus en plus de tâches du quotidien. Force est de constater que ces derniers deviennent des organisateurs centraux de l'action » (Denouel & Granjon, 2011 : 8). Si on revient à Rosy, Internet l'accompagne dans toutes les étapes de sa vie. Internet

réduire les risques à l'accouchement ? Doit-on aller vers la pratique de l'ICSI avec donneur avec la rupture de filiation que cela présuppose ? Des questions qui débordent du seul domaine de l'expertise biomédicale et qui resituent la question dans le champ de la morale.

21. Le forum www.enceinte.com permet de retrouver l'ensemble des messages d'un membre inscrit. Le forum www.doctissimo.fr permet, quant à lui, de retrouver les « derniers » messages (un affichage d'une quinzaine de messages) postés par un internaute dans chacune des différentes sous-sections du forum.

l'aide à résoudre les différents problèmes qui lui sont posés durant sa FIV, mais pas seulement. Avant d'aborder en ligne la question de l'infertilité et après son accouchement, Rosy poste fréquemment sur *www.doctissimo.fr* pour savoir quelle coiffure ou quelle crème de jour choisir ou pour trouver une recette de gâteau d'anniversaire. De même, à la différence des médias traditionnels qui ont leur propre agenda, les dispositifs d'information en ligne peuvent permettre d'offrir une réponse à une question de santé au moment où l'internaute en a besoin : « *just-in-time* » (Eysanbach, 2008). Ainsi, le titre du fil de discussion prend tout son sens lorsqu'on le rapporte au contexte local singulier d'inscription. Ce type de requêtes rend compte d'interrogations propres à la situation locale marquée par une accessibilité limitée : en termes d'infrastructures (une prise en charge uniquement dans le secteur privé avec un nombre limité de cliniques et une qualité variée des équipements), de coût (peu ou pas de prise en charge par des dispositifs d'assurance) et de circulation de l'information. Si Belle poste essentiellement sur le fil ivoirien, c'est qu'elle pense avec Rosy qu'en « Côte d'Ivoire, c'est encore en phase expérimentale » et que tout l'enjeu est de choisir le bon établissement.

Avant d'aller plus loin notons que d'autres choix thérapeutiques sont parfois examinés. Comme cela a déjà été décrit dans d'autres secteurs de santé en Afrique, l'accessibilité limitée de l'AMP se conjugue à une diversification de l'offre dans le marché de l'infertilité. J'ai décrit ailleurs comment différentes sociétés de commerce pyramidal spécialisées dans les compléments alimentaires et dans les produits phytothérapeutiques se sont implantées avec succès dans nombre de pays africains à la fin des années 1990 et au début des années 2000 (Simon, 2008 ; Desclaux, 2009). Nombre de ces traitements sont désormais consommés soit directement (achat direct par les clients auprès de ces firmes) soit *via* la prescription du corps médical. C'est le cas de Belle qui se voit prescrire pour son mari le *fertimax* par son second gynécologue début 2012. Il s'agit d'un complexe vitaminé indiqué dans l'infertilité masculine. L'année précédente, elle faisait elle-même venir de Londres des vitamines pour stimuler la fertilité de ce dernier (A, E, C et du zinc) et en 2012 elle suit les conseils d'une internaute qui consomme des produits de la firme pyramidale *Foreverliving product*. Elle se tourne par ailleurs vers une autre catégorie de produits ayant émergé durant la même période : les traitements néo-traditionnels (Simon & Egrot, 2012). En 2013, elle découvre le site www.fertilyx.com et explique qu'elle envisage d'y acheter un produit ayant pour indication l'infertilité féminine en cas d'adhérences (cas de l'endométriose). Le site *fertilyx* consacré aux traitements de l'infertilité est tout à fait représentatif des nouvelles pratiques développées par les thérapeutes néo-traditionnels urbains africains : des thérapeutes qui revendiquent leur appartenance à une tradition ancienne, effective ou inventée, tout en mobilisant de nouvelles ressources notamment biomédicales. Si les thérapeutes néo-traditionnels s'emparent des atours des médecins (blouses blanches, stéthoscope, tensiomètre, etc.) plus volontiers encore ils endossent l'habit du chercheur. Le promoteur ivoirien de *fertilyx* se présente en ligne comme docteur en biochimie ou en biologie moléculaire, et en tant que membre d'une société savante en ethnopharmacologie. L'imagerie mobilisée sur le site est ainsi celle du laboratoire (laborantins en train d'interagir avec du matériel technique, pipettes, etc.) rejoignant de fait celle des cliniques AMP francophones… Il est ainsi intéressant de constater que la marchandisation de ce type de produits passe désormais aussi *via* l'espace numérique et non plus seulement par les médias traditionnels (Dozon, 1987). Les stratégies de communication déployées par le promoteur de *fertilyx* sont d'ailleurs plus actives que celles de la principale clinique locale : la clinique Procréa. Il démultiplie les supports : site, blog et Facebook. Il crée son profil Facebook, quelques mois avant celui de la clinique Procréa et affiche 7316 « j'aime » en juin 2015 contre 974 pour la clinique… La personne en charge de répondre aux commentaires en ligne s'affiche d'ailleurs débordée : à une question de santé postée dans la partie « commentaires » d'un article Facebook, elle répond de manière « décomplexée » sur les aspects commerciaux comme suit : « Envoyez un message à "fertilyx@gmail.com" pour expliquer votre souci et *passer vos commandes*[22] *en ligne*. Nous ne prenons *plus de rdv physiques*, et il ne nous est plus possible de répondre au téléphone, *compte tenu du flot de demandes. Tout se fait en ligne*, et bientôt un nouveau site internet *pour faciliter les transactions* vous sera proposé. A bientôt » (mai 2015).

Dans ce contexte singulier, Belle essaie de faire les meilleurs choix dans l'offre locale de prise en charge de l'infertilité. Concernant les traitements néo-traditionnels et alternatifs, elle essaie d'établir dans quelle mesure elle peut leur attribuer sa confiance. Les sites de vente en ligne sont évalués par les internautes. La réactivité du gestionnaire de site est un des indicateurs retenus (« *Un ami a voulu passer une commande, on ne lui a jamais répondu, ça semble être une arnaque* »). Et de manière plus générale, elle partage l'information sur tel ou tel produit (qu'il ait été connu en ligne ou hors ligne) et demande si d'autres en ont déjà fait l'expérience.

La situation est différente dans le cas de l'offre d'AMP dont les internautes ne doutent pas de la pertinence mais de la forme prise localement. La marchandisation locale des soins conduit Belle, comme bien d'autres internautes, à prendre une forme de distance vis-à-vis de la figure du médecin qui n'est plus le héros désintéressé de la « légende rose » de la première période de la médicalisation telle qu'elle a pu être décrite par le sociologue O. Faure pour l'Occident (Faure, 1998). Dans leur pays, à l'intérieur d'une offre de soin issue du secteur privé, il s'agit donc d'identifier le bon et le mauvais médecin, de départager ce qui relève du conseil médical de la recommandation mue par des intérêts financiers. De manière plus générale, il s'agit aussi d'identifier

22. L'italique a été introduit par mes soins pour mettre l'accent sur certains aspects de la citation.

l'offre locale de qualité. En effet, la médicalisation dans les pays des Suds « *recouvre souvent [paradoxalement] une 'sous-médicalisation' des actes, pour peu que l'on définisse la médicalisation comme l'exercice de savoirs ou de pratiques spécifiques, une intervention professionnalisée, ou l'extension du rôle des professionnels biomédicaux alignée sur des normes internationales de santé publique* » (Desclaux & Egrot, 2015 : 29). L'étude des pratiques et représentations de l'AMP dans d'autres contextes sociaux met d'ailleurs en lumière une dimension parfois négligée du mouvement de médicalisation. L'accès électif à ce service médicalisé de l'infertilité – selon les droits ouverts par tel ou tel contrat d'assurance maladie – illustre le double mouvement de cooptation et d'exclusion qui caractérise la médicalisation (Clarke *et al.* 2010). Quand certains peuvent éprouver dans leur quotidien le caractère intrusif de la biomédecine, d'autres doivent réclamer un accès minimum aux soins de santé et sont l'objet d'exclusion. Ainsi, les internautes disent régulièrement l'injustice de leur situation en comparaison de ce que peuvent vivre les femmes européennes qui postent sur le forum *www.enceinte.com.* Car malgré le statut social aisé des internautes actives en ligne, le poids financier de l'AMP pose problème à l'ensemble d'entre elles. Après chaque échec, Belle doit renégocier financièrement la poursuite du parcours avec son époux. Une observation similaire avait été faite par l'anthropologue Marcia Inhorn en Égypte qui insistait sur le fait qu'une minorité de femmes parmi celles qu'elle avait rencontrées n'était pas confrontée à cette problématique du coût de l'AMP (Inhorn, 2003).

Une telle situation conduit Belle à mobiliser les discussions en ligne pour faire les « bons choix » aux différents moments de son parcours local[23]. Belle rend compte après chaque rendez-vous des ajustements et des propositions de modifications et demande à ses paires si elles ont eu à faire face à de tels choix venant de leurs médecins. La similitude des expériences collectées sur les fils de discussion contribue dès lors au renforcement de la confiance. Par ailleurs, s'assurer de la qualité de l'offre locale, c'est aussi la confronter à ce qui se fait ailleurs. Les fils de discussions d'autres espaces géographiques (France essentiellement) s'offrent alors en étalon d'évaluation. Parlant d'un docteur qui a suivi sa première IAC elle remarque « l'IAC que j'ai fait chez X n'a rien à voir avec ce que je lis sur les forums » (2011). Ce constat associé au curetage qu'elle devra faire après son IAC la conduit à changer de médecin (et de clinique). On voit donc émerger une forme d'évaluation collective de l'offre de soin qui, tout en donnant plus de place aux usagers, est paradoxalement construite sur la similitude des expériences et la standardisation des protocoles détachés des espaces géographiques et des parcours individuels de santé. Malgré tout, comme cela est souvent mentionné dans la littérature sur l'information de santé (Akrich

23. Ce type d'échanges informationnels a été décrit dans d'autres contextes sous le vocable de « soutien évaluatif » (Gauducheau, 2012).

& Méadel, 2009), dans ce processus de décontextualisation, l'expertise du médecin n'est toutefois pas écartée tant son rôle dans le protocole AMP ne peut être négligé (*a contrario* d'autres prises en charge médicales dans lesquelles les patients sont de plus en plus autonomes). Aussi, pour faire face au doute suscité par la survenue d'un événement singulier dans leurs parcours, les internautes recommandent souvent d'appeler la clinique, de faire un SMS au médecin, dont elles sont nombreuses à avoir le numéro de téléphone mobile, pour avoir son avis.

À travers le parcours de Belle, on a pu observer comment les échanges en ligne peuvent accompagner son itinéraire de soin. Dans un contexte local marqué par une accessibilité limitée à l'AMP, Belle échange en ligne pour évaluer l'offre locale de soins et s'assurer de faire les meilleurs choix : choisir le bon médecin, le bon établissement. Ces usages en ligne peuvent ainsi être perçus comme des moyens déployés par les internautes pour contrer le caractère parfois électif de la médicalisation et réduire des inégalités d'accès entre Nord et Sud. Ces pratiques en ligne pourraient dès lors contribuer à accompagner le mouvement de médicalisation dans son acceptation positive : un mouvement qui n'exclue pas et qui favorise l'amélioration des indicateurs de santé et un élargissement de la couverture sanitaire (Rochebochard, 2008). On peut dans le même temps pondérer cette interprétation optimiste et faire l'hypothèse que les échanges en ligne en aidant les plus favorisées dans leur itinéraire biomédical pourraient localement creuser encore davantage les inégalités d'accès[24]. Ces hypothèses doivent toutefois être avancée avec prudence. L'étude ne nous permet pas d'analyser l'impact des échanges en ligne sur les simples lecteurs ou même sur les internautes moins actifs dont on ne connaît pas l'inscription sociale. À cela il convient d'ajouter qu'au fur et à mesure que le fil de discussion gagne en envergure, les indices d'inscriptions sociales des internautes laissent penser que son public inclut désormais des femmes aux situations sociales moins aisées (évocations d'itinéraires de soin très chaotiques et de problèmes financiers plus dramatiques). L'observation diachronique sur un temps plus long des « incitations du dispositif et des manières de se l'approprier » (Coutant, 2014 : 245) permettrait sans doute de mieux analyser le mouvement de médicalisation tel qu'il se déploie aujourd'hui en ligne.

CONCLUSION

S'il est légitime de penser que la « technoscientization » joue sans doute encore un rôle marginal dans l'administration des corps et des manières de

24. Dans le cadre de cette étude, une jeune chercheuse Francesca Mininel a mené une enquête de terrain dans la clinique Biasa à Lomé. Les résultats préliminaires tendent à montrer que l'usage de l'information en ligne dans le secteur de la santé concernait essentiellement la clientèle la plus aisée.

penser la santé dans nombre de pays des Suds (Desclaux & Egrot, 2015), il n'en reste pas moins que dans un nombre croissant de villes africaines francophones, des cliniques privées prennent aujourd'hui en charge médicalement les couples inféconds *via* les technologies d'assistance médicale à la procréation. Ce chapitre portait sur les pratiques informationnelles développées en ligne par deux femmes africaines francophones qui doivent faire face à l'infertilité de leur couple. Nous avons pu observer combien poster sur un forum peut participer pour l'une de ces femmes d'un processus de façonnement biomédical de son expérience de l'infertilité caractéristique du mouvement de médicalisation (notamment à travers le croisement du temps de l'AMP et de celui de la pratique en ligne, de l'appropriation d'un vocabulaire biomédical, etc.). Nous avons aussi montré que les pratiques informationnelles déployées par la seconde présentent une dimension évaluative forte. Cet usage singulier doit être rapporté au caractère limité de l'offre locale de soin. Déployées par des femmes favorisées localement du fait de leur capital social et économique, ces pratiques en ligne sont susceptibles de nourrir tout à la fois les processus de cooptation (en accompagnant les parcours de femmes infertiles dans des pays des Suds) et d'exclusion (en privilégiant certaines classes sociales à l'intérieur d'une même société) caractéristiques de la médicalisation.

Si « on ne peut plus faire comme si les dispositifs [numériques] n'avaient pas de pouvoir » (Jaenneret, 2014 : 660), nous avons vu aussi qu'il fallait pondérer l'emprise de ces dispositifs sur les internautes. En effet, la mise en récit de soi tend à montrer que les rapports de dépendance concédés vis-à-vis de la biomédecine à l'intérieur de ces dispositifs numériques (comme hors ligne) peuvent *in fine* viser une amélioration du statut social des internautes qui deviennent mères. Aussi, afin d'appréhender ce qui se joue en ligne avec plus de profondeur et sans négliger les compétences des acteurs, il convient d'interroger différents rapports de dépendance qui viennent contraindre l'expérience sociale des femmes infertiles hors ligne et en ligne : les rapports de classe, les rapports de genre et la question de la stigmatisation sociale liée à l'infertilité.

BIBLIOGRAPHIES DES SOURCES CITÉES

AUGÉ M., 2013. *L'anthropologie et le monde global*, Paris, La Fabrique du sens.

APPEL V., BOULANGER H., MASSOU L. (dir.), 2010. *Les dispositifs d'information et de communication. Concepts, usages et objets*, Bruxelles, De Boeck.

AKRICH M., MÉADEL C., 2009. « Les échanges entre patients sur l'internet, dossier thématique », *Presse médicale*, 38, 1484- 1490.

BARKER K., 2008. « Electronic Support groups, patient-consumers, and medicalization : the case of contested illness », *Journal of health and social behaviour*, 49, 20, 20-36.

BOLTANSKI L., 2004, *La Condition fœtale : Une sociologie de l'engendrement et de l'avortement*, Paris, Gallimard.

CASTRO J., 2014. « Regard croisé sur la sexualité prémaritale et la prostitution au Mali ». In : C. BROCA, C. DESCHAMP (dir.) *L'échange économico-sexuel,* Editions EHESS.

CLARKE A. E., SHIM J. K., MAMO L., FOSKETT J. R., FISHMAN J. R., « Biomedicalization : technoscientific transformations of heatlth, illness, and US biomedicine », *American sociological review*, 68, 2, 161-194.

CONRAD P., 2005. « The shifting engines of medicalization », *Journal of Health and Social Behavior*, 46, 3-14.

CONRAD P., LEITER V, 2004. « Medicalization, markets and consumers », *Journal of Health and Social Behavior*, 45, 158-176.

COUTANT A., 2014. « Un cadre épistémologique pour enquêter sur les dispositifs sociotechniques d'information et de communication ». In : H. BOURDELOIE, D. DOUYÈRE (dir.), *Méthodes de recherche sur l'information et la communication - Regards croisés*, Paris, Mare & Martin, 231-255.

DENOUEL J., GRANJON F., 2011. *Communiquer à l'ère numérique, regards croisés sur la sociologie des usages*, Presses des Mines.

DESCLAUX A. & EGROT M. (dir.), 2015. *Anthropologie du médicament au Sud, la pharmaceuticalisation à ses marges*, Paris, L'Harmattan.

DESCLAUX A., 2009. « Les lieux du "véritable travail éthique" en anthropologie de la santé : terrain, comités, espaces de réflexion ? », *ethnographiques.org*, 17- novembre 2008 [en ligne] http://www.ethnographiques.org/2008/ Desclaux [Consulté le 25 Mai 2015].

DOZON J.-P., 1987. « Ce que valoriser la médecine traditionnelle veut dire », *Politique Africaine*, 28, 9-20.

EYSENBACH G., 2008. « Credibility of Health Information and Digital Media: New Perspectives and Implications for Youth ». In : M. J. METZGER, A.J. FLANAGIN (dir.), *Digital Media*, Youth, Cambridge, The MIT Press, 123-154.

FAURE O., 1998. « La médicalisation vue par les historiens ». In : P. AÏACH et D. DELANOË (dir.), *L'ère de la médicalisation*, Paris, *Anthropos*, 53-58.

FOX S. & FALLOWS D., 2003. *Health Internet Resources*, Washington DC, Pew Internet and American Life Project, Jul. 16.

GAUDUCHEAU N., 2012. « Internet et le soutien social ». In : C. THOËR, J.J. LÉVY, (dir.) *Internet et santé : acteurs, usages et appropriations*, Presses de l'université de Québec, 93-112.

GREIL A. L., 2002. « Infertile bodies: medicalization, metaphor, and agency ». In : M. INHORN, F. VAN BALEN (dir.), *Infertility around the Globe: New Thinking on Childlessness, Gender, and Reproductive Technologies: A View from the Social Sciences*, Berkeley, CA : University of California Press, 101-118.

INHORN M., 2003. *Gender, Religion and In Vitro Fertilization in Egypt*, Routledge.

JEANNERET Y., 2014. *Critique de la trivialité. Les médiations de la communication, enjeu de pouvoir*, Paris, Editions non standard.

JOUËT J. & LE CAROFF C., 2013. « L'observation ethnographique en ligne ». In : C. BARATS, *Manuel d'analyse du web,* Armand Colin, Paris, 147-165.

LATZKO-TOTH G. & PROULX S., 2013. « Enjeux éthiques de la recherche sur le web ». In : C. BARATS, *Manuel d'analyse du web,* Paris, Armand Colin, 32-48.

MONNOYER-SMITH L., 2013. « Le web comme dispositif comment appréhender le complexe ? ». In : C. BARATS, *Manuel d'analyse du web,* Paris, Armand Colin, 12-31.

POSTILL J. & PINK S., 2012. « Social media ethnography: the digital researcher in a messy web », *Media International Australia,* 145, 123-134.

(de la) ROCHEBROCHARD E. & LERIDON H., 2008. « Patient ou acteur d'une reproduction médicalisée ? », *Cahiers de l'INED, De la pilule au bébé-éprouvette. Choix individuels ou stratégies médicales ?*, 161, 29-57.

ROMEYER H., 2012. « La santé en ligne : des enjeux au-delà de l'information », *Communication*, 30, 1 [En ligne] http://communication.revues.org/2915 ; DOI : 10.4000/communication.2915. [Consulté le 9 juin 2015].

SIMON E. & SIMONNOT B., 2016. « Usages de l'internet pour l'accès à l'information de santé. Apports réciproques des approches anthropologiques et communicationnelles ». In : CONSTANTINESCU A., MARINESCU A. H. (dir.) *Anthropologie et communication. Intersections*, Editions de l'Université de Bucarest, 183-196.

SIMON E., 2008. « Importation of manufactured herbals in West Africa: the case of AIDS treatments in Benin », *Revue Internationale du médicament*, 2.[Enligne] .

http://chaine.uqam.ca/revue_RIM/RIM2/RIM2.php [Consulté le 1 janvier 2014].

SIMON E., EGROT M., 2012. « Médicaments néotraditionnels » : une catégorie pertinente ? À propos d'une recherche anthropologique au Bénin », *Sciences sociales et santé*, 30, 2, 67-91.

VAN DER GEEST S., 1996. « The anthropology of pharmaceuticals: a biographical approach », *Annual review of anthropology*, 25, 153-178.

ZOLA I. K., 1972. « Medicine as an Institution of Social Control », *Sociological Review*, 20, 487-504.

6

Bloguer sur son infertilité : parcours de soins et espace d'expression de patients en Afrique du Sud

Brigitte Simonnot*

Introduction

Le recours à Internet pour informer et s'informer sur les questions de santé est une pratique constatée dans de nombreuses études. Il a été mis en évidence très tôt que les questions relatives à la santé constituaient une proportion assez importante des interrogations faites aux moteurs de recherche généralistes. Par exemple, une étude menée aux États-Unis par le Pew Internet & American Life (Fox, Fallows, 2003) indiquait qu'environ 80% des internautes aux Etats-Unis avaient déjà cherché de l'information sur la santé en ligne. Amanda Spink et ses collègues (Spink, Yin *et al.*, 2004), en analysant les historiques d'interrogation de moteurs en 2001 indiquent que 14% à 18 % des requêtes sur des thématiques de santé concernaient la reproduction ou la puberté et 10% à 8,5% la grossesse ou la santé des bébés, avec une part non négligeable de recherche d'interactions et d'avis. D'autres études récentes montrent qu'Internet ne constitue pas la source principale et encore moins exclusive d'information des patients (voir par exemple les études menées aux États-Unis par Weaver, Mays *et al.* 2009 ; Morey, 2007 ; ou encore Zhang, 2012). L'information donnée par les professionnels du soin, le médecin ou le biologiste, reste la plus importante pour les patients. Ces derniers consultent aussi leurs proches, leurs amis ou leurs connaissances. Toutefois, les questions liées à l'infertilité sont difficiles à aborder avec l'entourage, en dehors du couple, et Internet pourrait constituer une source à laquelle les patients recourent pour contourner cette difficulté.

Dans le cadre du projet de recherche financé par l'Agence Nationale de la Recherche (mené de 2010 à 2013) auquel ont participé plusieurs chercheurs de cet ouvrage, nous avons souhaité analyser la circulation des savoirs à propos de la procréation médicalement assistée, et en particulier celle des

* Professeur des universités en sciences de l'information et de la communication à l'Université de Lorraine, membre du Centre de recherche sur les médiations (EA 3476).

savoirs profanes, sur Internet. Notre étude montre que les personnes qui s'expriment ont des usages multiples : les mêmes patients fréquentent à la fois les blogs, les forums et les réseaux sociaux numériques, ils cumulent les espaces en ligne dans lesquels ils interviennent. Dans ce chapitre, nous nous limiterons aux blogs écrits en ligne, constitués de billets qui se présentent par ordre anté-chronologique et qui permettent aux internautes de réagir à travers des commentaires. Après avoir exposé quelques points méthodologiques liés à la constitution d'un corpus de blogs, nous présenterons nos résultats : qui blogue sur l'infertilité et quelles sont les motivations des usagers ? Nous distinguerons les motivations affichées et celles qui émergent de l'analyse.

CONSTITUER UN CORPUS DE BLOGS SUR L'INFERTILITÉ

L'entrée par les blogs dans l'expérience des patients nous a semblé une manière innovante de constituer un échantillon de personnes : Greil, Slauson-Blevins *et al.* (2010), dans une revue de la littérature scientifique, notent que beaucoup d'études sur l'expérience de l'infertilité reposent sur des échantillons de personnes qui fréquentent les cliniques. Or, cette méthode de construction du terrain ne permet pas de répondre à certaines questions, par exemple celle de l'accès aux soins. En effet, ce dernier, coûteux dans de nombreux pays, est conditionné par des moyens financiers mais aussi par d'autres déterminants. Aux États-Unis, Bell (2010) montre ainsi que ce ne sont pas forcément les personnes qui en ont le plus besoin qui peuvent accéder à la prise en charge de l'infertilité et ce, pas seulement pour des raisons financières. Elle relate par exemple un entretien avec une femme afro-américaine confrontée à une infertilité secondaire et qui n'est pas entrée dans un parcours de soin ; parce qu'elle avait eu une grossesse alors qu'elle était adolescente, le personnel médical lui a fermement signalé qu'il ne souhaitait pas la revoir à l'avenir et qu'elle ne devait plus jamais faire d'enfant. Analyser les blogs personnels nous est apparu comme une alternative pour construire un terrain d'enquête afin de recueillir des expériences individuelles, en évitant de partir d'un établissement de soin précis. Nous verrons par la suite que cette façon de procéder induit d'autres biais.

Dans nos recherches sur Internet, nous avons identifié de très nombreux blogs évoquant l'infertilité : plusieurs dizaines de milliers de par le monde, principalement en anglais. Beaucoup sont créés par des entreprises du secteur médical, des médias spécialisés ou des associations. Parmi les blogs personnels, on trouve des blogs de professionnels praticiens et d'autres de personnes concernées par l'infertilité qui s'expriment sur le problème qu'elles vivent. Dans ce chapitre, nous nous centrons sur les blogs personnels de patients. L'approche par les blogs pose de nombreuses difficultés méthodologiques. Les moteurs de recherche de blogs ne permettent pas facilement d'identifier des blogs personnels de patients : Technorati [80]renvoie par exemple essentiellement à des blogs associés à des médias en ligne. Les blogs les plus visibles via les moteurs sont des blogs de médias ou d'associations, voire d'entreprises. D'autre part, nombre de ces blogs ont une durée de vie limitée et tous ne sont pas archivés. Cependant, certains blogs sont des sources précieuses sur le sujet. Par exemple, une blogueuse (non africaine) propose un catalogue de blogs sous la forme d'un plan d'appartement avec ses différentes salles : salle des donneurs de gamètes et des grossesses pour autrui (recours à des mères porteuses), salle consacrée à la grossesse et aux parents, salle sur les questions générales liées à l'infertilité et aux traitements, salle sur la perte et l'adoption, salle des diagnostics, etc. Son catalogue mentionne 3196 blogs classés en 52 catégories, la majorité en langue anglaise.

Notre projet étant centré sur les pratiques en Afrique subsaharienne, une des premières difficultés a consisté à déterminer si les patients qui écrivent relèvent ou non de ce territoire. Si les blogueurs indiquent facilement leur âge et donnent des détails biographiques et familiaux, peu mentionnent leur lieu de vie. Nous n'avons ainsi pas pu trouver de blogs spécifiques sur le sujet et tenus par des personnes indiquant habiter en Afrique de l'Ouest ou en Afrique centrale. Par exemple, un blog tenu par une Ivoirienne ne comporte que trois billets sur l'infertilité, sans que l'on sache si c'est bien l'auteure qui est concernée par le problème. Quelques blogs ont une adresse URL inscrite dans une zone géographique en Afrique du Sud mais la plupart sont hébergés sur des plateformes qui ne sont pas spécifiques à un pays. Il faut donc lire attentivement les billets postés et c'est parfois au détour de l'un d'entre eux que l'on trouve la mention d'un nom de ville, voire d'une photographie qui montre une pancarte en afrikaans et en anglais. Une fois un blog repéré, son blogroll (liste de liens vers d'autres blogs fréquentés) permet d'en identifier d'autres. Les blogrolls montrent que les personnes qui bloguent se fréquentent mutuellement, bien au-delà des frontières des pays, la langue étant le principal critère de mise en relation. Enfin, nous avons choisi de ne retenir que les blogs publics, excluant les blogs sur inscription ou sur invitation pour respecter le choix des personnes de restreindre la portée de leurs écrits.

Nous avons retenu neuf blogs, huit d'entre eux ayant été identifiés comme tenus par des personnes résidant en Afrique du Sud, et le neuvième étant tenu par une Australienne venue dans ce pays pour accéder aux soins. Le blog le plus ancien a été créé en 2004 et est toujours actif. Un autre blog analysé au début du projet est désormais fermé, son adresse renvoyant à la page de la personne sur un réseau social connu. Notons que cette personne s'est associée à une autre

[80] Technorati est un moteur de recherche anciennement spécialisé sur les blogs. A partir de 2009, il n'a référencé que des blogs anglophones. Actuellement, il s'est spécialisé dans la publicité.

blogueuse sud-africaine, rencontrée en ligne, pour créer un site dédié à la communauté des personnes infertiles dans ce pays, site qui propose une base de connaissances sur le sujet. Une autre blogueuse s'est finalement tournée vers l'adoption et a aussi créé un site dédié à la question. Ces blogueuses, au fil de leur parcours, sont devenues expertes sur leur sujet respectif et ont souhaité faire bénéficier d'autres personnes des connaissances acquises.

LES BLOGS DE PATIENTS CONFRONTÉS À L'INFERTILITÉ

Les blogs personnels se présentent comme des récits au quotidien, une écriture pour soi et pour d'autres que l'on veut faire bénéficier de son témoignage. Les commentaires, lorsqu'ils sont ouverts, permettent d'avoir des retours et d'entrer en contact avec des tiers, la plupart du temps des personnes concernées par les mêmes problèmes. Dans notre corpus, nous n'avons identifié qu'un blog tenu par un homme. Ce n'est pas spécifique au continent africain : dans les autres continents, très peu de blogs sur l'infertilité sont tenus par des hommes.

Les blogueuses recensées dans notre corpus sont des femmes hétérosexuelles et mariées, ayant souvent fait des études supérieures. Écrire un blog personnel suppose un goût pour l'écriture, une qualité rédactionnelle et une certaine aisance avec les technologies : contrairement aux forums où les messages postés peuvent être brefs et mal rédigés, l'écriture d'un blog requiert davantage de soin dans la rédaction et de la régularité. La plupart des auteurs de blogs se présentent et évoquent leur activité professionnelle (parfois abandonnée après le mariage). Ces présentations mentionnent leur combat (*struggle*) pour essayer de concevoir un enfant, l'écriture d'un blog pour dépasser les difficultés rencontrées et la volonté de témoigner pour que les personnes vivant les mêmes difficultés se sentent moins seules.

La temporalité

Beaucoup de blogs consacrés à l'infertilité ont une durée de vie limitée, caractéristique déjà observée plus généralement pour les blogs de personnes concernées par une maladie : ils sont ouverts par la personne concernée ou par un proche lors de l'annonce du diagnostic ou à l'occasion d'un événement particulier qui y est lié puis sont fermés au bout de quelques années. Certaines blogueuses les suppriment, d'autres les laissent en ligne même si elles n'écrivent plus. A défaut de dispositifs d'archivages pérennes et d'outils d'exploration dans les archives existantes, la plupart de ces blogs échappent au repérage et à l'analyse. Certains auteurs gèrent d'autres blogs en parallèle (par exemple un blog consacré à la cuisine), d'autres en ouvrent plusieurs successivement au fil de leur cheminement lié à la volonté d'avoir un enfant, en fonction des solutions adoptées ou du passage à un autre projet. Les billets portant spécifiquement sur l'infertilité sont limités à une période qui correspond à la recherche de traitement et aux soins. L'avantage des blogs est qu'ils donnent à lire une histoire de vie dans la durée : il est ainsi possible de percevoir le temps long qui précède l'entrée dans un parcours de soins (souvent plusieurs années). La temporalité de l'écriture suit les cycles du traitement : plusieurs fois par semaine à certaines périodes critiques comme celles de l'attente des résultats, avec des pauses qui coïncident avec celles observées dans le traitement, qu'il s'agisse de récupérer un meilleur état physique ou psychique, ou d'économiser suffisamment d'argent pour faire une nouvelle tentative. L'écriture des billets est à mi-chemin entre une réaction dans l'instant et une réflexivité. Par exemple, l'une des blogueuses de notre corpus qui est très active sur les forums de discussion dédiés à l'infertilité, écrit à un rythme hebdomadaire des synthèses plus apaisées de son expérience et des échanges avec les forumeuses (blog de R.).

La motivation à bloguer

Les motivations affichées dans la rubrique « à propos » ou dans le premier billet sont d'abord d'évacuer le stress lié à l'annonce des diagnostics, au traitement, aux incertitudes dans l'attente des résultats (notamment les deux semaines d'attente après une tentative pour savoir s'il y a une grossesse ou pas), et aux échecs répétés. Il s'agit aussi parfois de faire le deuil de sa fertilité :

> *Quoi qu'il en soit, je suis venue à réaliser que passer par l'infertilité est un processus très similaire à passer par un processus de deuil. En fait, je pense que la raison pour laquelle j'ai fait face si bien avec la mort de [mon fils], ou plutôt devrais-je dire la raison pour laquelle j'ai réussi à passer à travers le cycle assez rapidement, c'est que sa mort faisait partie d'un processus plus long de deuil, celui que j'ai traversé durant quatre ans, l'infertilité.*
>
> Blog de T., Afrique du Sud, 29 avril 2004.

Les blogueuses cherchent de l'aide sur un plan émotionnel et psychologique : nombre de billets montrent que l'entourage proche est souvent maladroit dans ses remarques et peu efficient dans le soutien. D'autres motivations émergent au fil de l'analyse des billets. Les femmes cherchent à identifier leur problème d'infertilité, à mieux comprendre aussi ce que leur disent le médecin ou le biologiste. Elles exposent leurs réflexions et interrogations — par exemple tel symptôme nécessite-t-il de consulter le médecin — et affirment leurs décisions — par exemple, entamer tel traitement ou, dans les billets plus récents, combien d'embryons faire implanter. Ainsi, une blogueuse indique-t-elle que son médecin souhaite implanter trois embryons mais qu'elle a pris la décision de limiter ce nombre à deux car elle ne souhaite pas avoir de triplés. Écrire un blog permet de se motiver pour poursuivre le « parcours de combattant » dans sa quête afin d'avoir un enfant. C'est aussi une manière de reprendre le contrôle de son corps et de sa vie, de faire régulièrement le point. Une étude menée par questionnaire en 2003 auprès de 134 couples infertiles aux Pays-Bas (Haagen, Tuil et *alii*, 2003) montre que les personnes qui cherchent de l'information sur Internet à propos de l'infertilité le font d'abord pour mieux comprendre leur problème de fertilité (72% des répondantes) et pour chercher de l'aide sur le plan émotionnel (41%). Très peu disent le faire parce qu'elles ne sont pas satisfaites de l'information fournie par les professionnels de santé (11%) ou pour obtenir un second avis (5%). Les conséquences du recours à l'information en ligne sur les questions liées à la fertilité, selon les personnes interrogées dans cette étude, étaient d'abord une meilleure connaissance de ces problématiques (64%), une prise de décision plus facile quant au traitement de l'infertilité (39%). Peu indiquaient discuter de l'information trouvée avec les praticiens (17%). Les billets des blogs que nous avons analysés montrent qu'en effet, les blogueuses cherchent avant tout à comprendre leur problème de fertilité sous différents angles, notamment l'angle médical avec le diagnostic et les traitements lourds à supporter, qui s'apparentent à des « corvées » (« *chore* », blog de T., 23 avril 2004). L'une des femmes de notre corpus évoque clairement dans ses billets qu'elle apporte, lors des consultations à son médecin, les informations trouvées sur Internet pour en discuter avec lui, mais c'est le seul cas où des échanges de ce type avec le médecin sont manifestes.

La dimension sociale est aussi très présente dans les écrits en ligne : comment se comporter avec les autres lorsqu'on est submergé par l'émotion et que l'on se sent à part ? Beaucoup de billets mentionnent les difficultés relationnelles des auteures avec leur entourage habituel, comme si l'annonce de l'infertilité les coupait de leur cercle familial et d'amis. Il s'agit moins de l'incompréhension de la part des proches que de la difficulté à exprimer des sentiments ressentis au quotidien. Le problème n'est pourtant pas personnel : le poids qu'il fait peser sur l'entourage est aussi lourd à porter que pour soi-même. De nombreux billets de blogs relatent la difficulté à exprimer ses sentiments à un entourage qui se montre parfois maladroit, et où la moindre réflexion est mal vécue. Par exemple, une femme sud-africaine, confrontée à une ménopause précoce (à 25 ans), sait que ses chances de procréer sont pratiquement nulles. Elle évoque une réflexion faite par quelqu'un de son entourage après sa 1ère fausse couche : « au moins, tu sais que tu peux être enceinte ». Loin de la consoler, cette phrase – qui se voulait probablement positive – réveille encore davantage sa souffrance. Le blog est alors un moyen de répondre à ces propos « subis » au quotidien, émis par des personnes proches et auxquelles les blogueuses ont du mal à répondre directement et sur l'instant. Au-delà de supporter les remarques, bloguer participe d'une réconciliation avec soi-même, son propre corps étant vécu comme récalcitrant et soumis à des traitements invasifs (Strif, 2005).

LA RECHERCHE D'INFORMATIONS PAR LES PATIENTES

Les patientes mettent leurs blogs au service de leur recherche d'informations. Tout d'abord, les billets relatent des recherches d'information factuelle, par exemple pour comprendre les résultats des analyses biologiques, surtout quand ils sont donnés au téléphone par les cliniques. Tel taux est-il normal, et tel autre est-il vraiment anormal ? Il y a beaucoup de chiffres dans la communication avec les biologistes et les femmes cherchent à comprendre ce qu'ils recouvrent :

> *J'ai reçu un appel de ma clinique m'indiquant que le test d'une de mes cultures prises lors de ma biopsie est positif aux mycoplasmes. Ils ont dit que certaines études parues suggèrent que les mycoplasmes sont liés à l'infertilité et peuvent provoquer une fausse couche. J'ai consulté Dr Google et il y a définitivement des messages contradictoires sur le Web. Apparemment, plus de 70% des personnes sont testées positives aux mycoplasmes et ureaplasmea et on les trouve chez les personnes fertiles aussi bien que chez des personnes stériles. Mon mari et moi devons tous deux prendre des antibiotiques car cela peut se transférer à l'autre. Quelqu'un a-t-il une information à ce sujet en matière d'infertilité ?*
>
> Blog d'A., 4 janvier 2012.

Les patientes s'informent aussi sur les procédures de traitement et les coûts. Le blog leur permet de noter l'information qu'elles ont trouvée, pas à pas, et de poster des liens vers des ressources utiles qu'elles ont repérées, notamment des vidéos qui expliquent certains traitements. Les blogs évoquent également des recherches d'informations « émotionnelles » : certaines disent chercher n'importe quoi sur les moteurs de recherche. L'une d'elles écrit qu'on cherche jusqu'à trouver une réponse que « l'on aime bien ». L'expression « Dr Google » revient fréquemment pour évoquer ces pratiques parfois compulsives de consultation des moteurs de recherche. Une blogueuse mentionne, dans un billet intitulé « Dr Google is Devil », ses pratiques frénétiques, notamment lors d'une nuit sans sommeil où elle rumine une remarque relativement anodine faite par son médecin. Les résultats trouvés sur le moteur sont alors une source d'inquiétude supplémentaire. Dans un autre blog, un commentaire conseille à l'auteur : « tout ce que j'ai à te dire, c'est de rester loin de Google ». Une autre blogueuse synthétise avec humour l'information incohérente qu'elle a trouvée lors d'une recherche, mettant ainsi à distance cette pratique. Les blogs participent ainsi à des formes de recherche d'informations collaboratives, ils permettent de réunir les informations trouvées et de les mettre à disposition des autres. Certains billets demandent des avis ou lancent des appels à informations, et d'autres personnes viennent fournir des réponses dans les commentaires. Plutôt que de recourir à un moteur de recherche, certaines blogueuses préfèrent se tourner vers la communauté et espèrent bénéficier de son expérience. Dans un billet déjà ancien, une blogueuse se révolte contre les discours stigmatisants des médias locaux, à propos de la rémunération des donneuses d'ovules :

> *Cela a soulevé un tollé dans les deux derniers jours quand les médias locaux ont découvert que les donneuses d'ovules sont payées*

> *pour faire don de leurs ovules. Horreur et scandale. Cela m'énerve vraiment que des gens se mêlent de choses dont ils ne savent rien. Le reportage était incroyablement biaisé et factuellement inexact*
>
> Blog de T., 23 avril 2004.

Les blogueuses sont attentives aux médias et on peut lire, à travers leurs billets, la manière dont la presse évolue dans le traitement de ce type de sujet.

UN CHANGEMENT DE CULTURE ET DE MANIÈRE DE PENSER

Plusieurs chercheurs ont mis l'accent sur l'expression de la souffrance psychique et physique des blogueuses touchées par l'infertilité (voir par exemple Strif, 2005). Sans nier cette dimension présente dans l'écriture de blogs de patientes, nous souhaitons mettre l'accent sur un aspect qui est omniprésent dans les blogs analysés : admettre son infertilité et entrer dans un parcours de soins requiert un changement de culture et de manière de penser. L'annonce de l'infertilité remet en cause une forme de normalité dans nos sociétés qui considèrent que se reproduire et avoir des enfants est une étape nécessaire dans l'existence, une sorte d'accomplissement. Les contes pour enfants ne cessent de le rappeler dans leur épilogue, comme le souligne avec une certaine ironie une blogueuse. Ne pas pouvoir avoir d'enfant de façon « naturelle » est considéré comme injuste (*unfair*), tout comme devoir payer des sommes souvent considérables pour accéder aux traitements. Il faut aussi supporter les remarques désobligeantes de l'entourage, comme celle relatée par une blogueuse lorsqu'elle a annoncé à une amie qu'elle allait entamer un traitement : « Je ne peux pas croire que vous êtes prêts à dépenser tout cet argent pour cela », s'est-elle entendue répondre. Surtout, il faut perdre ses certitudes et s'habituer aux échecs répétés. Une blogueuse compare les traitements contre l'infertilité à un casino où l'on investit des sommes importantes mais avec peu de chances de « retour sur investissement ». Comme l'écrit l'une des blogueuses, le monde de l'infertilité est une véritable sous-culture. Il y a bien sûr un nouveau vocabulaire qu'il faut s'approprier et, sur Internet, de nombreuses abréviations qu'il faut apprendre à décoder :

> *Le monde de l'infertilité est une sous-culture à lui tout seul. Il a son propre ensemble de règles d'interactions, son propre langage, son système de classe, sa hiérarchie sociale, etc. Ce n'est pas une culture à laquelle vous souhaitez volontiers appartenir mais paradoxalement, elle devient réconfortante une fois que vous êtes dedans. Le langage est une partie évidente de la sous-culture. Je sais que pour les personnes non infertiles (lisez les gens « normaux »), lire ce blog peut être assez déroutant.*

Suit un paragraphe où la blogueuse caricature la liste des abréviations employées dans les résumés à travers lesquels les femmes infertiles se présentent sur Internet, un historique abrégé de leur dossier médical.

> *En fait, vous commencez à penser dans ce langage et quand vous parlez à des gens "normaux", vous devez vous rappeler qu'ils ne savent pas de quoi vous parlez. [...] Vous avez tendance à porter l'histoire de votre infertilité comme un insigne chez les scouts, et votre histoire définit rapidement à quel groupe social vous appartenez.*
>
> Blog de T., 26 avril 2004.

Sur les blogs et les forums, les femmes ont en effet mis en place des règles spécifiques d'interaction, des manières de se présenter les unes aux autres. Et si les blogueuses de notre corpus appartiennent visiblement aux classes moyennes et supérieures, une nouvelle hiérarchie se dessine entre les femmes qui ont des enfants et celles qui n'en ont pas, celles qui ont les moyens financiers de suivre les traitements et les autres, mais aussi celles qui consacrent des sommes très importantes pour entreprendre un parcours de soins. En Afrique du Sud, le coût des traitements est très élevé, et le coût cumulé des multiples tentatives répétées chez certaines des blogueuses représente une véritable fortune.

CONCLUSION

La synthèse de ces résultats souhaite mettre l'accent sur la manière dont les femmes qui bloguent sur leur infertilité essaient par ce moyen de redonner du sens à leur existence et à reprendre le contrôle d'une vie que l'infertilité perturbe autant sur le plan personnel que social. Le blog est un espace d'expression partagé mais aussi un espace d'échange d'informations : les blogueuses postent leurs "trouvailles", posent des questions et les commentaires apportent des éléments de réponse. Si de nombreux chercheurs mettent l'accent sur le fait que ce type de blog permet surtout d'exprimer des émotions, notre analyse montre aussi qu'il participe, chez ces femmes, d'une « reprise en main » de leur problème face au diagnostic et au jargon médical, dans un contexte où l'offre de soins est très coûteuse pour des résultats encore très aléatoires. Le blog aide à recouvrer un semblant de maîtrise de la situation en s'informant pour améliorer ses connaissances et combattre les superstitions car, comme l'écrit une blogueuse, dans ces situations marquées par de fortes incertitudes – sur la précision du diagnostic, sur la réussite des traitements –, tout fait signe. L'écriture permet de retrouver le sens de soi-même à la fois sur le plan personnel et social, comme certains chercheurs l'ont observé pour les maladies chroniques (Ayers, Kronenfeld et *al*, 2007). Les blogueuses recréent à travers leurs blogs des sortes de communautés où elles peuvent échanger et être comprises par des paires. Au fil du temps et des expériences cumulées, certaines de ces femmes développent une expertise qu'elles mettent à la disposition des autres. Parfois, cela aboutit à la création de sites web spécialisés de vulgarisation, voire davantage : deux blogueuses sud-africaines ont ainsi créé ensemble, au bout de plusieurs années, un centre de dons de gamètes.

Sur le plan méthodologique, l'entrée sur le terrain par les blogs de patients offre une alternative aux salles d'attente des cliniques spécialisées (Bell, 2010). Toutefois, l'échantillon ainsi collecté n'est évidemment pas davantage représentatif des personnes concernées par l'infertilité : celles qui bloguent ont une certaine capacité de rédaction et, surtout en Afrique du Sud, des moyens financiers. Toutefois, les blogs permettent d'observer les échanges entre patient(e)s au-delà des frontières, la seule véritable barrière étant la langue. Les blogs rendent compte des synthèses régulières que dressent ces personnes dans leurs parcours, de leurs recherches d'informations, leurs émotions et leurs prises de décision dans la recherche d'un enfant. Les blogs permettent aussi d'observer l'évolution des questions que se posent les patientes (par exemple, les réflexions sur le nombre d'embryons à transférer apparaissent en 2012, nous n'en avons pas trouvé avant). A ce titre, ils participent d'un témoignage de la prise en compte de l'infertilité dans ces sociétés, de l'évolution des traitements médiatiques les concernant, et aussi de la réceptivité des patients à leur sujet, point qui mériterait d'être développé dans une étude à venir.

BIBLIOGRAPHIES DES SOURCES CITÉES

AYERS S. L., KRONENFELD J. J, 2007. « Chronic illness and health-seeking information on the Internet », *Health*, 11, 3, 327-347.

BELL A.V., 2010. « Beyond (financial) accessibility: inequalities within the medicalisation of infertility », *Sociology of Health & Illness*, 32, 4, 631 - 646. DOI:10.1111/j.1467-9566.2009.01235.x.

FOX S., FALLOWS D., 2003. Internet health resources: health searches and e-mail have become more commonplace, but there is room for improvement in searches and overall Internet access. Pew Internet & American Life Project Report 2003.

http://www.pewinternet.org/2003/07/16/internet-health-resources/.

GREIL A., SLAUSON-BLEVINS K., MCQUILLAN J., 2010. « The experience of infertility : A review of recent literature », *Sociology of Health & Illness*, 32, 1, 140–162.

HAAGEN, E. C., TUIL, W., HENDRIKS, J., DE BRUIJN, R. P. J., BRAAT, D. D. M., KREMER, J. A. M., 2003. « Current Internet use and preferences of IVF and ICSI patients », *Human reproduction*, 18, 10, 2073-2078.

MOREY O. T., 2007. « Health Information Ties: preliminary findings on the health information seeking behaviour of an African-American community », *Information Research*, 12, 2, http://www.informationr.net/ir/12-2/paper297.html.

SIMON E., SIMONNOT B., 2016. « Usages de l'internet pour l'accès à l'information de santé. Apports réciproques des approches anthropologique et communicationnelle », *Anthropologie(y) & Communication. Intersections*, Bucarest, Editions de l'université de Bucarest.

SPINK A., YANG Y., JANSEN J., NYKANEN P., LORENCE D. P., OZMUTLU S., OZMUTLU H. C., 2004. « A study of medical and health queries to web search engines », *Health Information & Libraries Journal*, *21*, 1, 44-51. DOI:10.1111/j.1471-1842.2004.00481.x.

STRIF E., 2005. « 'Infertile me:' The public performance of fertility treatments in internet weblogs », *Women & Performance: a journal of feminist theory*, 15, 2, 189 - 206. DOI: http://dx.doi.org/10.1080/07407700508571511.

WEAVER J. B., DARREN M., GREGG L., EROĞLU D., FRIDINGER F., BERNHARDT J. M. 2009. « Profiling Characteristics of Internet Medical Information Users James », *Journal of the American Medical Informatics Association*, 16, 714-722. DOI: http://dx.doi.org/10.1197/jamia.M3150

ZHANG Y., 2012. « Consumer health information searching process in real life settings », *Proceedings of the American Society for Information Science and Technology*, 49, 1, 1-10. DOI:10.1002/meet.14504901046.

7
Biomedical infertility care and assisted reproduction. Mozambican infertile couples transnational therapeutic itineraries

Inês Faria*

Introduction [1]

Cross-border reproductive care is a worldwide phenomenon involving different actors, entities and processes, including biomedicine, nation states, reproductive healthcare provision, practitioners, medical staff and patients, ideas and artifacts (Hörbst, 2012). In this chapter, my aim is to explore certain aspects of this phenomenon in southern Africa. Based on explorations of datas that I collected during fieldwork in Mozambique, the presented findings concern Mozambican infertile couples' international mobility between their home country and South Africa in order to access state of the assisted reproduction technologies (ART) that are only partly available (in one private clinic) in Maputo, Mozambique's capital city. These transnational movements of patients, triggered by hampered reproductive intentions, have developed inside what can be perceived as transnational medical spaces or medicoscapes (Hörbst, 2012:167). The concept of the medicoscape emphasizes the interrelations between different kinds of actors:

* Doctorante à l'Institut de Recherches en Sciences Sociales d'Amsterdam (AISSR-UvA).

1. Acknowledgements: I am deeply thankful to the institutions that supported the research project that led to this article, among which the University of Amsterdam, the University Eduardo Mondlane in Maputo, the Portuguese Foundation for Science and Technology, the Institute of Social and Political Sciences of the University of Lisbon and the private clinic and public hospital that hosted me as a researcher in Maputo. Among all the people I came across that supported and helped me in many ways throughout the whole research process I am very thankful to the chief of staff of the gynaecology infertility consultations whose help was crucial to the development of my fieldwork, to my local supervisor Carla Braga and to my research supervisors Viola Hörbst and Trudie Gerrits, who accompanied my research. I am also deeply obliged to the women who shared their reproductive and family-making stories and concerns with me, without whom this research would have neither subject nor purpose.

> *Medicoscapes constitute globally dispersed landscapes of individuals ; national, transnational, and international organizations and institutions as well as heterogeneous practices, artifacts, and things, which are connected to different policies, power relations and regimes of medical knowledge, treatments and healing.*
>
> Hörbst and Wolf 2014 : 2.

Because of their interactional character, the idea of medicoscapes helped me to situate the factors at play in Mozambican infertile couples' quests for conception (Inhorn, 1994) and their resulting therapeutic itineraries. As I will show, my respondents'processes of treatment seeking intersected with several of the abovementioned dimensions of medicoscapes. Their therapeutic itineraries were thus part of a contemporary 'ism' from which it is difficult to escape, especially when it concerns phenomena of international mobility. This 'ism' is transnationalism. According to S. Vertovec's review of the analytical uses of the term (1999), transnationalism can be described as being composed of :

> *...multiple ties and interactions linking people or institutions across the borders of nation-states. (...) [and describing] a condition in which, despite great distances and notwithstanding the presence of international borders (and all the laws, regulations and national narratives they represent), certain kinds of relationships have been globally intensified and now take place paradoxically in a planet-spanning yet common – however virtual – arena of activity.*
>
> Vertovec, 1999 : 447.

Transnationalism, composed of transnational interactions and social configurations, is kept in motion by networks of people (Vertovec, 1999:449). In the medicoscapes of Mozambican couples using cross-border reproductive care, these couples took part in transnational networks related to the specific world of biomedicine, infertility treatment and ARTs. In addition to having a specific medical condition in common – infertility – my respondents'therapeutic itineraries also shared many other dimensions, such as travel to South Africa and their interactions with imported biomedical systems and global ARTs. Furthermore, their pathways were shaped, to a great extent, by social networking with trusted people inside and beyond Mozambique's borders.

Such transnational interactions in the context of Mozambique are not only related to infertile couples' therapeutic quests. Rather, they have long been a constant feature in the general development of southern African healthcare systems ; from the introduction of what we may call biomedicine by Christian missionaries, to the dependence of local healthcare systems on funds and practice guidelines from international cooperation programs and institutions such as the World Bank, IMF and WHO. Furthermore, in Mozambique, as elsewhere, transnational interactions are interwoven with the social spaces that people inhabit and interact in. Such spaces include the medicoscapes in which infertile couples dwell, in and beyond Maputo, through interactions with global biomedicine and reproductive care, as well as their social backgrounds, class, and local ideologies about kinship making and reproduction, all of which influence couples' treatment seeking and uptake processes.

I shall dedicate special attention to aspects of and the relationships between subjects' agency and local socio-cultural dispositions – or local moral worlds (Kleinman, 2006). I will also explore particular aspects of transnational reproductive quests: local social and moral phenomena related to infertility ; social class and inequalities in terms of access to biomedical infertility treatment ; the relevance of social networks in modeling therapeutic itineraries ; treatment uptake motivations and the respective fields of possibility (Schütz 1972, Velho 2003) ; and finally, the experiences and practical affairs of cross-border reproductive care.

METHODS AND SAMPLE

The research methodology for this study privileged ethnographic fieldwork – of nine months' duration – using participant observation and semi-structured interviews, in and out of clinical settings. These interviews were carried out with former or current reproductive travel patients, and with other infertile couples resorting to infertility care at home. Mozambican medical staff and doctors were also interviewed. The interview sites varied according to interviewee preference. The whole study was part of the project *Dynamics and Differences of Assisted Reproduction in Sub-Saharan Africa: Technology Transfer, Transnational Networks and Appropriation of Practices*, coordinated by Dr. V. Hörbst, hosted by the institute of Social and Political Sciences of the University of Lisbon, and funded by the Portuguese Foundation for Science and Technology. The fieldwork process was carried out with the much valued support of the Department of Archaeology and Anthropology of the University Eduardo Mondlane and was approved by the Mozambican National Bioethics Committee (CNBS) and the Health Ministry of Mozambique (MISAU) prior to its commencement.

My research sample covered women from various social backgrounds, using different types of traditional and biomedical infertility care. The total number of participants amounted to 24 infertile couples, with interviews carried out mainly with the female members of the couple. Of these 24 couples, 11 were private sector patients, and among those, *five* travelled to South Africa for infertility care. Within the sample, some couples were suffering from primary infertility and others, who already had children from previous relationships, were suffering from secondary infertility (c.f. Mascarenhas *et al.* 2012). The geographical scope of my research covered the city of Maputo in Mozambique and three northern cities in South Africa close to the Mozambican border: Johannesburg, Nelspruit and Pretoria.

FINDINGS

Infertility in Mozambique: Psychosocial consequences and the urban context

Bodily afflictions, such as the inability to conceive, are socially built through a series of representations added to a specific bodily function. These relate to locally defined depictions of the human body as an interface between individual physical aspects and broader social and cosmological worlds (Boltanski, 1975 : 85-93 ; Saillant & Genest, 2007 : viii). Infertility is thus more than a physiological condition. It affects and is affected by local perceptions of reproduction, family, kinship, gender and other social dimensions that crosscut its social representations (Inhorn & Birenbaum-Carmeli, 2008 : 179-183).

In many Sub-Saharan African countries, reproduction is of great social value and for some women it represents a singular pathway towards womanhood and marital empowerment (Chapman, 2010 ; Mariano, 2004, 2014). In Mozambique, as in many other countries, fertility and the ability to conceive are core social dimensions. Reproduction is a crucial part of the life path for men and women alike. It involves kinship making but also broader social power relations, structures and fears affecting everyday life (Chapman, 2010:18-23). In southern Mozambique, even in an urban place such as Maputo, it is possible to perceive how reproduction is not only an essential feature of marriage, but also an empowerment mechanism for women among their in-laws and community (Mariano, 2004). As an often socially condemned condition (to varying degrees) infertility poses a serious psychosocial problem and involuntary childlessness in a couple can have harsh consequences, especially for women (Gerrits, 1997 ; Mariano, 2002, 2004, 2014 ; WHO HQ, 2012:46-49). Aside from personal suffering, infertility's socially stigmatizing effects range from psychological violence and humiliation to exclusion from social events, marital instability and divorce, and even physical violence (Rutstein & Shah, 2004). Facing potential stigmatization, and added to the frustration and sadness of being unable to materialize their reproductive intentions, women – or couples – are willing to go a long way in their quest for a solution for infertility (Mariano, 2004, 2014 ; Inhorn & van Balen, 2002).

Among my respondents, however, and as noted elsewhere, the social consequences of infertility did not fall upon everyone in the same way. A capital city such as Maputo, which can increasingly be considered a global city, encompasses a large variety of practices related to many aspects of life, family making and reproduction. In this way, and notwithstanding the fact that infertility has always been perceived as a very serious and disruptive problem, it did not always trigger social hardships. Among my respondents, and although there were some exceptions, women coming from more traditional backgrounds[2] generally suffered harsher social consequences for being in an involuntarily childless relationship. For urban middle class and cosmopolitan[3] women in my study, whose identity building trajectories relied less on motherhood and who did not come from families with strong traditional values, living with infertility translated more often into personal suffering and frustration than social or family tensions regarding marital relationships and relations with in-laws.

The chief doctor of the gynecology service in Maputo that hosted me during fieldwork corroborated this idea that infertility can be a serious and disruptive problem:

> *Women do have quite a number of family problems [due to childlessness] ; it is on account of these issues that they try to solve the problem of having a baby. These problems may even involve the husband getting another wife who can get pregnant, and sometimes*

2. Traditional backgrounds stand for the socio-cultural environment of women, and couples where: traditional disease aetiologies based on the continuity between spiritual and social worlds prevail; there is a notion of family that frequently encompasses the extended family; traditional marriages including bride wealth are performed and social consequences of infertility fall more harshly upon women. The influence of these everyday life dispositions of reproductive behaviour and family making ideas value greatly the visibility of pregnancy and female fertility. They are however not fully dependent on social class and social mobility. In Maputo urban society traditional family values are entangled with 'modern' ones. i.e. among my respondents there were women from cosmopolitan and middle class backgrounds whose family making ideas were attached to traditional family making for whom infertility had social consequences. But there were also lower class women whose marital relationships were not unsettled by infertility. All the social class and tradition categories presented are thus plastic ones and intend to demarcate general, but no invariable, trends.

3. The term «cosmopolitan» is used according to Spisak (2009) and Beck and Sznaider (2006). The concept identifies a mobile individual who is self-aware in terms of identity, empowered through different means, including education, and whose actions come from and can contribute to the transformation of different local realities. In Mozambique, these can be gender roles, identity and communal life. Social networks are decentralized and maintained through physical and virtual interaction, and not corresponding to geographical or physical boundaries. In southern Africa, it is generally cosmopolitan women – and couples – who go for assisted reproduction treatments. When referring to middle class women, I intend to depict middle income urban women who can afford to resort to private healthcare in Maputo and who have an economically comfortable lifestyle, but who are not as 'mobile' as cosmopolitan women.

> *abandoning the first wife, returning her to her parents. These are very serious problems. Women are really distressed by these situations, so they put a lot of pressure on the healthcare system to solve them.*
>
> MD, interview, November 25, 2013, Maputo, Mozambique.

The doctor then added that about 30% of gynecological consultations in public and private health facilities are motivated by difficulties with conception. Among other reasons, this high demand for biomedical infertility care is likely to be due to the social consequences of childlessness and the value placed on reproduction. Both of these factors trigger the personal desire of women – and couples – to start their own families once in a steady relationship, and have influenced the increasingly immediate uptake of biomedical treatment seeking processes in cases when this fails to occur.

Infertility in Mozambique : rates and treatment options

According to the latest comparative demographic health survey based on inter-report data comparison, in Mozambique the primary infertility rate (sex but no birth) among women aged between 25 and 49[4] years is 4.7%. For the same age cohort, the secondary infertility rate is 35.2% (Rutstein & Shah, 2004:15-23). In spite of the potential variation between different demographic surveys, what should be extracted from these values is the observation that, despite being frequently neglected within healthcare agendas, infertility rates are high and are likely related to other sexual and reproductive health problems such as infections and sexually transmitted diseases (Inhorn & van Balen, 2002 ; Arnaldo, 2004 ; Hollos &Larsen, 2008).

In the national context of my study, where reproduction is such an important personal and social goal, infertility is frequently perceived as an affliction deeply connected with the local cosmological context (Mariano, 2002 ; Chapman, 2010 : 26). Couples afflicted by infertility in southern Mozambique – and in the specific context of this research, Maputo – thus seek traditional (herbalist and spiritual) and/or biomedical treatment according to their means and what they see as more appropriate (Mariano, 2014). For most women in Mozambique traditional medicine is typically the most immediate option for (infertility) healthcare, in terms of geographical access and familiarity (Mariano, 2002, 2014 ; Gerrits, 1997: 43). Although biomedical treatment is increasingly sought after for a variety of health conditions, people still frequently resort to traditional medicine, or to a diachronic combination of traditional medicine and biomedicine. Among the respondents in my overall sample, such mixed treatment seeking trends were mainly found among public sector users, who had

4 . The report includes other age groups; the age cohort of 25 to 49 is the closest to the age range of my study sample.

frequently sought traditional treatments prior to biomedical healthcare seeking and uptake. My respondents' therapeutic itineraries did not always start with traditional medicine, however, as some couples, notably those using cross-border reproductive care, had resorted to biomedicine as a primary healing option. The local high demand for infertility care exists in a context where great inequalities in the provision of, and access to, sexual and reproductive healthcare prevail. Adding to this unequal context of healthcare provision, sexual and reproductive biomedical healthcare therapies and treatments are likely to be socially and medically appropriated according to local socio-cultural ideas about reproduction, infertility and kinship making (Hadolt, Hörbst & Müller-Rockstroh, 2012: 179-195 ; Hörbst, 2012: 50-51). The two sites where my respondents' therapeutic itineraries unfolded – Mozambique and South Africa – have very different healthcare systems and differential access to resources for their improvement. The national healthcare sector in Mozambique is highly dependent on external aid (cooperation), and it has yet to ensure the basic nedir. of the population in terms of geographical coverage and human resources availability. Its structure and functioning is largely based on agreements between the government and donor entities (MISAU, 2012) that reflect specific priorities and conditions, often based on a top-down standardized regional approach. The private health sector in Mozambique – where international investment is frequent (MISAU, 2012) - is growing but is yet to provide the same range of cutting edge treatments as the one provided in the neighboring South Africa. South Africa has a liberalized health care sector where private clinics have state of the art biomedical technology and treatments, while the national health system lacks the capability to provide satisfactory demographic health coverage. The country's health care sector is mostly internally funded and does not depend as much of foreign aid as the Mozambican (WHO CP, 2014). However, there are several externally funded projects for specific diseases (e.g. HIV/AIDS or TB). The private health care in the country generates profit, provides all kinds of treatments and participates in international medical travel networks that include infertility care (Bookman & Bookman, 2007). Considering the resources available, public sector reproductive health services in Maputo were, at the time of my study, fairly well organized and efficient. However, they only provided basic infertility care, including corrective treatments for hormonal-caused infertility through laparoscopic surgery, hormonal fibroid and endometriosis medication, and sperm quality enhancement antibiotics. In Mozambique in general, infertility treatments involving assisted reproduction (with the exception of ICSI, see Mausse et al., 2014) were, at the time of the study, only provided in the private sector, which many women and couples could not afford. Furthermore, the only places where state of the art reproductive technologies were available were fertility clinics in South Africa. Among these private healthcare facilities, my respondents attended those in cities close to the Mozambican border – Johannesburg, Nelspruit and Pretoria.

Social class, infertility and access to biomedical infertility treatments

As mentioned, my sample covered women – and couples – coming from different social backgrounds and using different healthcare facilities. Infertility consultations offered at the public hospital were used by lower class women. The private sector in Maputo and South Africa was host to both middle class and cosmopolitan women – or couples – who could afford it. These trends represent a localized expression of stratified reproduction (Ginsburg & Rapp, 1995), where the social and economic capital of a woman – or couple – determines the kind of infertility treatment they can access. Although therapeutic itineraries were never linear – for they implied interwoven disruptions, obstacles and attempts – patients accessing the private clinic in Maputo and cross-border reproductive care normally followed biomedical care and biomedical disease etiologies throughout their fight with infertility. Despite these couples'defense of their current treatment choice – for biomedical infertility care – and their distrust of previously used healing methods – including traditional medicine – most women had, however, resorted to herbal medicines (*panelinhas*), usually recommended by older family members. The changing discourses of my respondents about past treatments in which they had once believed revealed the shifting nature of their therapeutic itineraries. Patients'different perceptions about health and healing alternated according to what seemed to be the best pathway to reproductive success according to their life dispositions at each moment. This was the case for both public and private sector users, whose therapeutic pathways could combine traditional and biomedical treatment, different kinds of biomedical treatment, and biomedical and religious healing. Having explored the dynamics of the medicoscapes in which my respondents' therapeutic itineraries unfolded, in the following sections I focus specifically on the transnational therapeutic itineraries of ART users in South African fertility clinics.

Transnational therapeutic itineraries: the role of social networking

Throughout their treatment seeking processes, patients activated multiple – carefully selected – social networks of family, friends and acquaintances to obtain support and information. These networks helped them in their quest to find 'trusted' clinical sites, as well as with practical issues such as funding and sometimes accommodation in South Africa, and emotional support. This networking was a common aspect among all couples seeking infertility care, though it was especially so for mobile couples traveling between their home country and South African fertility clinics. Aside from family and friends, my respondents also exchanged information and emotional support with peers, namely other infertile women who had undergone, or were undergoing, IVF cycles. For those of my respondents who could afford it,

IVF was usually seen as an extreme option, to be chosen only as a last resort. When patients were told that their only option was IVF, they then had to choose where to do it: at home or abroad. Among those who decided for cross-border reproductive care, all had to organize travel and consultation scheduling themselves, typically using word-of-mouth advice and help from their abovementioned informal networks. Patients with family or friends living in South Africa used these contacts for support, both to identify the best clinic for treatment and to obtain accommodation during their stay in South Africa. In the activation and use of these informal networks, patients employed careful strategies of disclosure management. Only specific key people were involved in treatment processes and these were part of the patients' trusted relations. In fact, infertility and treatment seeking were never randomly disclosed and were usually kept secret from third parties who played no role in the process.

Cross-border reproductive care treatment experiences

Intra-continental health seeking movements in Africa are becoming increasingly common, and are challenging dichotomous analyses based on ideas of the developed North and the developing South. Such movements are both a common feature of the unequal provision of medical care across the continent, but also reveal new opportunities for responding to suffering and affliction – to patients who can afford them. According to H. Dilger, A. Kane and S. Langwick (2012: 4) :

> *Trans- and intracontinental movements of people, resources and ideas, have been accompanied by the emergence of a wide range of social, institutional, and cultural configurations that allow African citizens to deal with health-related challenges and to make sense of, and respond to, individual and collective suffering.*
>
> Dilger, Kane & Langwick 2012: 4.

These medicoscapes where under-resourced public health sectors cohabit with growing private practice thus enable the provision of, and the financially determined access to, cutting edge biomedical procedures. The provision of state of the assisted reproduction in South Africa grants those Mozambican couples who can afford it the option to take part in transnational networks of what may be called border medicine (Bookman & Bookman, 2007). In a region where reproduction and kinship making have great value, the inability to conceive translates into a situation of «bareness amongst plenty» (Dyer, 2007), triggering personal, if not social, suffering. As mentioned before, in this context, my respondents perceived the availability of ARTs as a window of opportunity in their quests for parenthood.

Throughout their quests for conception (Inhorn, 1994), couples engaged in various networks, interacting with different kinds of medical practices and various – national and foreign – institutions, products, ideas and individuals (Hörbst, 2012a). The choice of some Maputo couples to travel for ARTs in southern Africa was thus dependent on, and part of, these medicoscapes. Couples with limited economic resources faced socio-economic constraints in terms of their access to global ARTs abroad, and thus had greater therapeutic constraints and lower chances of achieving pregnancy, even taking into account the average success rates of assisted reproduction treatments (Vayena *et al.*, 2002). In this sense, my respondents from different social classes experienced not only distinct biographical pathways but distinct medicoscapes as well, in which their access to healthcare in general and to infertility care in particular was embedded. Couples using cross-border reproductive care were thus in a privileged position of being able to act upon their affliction due to their greater possibility to afford a technological solution for their involuntary childlessness.

Even though couples resorting to cross-border reproductive care shared similar medicoscapes, and even the same clinics, they did nevertheless have different experiences when embodying ARTs. Although they were generally very critical of the organization and functioning of clinical sites, the women and couples whom I met were seldom critical of assisted reproduction procedures per se. The only aspect of ART treatments to which they raised serious objections was the use of donor gametes (though despite this unwillingness to use donor gametes – or involve third parties in treatment at all – one of the couples that I interviewed did intend to use a surrogate at a certain point in their treatment trajectory). Solutions that resorted to the involvement of third parties (donor gametes or surrogates) were only considered when the couple was already « desperate," and after they had undergone multiple unsuccessful IVF/ICSI cycles. Indeed, although individuals' and couples' views sometimes transformed throughout their therapeutic itineraries, genetic relatedness was of key importance at the beginning of treatments. Adoption was often considered but hardly ever materialized as a solution for making a family. In a context where fostering children, normally from members of the couple's extended family, is common, adoption was perceived as a last resort, as it entailed acceptance of the incapacity to reproduce (Bharadwaj, 2012). Moreover, it was likely to be more associated with fostering than with kinship making (Mariano, 2004, 2014).

When medical travel and access to state of the art medical procedures was possible, Mozambican couples resorting to ARTs could – and had to –

recontextualize their treatment process in a foreign setting: a South African fertility clinic. By providing them with the material means (the technology) for potential conception, treatments in these South African fertility clinics demanded an ontological adaptation to different biotechnological practices. According to C. Thompson (2005 : 8), ARTs demand an ontological choreography throughout the different assisted reproduction steps, which consists of a « dynamic coordination of the technical, scientific, kinship, gender, emotional, legal, political and financial aspects of ART clinics. (...) [Through a] deftly balanced coming together of things that are generally considered parts of different ontological orders."

Facing all of the elements at play in their therapeutic quests, the materialization of ART treatments was a complicated one, especially for the women, who bore the significant physical burden of most of the procedures involved. The process of coordinating social, financial, emotional, scientific, kinship making and physical aspects of cross-border reproductive care often contributed to a sense of weariness in the treatment trajectories among transnational patients. In this context, ART cycles and cross-border reproductive care were generally described by my respondents as heavily scheduled, tiring and uncertain processes. Despite having a general idea of what procedures they were going through each time, in practice my respondents' knowledge about what was happening inside their bodies was rather vague. Several aspects contributed to these limited treatment perceptions, including the use of medical jargon and the predominance of English language consultations (Kleinman & Kleinman, 1998). Indeed, communication with English speaking doctors in South Africa posed a significant barrier to some[5] patients' understanding, a fact that triggered anxiety, fear of failure and, sometimes, incorrect execution of self-administered scheduled treatment steps such as ovulation stimulation injections and medication intake.

The medicoscapes of patients, their anxieties about treatment, about ART embodiment and the therapeutic processes per se triggered the emergence of specific types of biosocial relations (Rabinow, 1996): between Mozambican women in the waiting rooms, who interacted while in treatment ; between patients and healthcare staff, during the consultations and the treatment process ; and between transnational patients and very different clinical settings at home in Mozambique and in the South African private sector. Of all of these biosocial relations, the most important ones for my respondents were with their peers: women in the same situation as themselves. These informal networks of peers normally began in the clinical setting, though as

5 . Mainly for the ones who did not speak English, normally middle class women without international mobility experiences, lower level of education or who just had trouble learning the language. Medical jargon was challenging for most of my respondents.

soon as members gave up treatment or became pregnant, they progressively moved away from these groups. Relationships with clinical staff were normally superficial, and interactions with practitioners tended to be short[6]. The fact that these quick interactions were taking place in a foreign clinical setting, in a foreign country, and where the language spoken was not the native language of my respondents, sometimes triggered misunderstandings and increased the distress of patients undergoing ART cycles abroad.

In this context, treatment trajectories were affected by each couple's reproductive intentions, but they could also contribute to its reconfiguration. Once in the loop of IVF cycle treatment, its success often became a couple's core existential goal, representing a sub-goal of the ultimate goal of parenthood. Women often talked about the reorientation of their life priorities and their increasing focus on conception and the success of treatment. All of the women using cross-border reproductive care whom I interviewed had tried one or more IVF cycles, and mentioned the progressive rise in anxiety triggered by the treatment and its repetition. Once started, couples, especially women, tended to pursue more cycles in the hopes of getting pregnant (Gerrits, 2008). Although this was not a common trend, some couples encountered marriage problems aggravated not by childlessness but by the treatment itself. These marital disruptions were normally due to disagreements about treatment choices, especially regarding the use of donor gametes, or due to cycle repetition or the financial burden of ARTs and cross-border reproductive care.

Practical aspects of cross-border reproductive care

Accessing private sector IVF in a foreign country places a heavy economic burden on couples, worsened if the cycles have to be repeated (Dyer *et al.*, 2013). My respondents used multiple strategies to raise the funds they needed for treatment abroad, including saving money over a period of time, taking out bank loans (normally 'multi-purpose' loans for ART and other expenses), selling personal assets (when extended families had 'extra' assets such as real estate, they could sell these to fund treatments), and/or using extra income from collective funding schemes. These funding strategies were not mutually exclusive ; in other words, they could be used at different treatment stages to meet specific needs or unexpected costs and, in some cases, they could even be combined. The sums spent on treatments were considerable, and the initial budget would often increase throughout the treatment process. In addition to clinical expenses, transportation,

6 . With a few exceptions, in the South African fertility clinics that my respondents attended, the length of consultations was normally short and patients interacted more with nurses than with doctors.

accommodation and eating costs were always added to the basic treatment budget[7].

Financial considerations and safety concerns generated different travel arrangements. Some couples, or women alone, stayed in South Africa during the totality or a great part of the treatments[8] because they had relatives or friends to host them. Others, among them the majority of my respondents, commuted between Maputo and the South African clinics, departing at dawn and returning after the consultation (in the afternoon or evening), taking eight to twelve hour bus journeys. After embryo transfers, however, patients sometimes chose other means of transportation, such as planes or a private car, to avoid greater harm.

My respondents' therapeutic pathways were uncertain and they combined solutions based on biotechnology with local ways of perceiving reproduction and family making, by acting and taking advantage of different healing mechanisms. Although privileged in terms of therapeutic options, Mozambican infertile couples' transnational therapeutic pathways demonstrate how globalization and transnational medicoscapes encompass great inequalities but also new ways of navigating through available windows of opportunity.

CONCLUSION

The presented findings about Mozambican infertile couples' therapeutic itineraries have shown how women – or couples – will do whatever they can to materialize their parenthood projects (Schütz, 1972 ; Velho, 2003). The findings also show how contemporary global dynamics create medicoscapes (Hörbst,

7 . The costs of a full IVF cycle, including medication and exams, varied between 35 000 and 38 000 Rands (2 370 to 2 570 Euros).

8 . The scheduling for ART medical appointments varied according to each case. The phases and timings of an ART cycle start with a first diagnosis consultation and exams. After that, in a process that usually lasts between four and six weeks, an assisted reproduction cycle can be planned and commenced according to the diagnosis. Women take hormonal medication to stimulate ovulation (for one to three months) and during this period are periodically monitored through blood tests and ultrasound in order to assess the follicular development. After this phase, the hormone HcG is given to the patient for the final maturation of the oocytes, which are collected 34 to 36 hours after the HcG injection. After the ova retrieval, women normally feel abdominal discomfort that tends to disappear after two days. After all this semen is collected and IVF or ICSI *in vitro* insemination is performed and carefully monitored in order to transfer the (normally day-three-old) embryos to the woman's womb, previously prepared for implantation using hormonal medication. After transfer, women have to wait 10 to 12 days to take the first pregnancy test. This final period of the ART cycle was frequently mentioned by my informants as being the one triggering the highest degree of anxiety.

2012b) that affect individuals' quests for infertility treatment on the ground. On the one hand, these medicoscapes enable the provision of and access to new therapeutic options such as ARTs. On the other hand, they reveal how structural inequalities are reproduced through healthcare privatization and the role of global capitalism in the provision of medical care. The sample I used for my research on transnational use of assisted reproduction by Mozambican infertile couples consisted of a small group of people who could access ARTs in South Africa, albeit with great financial effort. There are many women – and couples – seeking infertility care in Mozambique, however, who cannot access these biotechnological procedures. In general, ART infertility treatments were described by my respondents as tiresome, non-linear therapeutic processes that triggered great anxiety (especially for women). Nevertheless, they were also seen as a reproductive opportunity, one that couples kept pursuing despite their risks and drawbacks. This persistence on the part of patients, for whom IVF cycles were all but 'pleasant', sheds light on the great value attributed to family making and reproduction in Mozambique, including in urban cosmopolitan areas such as Maputo. Cross-border reproductive care was thus a challenging endeavor that couples were usually willing to opt for in the hopes of potentially conceiving. Treatment access was mainly determined by social class, and treatment experiences varied according to each patient and clinical site. Fertility clinics were commonly described as cold and profit-oriented, yet they were also seen as the best possible option that infertile couples had to succeed in having a child. These first notes and insights into my fieldwork data shed light not only on core trends in infertility treatment seeking and uptake, but also on phenomena of global interactions, social change and social mobility in Mozambique at large. In the fluid global context that we inhabit today, the strategies that people use to exercise their agency are constantly mutating, leaving room for further research and lines of inquiry about topics such as: the effects of public and private health sector development and cohabitation in Sub-Saharan Africa ; reproduced inequalities and social mobilities, as seen through the lens of contemporary illness perceptions and healthcare choices ; transforming reproductive intentions and family making practices ; urbanities and (bio)medicalization ; and the roles of agency and gender during reproductive disruption.

My intention is to develop and further investigate some of these issues in my PhD thesis (forthcoming), which will be based on the in-depth analysis of a body of ethnographic data that includes the data from which I developed here. I hope as well that further research on infertility, infertility treatment seeking and cross-border reproductive care may be developed in the rather unstudied (Mariano, 2002, 2004, 2014) southern African region where I undertook my research. Because of its psychosocial consequences, among other aspects, infertility is a pressing issue that should be introduced into both national and international healthcare agendas (Inhorn, 2009), alongside efforts to address structural inequalities in the access to sexual and reproductive healthcare in general. Infertility is a serious issue, both socio-culturally as well as physically.

BIBLIOGRAPHIES DES SOURCES CITÉES

ARNALDO C. 2004. « Regional Fertility Trends in Mozambique », *Journal of Population Research*, 21, 2, 177-197.

BHARADWAJ A. 2012. The Other Mother: supplementary wombs and the surrogate state in India. In : M. KNECHT M. KLOTZ, S. BECK (dir..), 2012. *Reproductive Technologies as Global Form: ethnographies of knowledge, practices and transnational encounters*. Chicago, Chicago University press, 139-160.

BECK U. and SZNAIDER N., 2006. « Unpacking Cosmopolitanism for the Social Sciences», *The British Journal of Sociology*, 57, 1, 1-23.

BOLTANSKI L., 1975. *Los Usos Sociales del Cuerpo*, Barcelona, Periferia.

BOOKMAN M. & BOOKMAN K., 2007. *Medical Tourism in Developing Countries*, New York, Palgrave MacMillan.

CHAPMAN R.R., 2010. *Family secrets: risking reproduction in central Mozambique*, Tennessee, Vanderbilt University Press.

DILGER H., KANE A., LANGWICK S.A., 2012. *Medicine, mobility and power in global Africa: transnational health and healing*, Indiana, Indiana Universixty Press.

DYER S., 2007. « Bareness among plenty », *South African Journal of Obstetrics and Gynaecology*, 2, 13.http://www.thefreelibrary.com/%27Barrenness+among+plenty%27--Silke+Dyer.-a0167935943 [last access 27/06/2016].

DYER S., SHERWOOD K., MCINTYRE D., ATABUGA J., 2013. « Catastrophic payment for assisted reproduction techniques with conventional ovarian stimulation in the public health sector of South Africa: frequency and coping strategies », *Human Reproduction*. 28, 10, 2755–2764.

GERRITS T., 1997. « Social and cultural aspects of Infertility in Mozambique », *Patient Education Counseling* 31, 1, 39–48.

GERRITS T., 2008. *Clinical encounters: dynamics of patient-centred practices in a Dutch fertility clinic*. University of Amsterdam, Faculteit der Maatschappij – en Gedragswetenschappen. PhD Thesis.

GINSBURG F. & RAPP R., 1995. *Conceiving the new world order: the global politics of reproduction*, Los Angeles, University of California Press.

GIWA-OSAGIE, F. 2002. Art in Developing Countries With Particular Reference to Sub-Saharan Africa. In VAYENA, E., ROWE, P. and GRIFFIN, P. *Current Practices and Controversies in Assisted Reproduction*. Geneva: World Health Organization, 22-30.

HADOLT B., HÖRBST V., MULLER- ROCKSTROH B., 2012. « Biomedical techniques in context: on the appropriation of biomedical procedures and artifacts », *Medical Anthropology* 31, 3, 179-195.

HOLLOS M. &LARSEN U. 2008. « Motherhood in Sub-Saharan Africa: The social consequences of infertility in an urban population in northern Tanzania », *Culture, Health & Sexuality: An International Journal for Research, Intervention and Care*, 10, 2, 159-163.

HÖRBST V., 2012a. Assisted Reproduction in Mali and Togo: circulating knowledge, mobile technology, transnational efforts. In: DILGER, H., A. KANE and S. LANGWICK (Dir.) : *Transnational Medicine, Mobile Experts: Globalization, Health and Power In And Beyond Africa*, Indiana, Indiana University Press, 163-189.

HÖRBST V., 2012b. « You need someone in a grand boubou': barriers and means to access ART in West Africa », *FVV in ObGyn Monograph.*, 45-52.

HÖRBST, V. &WOLF, E., 2014. ARV and ARTs: Medicoscapes and the Unequal Place-making for Biomedical Treatments in sub-Saharan Africa. In *Medical Anthropology Quarterly* 28, 2, 182–202.

INHORN M., 1994. *Quests for Conception: gender, infertility and Egyptian medical traditions*, USA, University of Pennsylvania press.

INHORN, M. & VAN BALEN, F. 2002. *Infertility Around the Globe: new thinking on Childlessness, gender and reproductive technologies*. Berkeley, University of California press.

INHORN M., 2009. « Right to assisted reproductive technology: Overcoming infertility in low-resource countries », *International Journal of Gynecology and Obstetrics,* 106,172-174.

GURTIN Z. 2011. « Introduction : travelling for conception and the global assisted reproduction market » In : M. INHORN, Z. GURTIN (dir.). *Reproductive Bomedicine Online*. Special Issue: Cross-border reproductive care. 23, 5, 535-537.

INHORN M. C., BIRENBAUM – CARMELI D., 2008. « Assisted reproductive technologies and culture change », *Annual Review of Anthropology,* 37, 177-196

KLEINMAN A.& KLEINMAN J., 2006. « Suffering and its Professional Transformation: toward an ethnography of interpersonal experience ». In VAN DER GEEST S., *The Art of Medical Anthropology : readings*. Amsterdam: Het Spinhuis Publishers, 199-214.

KLEINMAN A. 2006. *What Really Matters: living a moral life amidst uncertainty and danger*. New York, Oxford University press.

MARIANO E., 2002. *Childlessness: Whom to blame and how to cope – Symbolic representations and healing practices among the Shangana of Southern Mozambique – Magude*. MPhil thesis, University of Bergen, Norway.

MARIANO E., 2004. « Involuntary childlessness among the Shangana (Mozambique) », *Journal of Reproductive and Infant Psychology,* 22, 261-269.

MARIANO E., 2014. *Understanding experiences of reproductive inability in various medical systems in Southern Mozambique*. Unpublished PhD thesis KU Leuven.

MASCARENHAS, M., CHEUNG C., MATHERS D., STEVENS G., 2012. « Measuring infertility in populations: constructing a standard definition for use with demographic and reproductive health surveys », *Population Health Metrics 2012.* 10-17.

MAUSSE, F., MABOTA F., BUGALHO A, 2014. « Assessment of Male Infertility Causes in Mozambique: a case study of working class patients by IVF at Médicos Associados Clínica Cruz Azul Laboratory, Maputo », *International Science and Technology Journal Namibia*, 3,1, 100-106.

MISAU. 2012. Relatório Revisão do Sector Saúde. Ministério da Saúde de Moçambique/Health Ministry of Mozambique.

RABINOW P. 1996. « Artificiality and Enlightenment: from sociobiology to biosociality ». In : P. RABINOW, *Essays on the Anthropology of Reason*, Princeton: Princeton University Press.

RUTSTEIN S. & SHAH I. 2004. *DHS Comparative Reports 9 - Infecundity, Infertility and Childlessness in Developing Coutries*. WHO.

SAILLANT F. & GENEST S. (dir..), 2007. *Medical Anthropology: regional perspectives and shared concerns*, Oxford, Blackwell

SASSEN, S. 2007. *A Sociology of Globalization.* New York, Norton.

SCHUTZ A. 1972. *The Phenomenology of the Social World.* USA, Northwestern University Press.

SPISAK S. 2009. « The Evolution of a Cosmopolitan Identity: transforming culture », *Current Issues in Comparative Education* 12,1, 86-91.

THOMPSON C. 2005. *Making parents: the ontological choreography of reproductive technologies*, Cambridge (Mass.), MIT Press.

VAYENA, E. ROWE, P. & GRIFFIN, P. 2002. *Current Practices and Controversies in Assisted Reproduction.* Geneva: World Health Organization, 22-30.

VELHO G., 2003. *Projecto e metamorfose: antropologia das sociedades complexas*, Brazil, Jorge Zahar.

VERTOVEC S., 1999. Conceiving and Researching Transnationalism. *Ethnic and Racial Studies*, 22, 2, 447-462.

WHO HQ, 2012. *Preconception care to reduce maternal and childhood mortality and morbidity: meeting report and packages of interventions*, Annex 3 : infertility/subfertility.

WHO CP South Africa. (2014). *WHO Country Profile South Africa*: http://www.afro.who.int/en/south-africa/who-country-office-south-africa.html [last access: 10-10-2014].

ZANINI G,. RAFFAETÀ, R. KRAUSE, K. & ALEX, G. 2013. Transnational medical spaces: Opportunities and restrictions. In *MMG Working Paper*, 13-16.

8

SPÉCIFICITÉ DU PARCOURS D'ASSISTANCE MÉDICALE À LA PROCRÉATION CHEZ LES COUPLES ORIGINAIRES D'AFRIQUE SUBSAHARIENNE EN SITUATION MIGRATOIRE EN FRANCE

Sylvie Epelboin*

INTRODUCTION

L'expérience clinique au sein d'un centre d'Assistance Médicale à la Procréation (AMP) parisien dont les prises en charge concernent, pour un tiers de l'activité, des couples originaires d'Afrique subsaharienne, à parité égale entre l'Afrique de l'Ouest et l'Afrique centrale, permet de mettre en exergue quelques spécificités de leur parcours d'AMP, tant sur le plan du vécu que sur celui de considérations médicales ou économiques. La spécificité de ce travail repose sur une réflexion issue d'une expérience clinique avec des couples infertiles confrontés à une pluridisciplinarité de prise en charge : biologistes, psychologues, infirmières, sages-femmes, anesthésistes, urologues, infectiologues ou hépatologues référents de longue date. Ces professionnels mettent en commun les échanges qu'ils ont eus avec l'un ou les deux membre(s) du couple aux différentes étapes diagnostiques et thérapeutiques, au même titre que les données cliniques ou complémentaires nécessaires à la prise en charge évolutive au moment de poser l'indication, d'exposer la mise en œuvre des techniques, d'évaluer les résultats, d'expliquer un échec éventuel, voire de conseiller un arrêt de prise en charge. En cas de succès, le suivi par les mêmes soignants s'étend de la première consultation d'infertilité à la visite post-natale, en passant par d'éventuels malheurs intercurrents (fausse couche, grossesse extra-utérine) ou plus heureusement le suivi régulier de la grossesse. Ces échanges variés dans le temps et selon les intervenants sont source d'écoutes diverses et d'entrées multiples dans la compréhension du vécu de l'infertilité et

* Praticien Hospitalier en gynécologie-obstétrique à l'hôpital Bichat-Claude Bernard. Membre du groupe « Stratégie » de l'Agence de la Biomédecine & de la Commission Nationale d'AMP Vigilance.

des techniques de procréation par les couples. Nombreux sont ceux qui restent en lien avec l'équipe, délivrant à distance d'autres précieuses clés de compréhension. Cette mise en détails de la prise en charge a pour objet d'indiquer le caractère pluriel (intervenants, temps de vie du couple au fil du parcours) du recueil d'informations, base de la réflexion ici partagée.

Cette réflexion s'appuie également sur une expérience africaniste de l'auteur depuis 1972, dont un terrain de thèse de médecine sur les représentations de la fertilité des femmes Peules Bandé au Sénégal Oriental (Epelboin, 1982), des échanges constants depuis les années 1980 avec des psychanalystes travaillant dans le domaine de la fertilité, ainsi qu'une formation et une activité universitaire en éthique clinique, l'ensemble formalisé dans des groupes de travail interdisciplinaires de médecine de la reproduction-sciences humaines.

Les spécificités du parcours d'AMP chez les couples originaires d'Afrique subsaharienne combinent de multiples situations, dont l'association est pertinente.

De façon non exhaustive, on peut les énumérer comme suit :

- Le projet d'enfant se conçoit souvent dans une perspective « hypergénésique » (autrement dit, en vue d'obtenir une descendance nombreuse)
- Le fait de devenir parent est souvent la seule voie d'insertion, de légitimité sociale et de rupture d'isolement pour les femmes migrantes en France
- Le contexte de l'infection virale (VIH ou hépatites B et C) peut se surajouter à la problématique de la stérilité, le projet procréatif étant une revanche sur la honte et la discrimination dont les femmes sont l'objet
- La confrontation entre le projet d'enfant, les critères médicaux de stabilité du couple et l'encadrement règlementaire de la procréation assistée en France, génère bien des situations d'aporie entre les couples et les équipes soignantes.
- Les représentations de la conception, variables selon les cultures d'origine, mal connues ou mal comprisses par certains professionnels de santé, conditionnent notamment l'acceptation de l'annonce de la stérilité de l'homme, les choix thérapeutiques, la congélation embryonnaire.
- L'acceptation d'une politique de transfert embryonnaire mesurée, visant à éviter les grossesses multiples, y compris gémellaires, est difficile dans des contextes culturels où, quoique la gémellité soit l'objet de bien des ambivalences entre attraction et répulsion, valorisation ou dévalorisation, bonheur ou malheur, elle est ici souhaitée par les couples comme synonyme de chance, de richesse, de puissance génésique, de victoire sur le malheur de la stérilité.

- Le recours au don de gamètes, ou à l'inverse la perspective du don d'embryons à un autre couple, se heurte à de multiples réticences, dont la crainte d'une rupture généalogique, à mettre en regard avec les systèmes de circulation des enfants dans la société d'origine.

SPÉCIFICITÉ DES SITUATIONS MÉDICALES

Bien que l'énoncé des spécificités des problématiques médicales à l'origine de l'infertilité des couples qui viennent consulter dans un centre d'AMP ne soit pas au cœur du sujet, il nous semble nécessaire d'en évoquer en préliminaire quelques aspects susceptibles d'éclairer la réflexion ultérieure.

En tout premier lieu retient l'attention la particulière fréquence des pathologies tubaires post-infectieuses, sources d'infertilité mécanique chez les femmes, et souvent liées aux conditions de prise en charge défectueuses de la santé reproductive et d'accès aux soins dans les pays d'origine. Il peut s'agir de grossesses précoces ou mal suivies et de conditions difficiles d'accouchements ou de césariennes suivies d'épisodes infectieux de la délivrance ou du post-partum, d'avortements pratiqués hors contrôle médical, parfois à des termes avancés, et compliqués d'infection, de salpingites à germes divers, non ou incomplètement prises en charge, ou encore de péritonites appendiculaires diagnostiquées et opérées tardivement, toutes pathologies à l'origine de la constitution d'adhérences pelviennes et d'altérations ou obstructions tubaires séquellaires.

La population de femmes africaines que nous rencontrons en consultation présente également de façon accrue des problèmes d'implantation embryonnaire consécutifs aux infections génitales de causes diverses ou aux antécédents d'avortements septiques avec curetage, pouvant générer des synéchies (adhérences internes aboutissant à la réduction du volume de la cavité utérine). Par ailleurs, la fréquence des fibromes, pouvant se développer notamment dans la cavité utérine (jouant directement un rôle délétère sur la nidation) est plus fréquente, à âge égal, chez les femmes d'origine africaine que chez les Européennes. Toutes les femmes en âge de procréer peuvent en effet être concernées, mais essentiellement à partir de 35 ans. Chez les femmes africaines le risque est de 1 sur 2 femmes contre 1 sur 4 à 1 sur 10 chez les Européennes. La fertilité peut donc être altérée par des difficultés d'implantation embryonnaire, mais aussi en raison de saignements qui font éviter les rapports sexuels en période féconde et entraînent une anémie parfois profonde. Les fibromes peuvent également être douloureux, en raison de leur volume ou de leur localisation, ce qui sera une indication de traitement qui, médical ou chirurgical, retardera la mise en route de la grossesse ou de l'AMP. En effet, le traitement médical est un traitement hormonal qui bloque l'ovulation, et le traitement chirurgical fragilise l'utérus, avec nécessité d'un délai de 9 à 12 mois de cicatrisation pour envisager une grossesse sans surcroît de risque. La prise en charge est donc adaptée à chaque cas particulier et notamment à l'évaluation respective de la symptomatologie et du désir d'enfant. De manière générale, les traitements des fibromes privilégient les thérapeutiques les moins agressives, dans le cadre du projet d'enfant, mais peuvent intervenir en cas d'échec d'AMP.

Les cas d'infection virale (VIH, hépatites B et C) ne sont à considérer que dans les centres autorisés à effectuer l'AMP dans le cadre de ce contexte viral. Dans le centre de Bichat-Claude-Bernard, il concerne un tiers des tentatives d'AMP (l'homme, la femme ou les deux), avec une répartition, sur les quatre dernières années qui est la suivante : 31 % pour le VIH, 60 % et 9 % pour les virus de l'hépatite B et C. La contamination par le VIH est souvent liée à des parcours de vie douloureux - viols, grossesses précoces - sa découverte et l'annonce souvent violente provoquant un bouleversement de vie majeur.

L'AMP dans le cas de l'infection à VIH est d'indication double. Il s'agit en premier lieu de permettre la réalisation du projet d'enfant sans risque de transmission au partenaire avec qui les rapports restent protégés, quoique l'évolution de la politique actuelle des infectiologues soit d'autoriser les rapports non protégés quand l'infection est stabilisée sous traitement, avec notamment une charge virale négative depuis au moins 6 mois (Ministère des Affaires sociales et de la santé, 2013). Par ailleurs, comme nous venons de l'évoquer, l'obstruction des trompes consécutive à une infection est fréquente et constitue en elle-même une indication de fécondation *in vitro* (*FIV*). A titre d'exemple, au sein du groupe de 82 femmes infectées par le VIH et prises en charge pour AMP dans le centre d'AMP de Bichat entre 2009 et 2011, parmi lesquelles 68 étaient originaires d'Afrique subsaharienne, groupe étudié par C. Stora pour son travail de thèse (Stora, 2012), 49 % des indications étaient tubaires, au sein de 65 % de causes féminines.

La prise en charge en AMP des couples chez qui l'un ou les deux partenaires présentent une infection par VIH, hépatites B ou C, ne peut s'effectuer que dans un centre autorisé, comme expliqué plus haut, selon la loi n° 2011-814 du 7 juillet 2011 relative à la bioéthique [1]. Néanmoins, la nécessité d'une organisation pluridisciplinaire, à caractère chronophage, fait que peu d'équipes se sont impliquées dans l'AMP à contexte viral, d'où une inégalité d'accès à ces prises en charge spécifiques sur le territoire, comme en atteste une carte des centres autorisés en France publiée dans le rapport annuel de l'Agence de la Biomédecine (ABM) 2013[2]. De cette pénurie découle une pénibilité accrue des couples domiciliés à distance d'un centre agréé dans leur parcours de soins.

Sur un plan personnel, le projet procréatif des personnes vivant avec le VIH se situe souvent dans une perspective de revanche sur la honte et la discrimination

1. www.legifrance.gouv.fr [Consulté le 1 janvier 2014].

2. http://www.agence-biomedecine.fr/rapport-annuel-2013 [Consulté le 1 janvier 2014].

dont elles font l'objet. Les femmes, encore si fréquemment rendues responsables de l'infertilité conjugale malgré les connaissances actuelles sur la parité des causes qui la génèrent, sont doublement stigmatisées par leur statut combiné de femmes sans enfant ou secondairement stériles, et d'infection par ce virus encore porteur de tant de symboliques péjoratives. La survenue de l'enfant de parents vivant avec le VIH est vécue comme la rupture de ce cercle dévalorisant. Le témoignage des femmes que nous suivons met en exergue le sentiment que l'enfant conçu dans cette situation occupe un rôle spécifique dans la rupture d'interprétations d'envoûtement magique ou d'agression sorcellaire vécues comme étant à l'origine du sida et de la stérilité, et, en juste retour, que cet enfant permet non seulement une réinsertion, mais une place de prestige au sein de la parentèle.

Les sentiments exprimés par les femmes en consultation d'AMP en 2015 sont très différents de ceux recueillis par A. Desclaux et M.-L. Cadart au début des années 2000. Les auteurs, dans un recueil de témoignages, ont analysé le processus de décision en matière de procréation dans le contexte du VIH, à l'interface entre le choix initial de la femme ou du couple et l'avis du médecin, en particulier lorsqu'il est dominé par la crainte du risque de transmission verticale de l'infection (DESCLAUX & CADART, 2008). A plus de dix ans de distance, cette crainte est toujours présente, mais c'est avec l'infectiologue référent qu'elle est le plus souvent exprimée. En effet, un travail anthropologique récent indique que la relation médecin-patient joue un rôle clé dans la prise en charge du VIH et de l'hépatite B chez les migrants sub-sahariens en France, la concordance des objectifs des patients et des médecins les conduisant à aborder ensemble les attentes des uns et des autres (Pourette, 2013).

Le long chemin qui s'étend du projet d'enfant à la validation de la prise en charge en AMP par l'équipe pluridisciplinaire (six mois de charges virales négatives et état immunitaire stable, parfois doublés en cas de modification de traitement) fait passer au premier plan la lassitude de la multiplicité des étapes et des consultations, l'impatience du début des traitements, et la crainte de l'échec de la *FIV*. En effet, toutes les études convergent à l'heure actuelle pour constater la diminution des résultats de la *FIV* chez les femmes vivant avec le VIH, notamment avec l'âge, et cette information est intégrée aux explications fournies au couple par l'équipe, visant à ce que, comme pour tous, les couples aient la meilleure autonomie de décision. L'AMP est par ailleurs présentée dans sa dimension sécuritaire, qui la fait préférer par certains couples, même si les rapports non protégés sont autorisés et en absence de cause d'infertilité, à la procréation naturelle, demande argumentée par l'équipe mais toujours acceptée si persiste la crainte de contamination.

La spécificité de l'AMP en contexte viral est aussi celle de problématiques éthiques soulevées dans les équipes dont les indications de prise en charge sont influencées par des considérations autres que purement médicales. A titre d'exemple, le refus de prise en charge motivé par des chances de succès trop faibles en raison de l'âge de la femme ou de paramètres d'insuffisance ovarienne déficients suscite des craintes de conduites à risque de couples qui par déception n'auraient plus de rapports protégés lorsque ceux-ci sont jugés à risque, ou de rupture de couples, le plus souvent par répudiation de l'épouse en cause. A l'opposé, dans certaines situations, l'argument de l'intérêt de l'enfant conçu dans un foyer marqué par la maladie fait émerger la question de la responsabilité de l'équipe médicale vis-à-vis de l'aide à la conception (à l'instar d'autres pathologies d'une particulière gravité ou laissant présager d'une espérance de vie réduite, où la question des médecins de la reproduction est d'évaluer jusqu'où il est légitime de prendre des risques pour l'enfant au nom de la souffrance morale de ses futurs parents).

Désir d'enfant, AMP et précarité en situation migratoire

Dans le contexte de la migration, l'argument économique est omniprésent, les situations de précarité étant fréquentes même si elles ne concernent pas l'ensemble des couples qui consultent. Les situations de précarité mettent en exergue les éléments du débat entre le médical et le social sur la question de la prise en charge de couples migrants dans un contexte social parfois défavorable. En effet, il s'agit de répondre avec discernement à leur demande, sans discrimination et négligence. Les indicateurs de précarité sont multiples, celle-ci étant définie comme l'absence d'une ou plusieurs des sécurités suivantes : logement (personnel, hébergement, hôtels sociaux), accès aux soins (type de couverture sociale), accès au droit, alphabétisation, niveau d'étude suffisant (compréhension), francophonie, revenus (activité professionnelle), situation administrative (ir)régulière, environnement ou isolement social (Herschkorn-Barnu, 2014). Beaucoup de femmes migrantes reçues dans le centre d'AMP sont en situation irrégulière en France, menacées d'expulsion, avec une couverture sociale fragile, souvent l'Aide Médicale d'Etat (AME), sujettes à de grandes difficultés à trouver du travail. La femme arrivée généralement en France après son conjoint, ne maîtrisant souvent pas les éléments rudimentaires de communication en langue française, isolée, sans activité professionnelle, ressent particulièrement le poids de la stérilité en exprimant son "besoin" d'enfant, dans un contexte de présence inconstante de l'homme, et avec la notion occultée de double foyer de celui-ci. Néanmoins, l'isolement social est variable avec une solidarité effective quand le groupe familial est mobilisable. L'enfant représente la rupture d'isolement, voire l'intégration, situation à laquelle l'équipe médicale est sensible tout en s'interrogeant sur le bien-fondé d'œuvrer pour son arrivée avant une stabilisation de la situation socio-économique. La prise en considération des facteurs socio-économiques est délicate, se situe hors du champ médical propre, suscite des débats au sein des équipes, mais elle s'impose.

Une vignette clinique éclairera ces propos :

Il s'agit de la discussion animée lors d'un staff obstétrico-pédiatrique, au décours de l'accouchement prématuré de jumeaux à 34 semaines d'aménorrhée (SA) (7 mois et demie) d'une jeune femme de 29 ans d'origine camerounaise dont c'était la première grossesse. Celle-ci avait été obtenue par AMP à la quatrième insémination. L'indication de l'AMP était la séropositivité pour le VIH de l'homme, ainsi que quelques anomalies spermatiques. Après 3 échecs, il avait été admis de déclencher l'ovulation sur 2 follicules ovariens visibles à l'échographie, et la grossesse initiée était gémellaire. Une menace d'accouchement prématuré avait motivé une hospitalisation à 29 SA (6 mois et une semaine). Repos et traitement avaient permis l'arrêt des contractions utérines, d'où une « autorisation » du retour à domicile avec une prescription de repos, puis une ré-hospitalisation un mois plus tard pour contractions de début de travail et accouchement. Les nouveau-nés avaient été dirigés dans l'unité de néonatologie en raison de leur terme et de leur petit poids, mais sans inquiétude. Leur bonne évolution permettait leur sortie 2 semaines plus tard : c'est alors que fut réalisée l'absence de solution de retour à domicile, d'où leur placement en pouponnière en attente d'un hébergement familial stabilisé.

La situation de précarité des parents ne leur avait pas permis de trouver un logement, la mère étant hébergée depuis de longs mois chez des cousins lointains ne souhaitant ou ne pouvant pas prolonger leur hospitalité dans un petit logement pour elle et deux bébés encore fragiles nécessitant soins et près de 18 biberons quotidiens, le père présent de manière épisodique ou en déplacement. La domiciliation déclarée correspondait à un hébergement aléatoire, sans aide à attendre de la famille hors de France, et avec une absence de ressources.

Ceci est un cas extrême qui illustre la nécessité d'une anticipation de ces situations. Anticiper des situations de précarité à risques est parfois extrêmement difficile, surtout quand le dossier médical est initié dans les consultations d'AMP, où les patients cherchent à convaincre, en ayant les supposées bonnes réponses à nos questions. Ainsi dans le cas exposé, la femme avait dit ne pas travailler, mais effectuait de "petits travaux au noir" de ménage en entreprise, qu'elle n'avait pas non plus déclarés lors de la première hospitalisation, d'où l'absence de prescription d'arrêt de travail, et simple préconisation de repos, qu'elle n'avait pas suivie de crainte de perdre son travail. Le conjoint s'était déclaré technicien en informatique, alors qu'il était en réalité chômeur en fin de droits, ne retrouvant pas de travail fixe en raison de trop nombreux arrêts liés à son suivi de différentes pathologies liées au VIH, et à son âge (47 ans).

Jusqu'où questionner sans être intrusif ? Comment aborder les conditions de vie et selon quels critères ? Une adresse de domiciliation n'est pas garante d'un logement, mais dans quelle mesure peut-on s'en assurer ? L'origine géographique, l'apparence, la présentation, le mode d'expression ne peuvent être des critères. Comment définir les limites entre l'obtention d'informations utiles et le viol d'une intimité ? Une des réponses précédemment trouvée à ce questionnement, sur un autre site professionnel, était l'orientation systématique de tous les couples candidats à l'AMP vers une consultation auprès de l'assistante sociale du service, laquelle avait notamment en charge de vérifier si le couple répondait bien aux conditions règlementaires d'accès à l'AMP et avait reçu les informations sur les techniques, et de recueillir les consentements obligatoires avant la mise en œuvre de l'AMP. Cet entretien banalisé au sein des autres démarches médicales du couple, pour tous sans orientation spécifique, permettait au professionnel le plus averti de repérer des situations à risques, les signaler au médecin référent ou en discuter en réunion hebdomadaire pluridisciplinaire, mais également de proposer au couple en difficulté un accompagnement dans ses démarches. Les restrictions actuelles touchant, entre autres, les services sociaux, au regard de tâches prioritaires, ne permettent plus ce fonctionnement. Seul est possible dorénavant un entretien sollicité à la demande, mais n'intégrant pas le contexte général.

La loi de finances de 2010 exclue le remboursement de l'AMP pour les personnes bénéficiant de l'AME, celle-ci étant soumise à conditions. Les restrictions sont précisées par décret (octobre 2011), s'il s'agit d'actes, de prestations ou de produits « dont le service médical rendu n'a pas été qualifié de moyen ou d'important ou lorsqu'ils ne sont pas destinés directement au traitement ou à la prévention d'une maladie, tels des cures thermales ou traitements de la stérilité »[3].

Il s'agit certes d'un choix de société, mais les équipes médicales se sont trouvées très seules dans son application, certaines décidant de poursuivre la prise en charge aux frais des personnes concernées, d'autres de la refuser. Le coût d'un cycle d'AMP, se monte au total à près de 3 000 euros pour une prise en charge dans le public, variable à la hausse dans le privé…

Jusqu'à la date du décret, entre 16 et 18 % des demandes annuelles d'AMP dans notre centre provenait de couples, la femme, l'homme ou les deux, bénéficiant de l'AME, dont près de 90 % originaires d'Afrique subsaharienne. Notre expérience a tout d'abord été de poursuivre la prise en charge auprès de couples avertis des nouvelles dispositions. Malgré cela, se sont multipliées les situations difficiles, telles que celles de femmes ayant tenté de passer outre et refoulées lors de leur admission en hôpital de jour en vue de la ponction ovocytaire, avec pour conséquence l'impossibilité de passer au bloc opératoire, et l'annulation du cycle en fin de traitement. Pour d'autres, la mobilisation des réseaux familiaux a permis le financement de la tentative, mais ce n'est que secondairement que nous sont apparues, exposées par les couples, des situations très difficiles de surendettement non seulement financier, mais dans les relations

3. Décret n° 2011-1314 du 17 octobre 2011 relatif à la prise en charge des frais de santé par l'aide médicale de l'Etat ainsi qu'au droit au service des prestations. JORF n° 0243 du 19 octobre 2011 p. 17639, texte n°21.

avec la parentèle qui a participé à réunir la somme, vis-à-vis de qui l'absence de grossesse en cas d'échec ne vient pas récompenser les efforts.

Ces dispositions et le financement des techniques par les couples ont également modifié la conception du soin tel qu'il existe, notamment dans le public, en France, par-delà de la relation médecin-patient, avec l'introduction de la notion soins monnayés = soins discutés. Après échec d'une tentative, certains de nos patients se sont indignés de devoir financer à nouveau la suivante, estimant avoir payé non, comme nous l'argumentions, pour une structure, des moyens et des compétences, mais pour un résultat (l'enfant). De même sont apparues des discussions quant au nombre d'embryons transférés, limités dans notre pratique à 1 ou 2 selon le contexte et notamment l'âge de la femme, de façon à éviter les grossesses multiples, avec un souhait exprimé par les couples d'une révision à la hausse pour une meilleure rentabilité de la tentative autofinancée, quels qu'en soient les risques. Par ailleurs, l'impossibilité de financement de la *FIV* pouvait nous conduire à reconsidérer l'option chirurgicale en cas de problème tubaire, option que nous avions écartée, car jugée inopérante, au profit de la *FIV* de meilleur pronostic.

Alors que la population bénéficiant de l'AME représentait environ 15 % de notre activité, nous avons en 2013 établi un moratoire dans la prise en charge de ces couples pour les raisons précédemment exposées, tout en tentant d'aider à l'accélération des démarches de régularisation par des certificats mettant en avant la nécessité des techniques d'AMP et l'impasse réglementaire.

Spécificité des difficultés pendant le parcours d'AMP

Les difficultés de communication peuvent être multiples. Outre la barrière de la langue, se pose souvent le problème du statut du traducteur qui accompagne la femme ou le couple en consultation, la plupart du temps membre du lignage qui, selon les systèmes de parenté, ne sera pas toujours habilité à jouer le relais dans les questions-réponses (Tessier, Taïeb, Epelboin, 2002).

Les réunions d'information sont souvent inadaptées pour les mêmes raisons de compréhension de la langue, mais aussi des termes techniques, avec des incompréhensions des processus biologiques et des étapes de la FIV, sans pertinence dans les connaissances personnelles, tant pour des raisons culturelles que socio-éducationnelles.

Les différentes brochures délivrées comme support papier à l'information orale sont inadaptées pour les personnes se heurtant à des problèmes de lecture, et l'imagerie qui supporte les messages médicaux et décrit les différentes étapes de la FIV n'a pas de résonance vis-à-vis d'acquis anciens. Au contraire, ces supports choquent lorsqu'il s'agit de coupes d'organes sexuels, de visualisation d'organes internes, schémas plus familiers aux personnes scolarisées de niveau lycée ayant eu accès aux manuels de sciences de la vie, ou quand l'imagerie représente des phénotypes dans lesquels les couples ne se reconnaissent pas.

Dans des logements aléatoires, l'accès internet peut manquer, ou, dans d'autres cas, la recherche d'informations sur la toile est non ou peu connue ou pratiquée, à fortiori en cas d'illettrisme.

En conséquence, les femmes et les couples sont moins impliqués dans les étapes du traitement, alors que les réunions d'information ont aussi pour but de créer les moyens d'autonomiser des couples, tout au moins de favoriser leur participation active. Se multiplient donc plus que dans d'autres contextes des difficultés de compréhension lors de la transmission quotidienne des consignes, des erreurs dans le traitement (chronologie, doses) génératrices d'annulation ou de risque d'hyperstimulation pour la femme.

Une fois encore l'ensemble de ces considérations ne concernent pas tous les couples en situation migratoire, ni, loin s'en faut, uniquement ceux-ci.

Nous avons déjà évoqué, au sujet du VIH, l'inégalité d'accès aux centres autorisés. Il s'agit plutôt ici de pointer les difficultés de suivi et d'observance liées au fréquent éloignement du domicile par rapport aux centres d'AMP, beaucoup de personnes récemment arrivées sur le territoire avec de faibles ressources vivant préférentiellement à la périphérie des villes. C'est notre expérience à Bichat (Paris 18e), où bien des patients résident dans les départements 77, 93, 95… à plus d'une heure de l'hôpital.

Quelles conséquences cette situation a-t-elle sur la prise en charge ? Nombre de nos patientes d'origine africaine ne se déplacent pas seules en ville, ont une mauvaise maîtrise des transports, leurs conjoints devant les accompagner aux différents rendez-vous et justifier, quand ils travaillent, de demi-journées d'absence répétées. A défaut, les femmes vont choisir de pratiquer leurs contrôles quotidiens pour suivi de traitement chez des échographistes ou dans des laboratoires non spécialisés, dont les comptes rendus seront moins informatifs, incomplets ou erronés, compromettant la rigueur des prescriptions qui en découlent. Il n'est pas rare non plus que la femme, bien qu'elle se déplace seule, néglige de faire le contrôle attendu dans un centre d'échographie de référence, car elle n'était pas en possession des tickets de transport, bus ou métro, nécessaires.

Parmi les grands progrès des quinze dernières années dans les traitements inducteurs de l'ovulation sont apparus les hormones dites recombinantes (non extraites des urines de femmes ménopausées), disponibles sous forme de stylo et utilisables en auto-injection sous-cutanée. Dans le cours de la stimulation quotidienne, cette facilité a permis aux femmes de suivre les traitements sans avoir recours à une infirmière, de mener une vie active non soumise aux horaires des cabinets infirmiers, de partir en déplacement pendant la période de stimulation en gérant leurs injections. Une démonstration par l'infirmière ou la sage-femme de l'équipe d'AMP est le plus souvent suffisante pour que les femmes se fassent confiance et adoptent ce mode d'injection en large majorité. Force est de constater que peu de femmes africaines ont recours à l'auto-injection, soit par crainte du geste, soit par désir ou besoin de la présence d'une infirmière, dont le caractère bénéfique est néanmoins lié à une perte d'autonomie. Par ailleurs, la simplification des suivis qui nécessitent à l'heure actuelle seulement deux à quatre bilans au cours du cycle de traitement, un "retour à l'intimité" après le transfert embryonnaire, sans contrôle aucun jusqu'au test de grossesse deux semaines plus tard, est à l'origine, *a contrario* d'angoisses et d'un sentiment d'abandon chez des femmes isolées n'ayant pas totalement saisi la signification des différentes étapes de la procédure.

Spécificités de situations d'aporie entre la demande d'AMP de couples originaires d'Afrique subsaharienne et les conditions règlementaires d'accès à l'AMP en France

Les conditions d'accès à l'AMP en France sont explicites : elles concernent un couple formé d'un homme et d'une femme, pouvant justifier d'une vie commune, vivants et en âge de procréer, présentant une stérilité médicalement avérée4. Bien des situations de couples originaires d'Afrique subsaharienne sont beaucoup plus complexes que celles imaginées et délimitées par le législateur. Nombreuses sont les variations individuelles et culturelles dans la conception du couple, de la stabilité, des rôles parentaux respectifs. Au fil d'années de suivi de populations originaires d'Afrique de l'Ouest ou Centrale, certaines pistes de réflexion ont émergé.

Les systèmes de parenté engendrent des degrés divers de responsabilité de l'homme et de la femme dans la conception, l'engendrement, la prise en charge des petits enfants. Notre exigence de la présence de l'homme à toutes les étapes de l'AMP, de par l'évolution en Europe d'un modèle de plus en plus paritaire, est parfois mal comprise par les conjoints originaires d'Afrique subsaharienne, car traditionnellement l'homme était écarté des événements de la vie génésique de son épouse.

Les situations de polygamie de l'homme ne sont pas rares, jamais exposées, puisque l'homme et la femme qui viennent nous consulter savent ce qui pourrait faire barrage à leur projet, et, dans ces situations, nous fournissent le discours que nous souhaitons entendre. Quand, à la première consultation, vient la question d'une paternité ou d'une maternité antérieure, à laquelle l'homme répond en faisant état de 3 enfants avec une autre femme, dont le plus jeune a 2 ans, tandis qu'à la question précédente le couple a affirmé 4 ans de vie commune, la réponse donnée est toujours un divorce récent. Nous nous autorisons rarement, dans un premier temps, à poursuivre le questionnement, notamment depuis la relecture de la loi en 2011, qui a supprimé l'obligation du mariage ou la preuve de deux ans de vie commune en laissant la situation

4. Loi n° 2011-814 du 7 juillet. 2011 relative à la bioéthique. www.legifrance.gouv.fr

conjugale à l'appréciation du médecin, ce qui est imprécis et hors de son champ habituel de compétence.

Par exemple, la parenté classificatoire, telle que décrite par S. Lallemand (1993) regroupe un ensemble de parents affiliés à un individu selon les règles de parenté d'appartenance de son groupe social et peut expliquer qu'un membre désigné par la famille se substitue à la place d'un homme, déclaré père lors de consultations.

> *Un couple d'origine béninoise vient en consultation, adressé par un autre centre d'AMP non habilité pour le risque viral, car, au cours du bilan, la femme a été diagnostiquée séropositive pour le VIH. A la lecture du courrier, on note que le nom du conjoint qui y est mentionné ne correspond pas à celui figurant sur les étiquettes identifiantes de l'homme en présence ce jour. Il s'avère que le couple, en "vie commune" depuis près de 15 ans, consulte pour un second enfant après avoir eu ensemble une fille 7 ans auparavant. Le couple ne vit pas constamment ensemble puisque le conjoint de la patiente travaille et vit à mi-temps à Londres. Le délai depuis la précédente grossesse est expliqué par une longue dépression de la femme suite à l'annonce de la séropositivité du mari, puis de la sienne, à distance de la naissance. L'homme a un second foyer avec une autre femme en Angleterre, dont il dit être séparé, mais dont il reconnaît avoir un enfant. Comme souvent, l'information vient indirectement à la lecture, ici, du suivi infectiologique masculin, en provenance d'un hôpital londonien. Jugeant que les séjours trop courts de son mari faisaient traîner la démarche d'AMP, la femme a fait appel à un conseil de famille qui a désigné un homme de la parentèle pour l'accompagner dans ses premières démarches. A la suite de la notification de changement de centre, l'"oncle" a sermonné le mari afin qu'il s'implique désormais dans leur projet qu'il dit commun, d'où sa présence ce jour. Le couple dit comprendre notre désarroi vis-à-vis de ce qui peut être analysé comme un subterfuge, mais en minimise la portée. D'ailleurs, le couple déclare qu'il est légalement marié. En fait, la motivation du mari à donner un second enfant à sa femme en compensation de l'enfant de sa famille londonienne n'est discutable que parce que nous en avons connaissance.*

Fréquentes sont ces situations où nous sommes en demeure de ne pas profiter de la franchise (plus ou moins spontanée) des couples et de la confiance qu'ils nous accordent pour en faire un motif de refus de prise en charge.

Plus complexe et douloureux, le cas de ce couple d'origine sénégalaise, elle en fin d'études de droit, lui ingénieur, qui revient consulter en 2014 après avoir été suivi dans le centre en 2012.

> *La stérilité est masculine et définitive, le couple a bénéficié d'une fécondation par micro-injection des spermatozoïdes (ICSI) avec obtention d'embryons mais pas de grossesse. Ils nous disent être*

repartis au Sénégal, elle souhaitant poursuivre son cursus universitaire. Ils re-consultent pour organiser le transfert d'embryons congelés restants. Une réactualisation du bilan masculin comporte un examen spécialisé du sperme qui est adressé dans un autre centre, le seul à le pratiquer sur Paris. Le biologiste responsable de ce centre nous contacte en s'étonnant de notre demande, puisque cet homme est bien connu de leur équipe pour être pris en charge avec une autre épouse depuis 2010, l'ICSI ayant abouti à la naissance d'un enfant en 2012, puis, dans le projet d'un second enfant, une fausse couche en 2013, et un transfert d'embryons congelés en cours actuellement. Nous faisons part au couple de notre connaissance de cette situation, en raison d'une concertation fortuite entre les deux centres. L'entretien est difficile, il s'avère que la jeune femme est au courant de la bigamie de son époux, qu'elle réside chez l'épouse parisienne lors de ses séjours, tout en souffrant évidemment de la situation. Les deux partenaires sont parfaitement au courant de l'incompatibilité de la double démarche vis-à-vis de la loi, l'homme argumente de la normalité de sa situation au regard du modèle paternel et familial.

L'arrêt de (s) prise(s) en charge, pour légale qu'elle soit, laisse aux deux équipes un sentiment de malaise, même en présence d'une "tromperie" incontestable. Dans ce cas, l'avenir de l'enfant potentiel n'étant pas compromis, les deux femmes en subissent les conséquences, leurs possibilités de grossesse (dans le contexte de l'infertilité de leur mari commun) étant réduites à néant hors transfert d'embryons.

Un dernier cas illustre la confrontation entre le projet d'enfant et la règlementation en vigueur lié aux conditions d'irrégularités d'identité, et certainement plus fréquentes que nous en avons connaissance, mais rarement dévoilées. Voici un autre exemple :

Il s'agit d'un couple malien, dont l'infertilité a conduit à une prise en charge en FIV en 2009, avec succès puisque le transfert d'embryons a permis la naissance d'une petite fille, et la conservation d'embryons congelés. Lorsque le couple a consulté en 2013 pour transfert d'embryons congelés en vue d'un second enfant, le service d'identito-vigilance du groupe hospitalier a alerté l'équipe sur l'incompatibilité d'identité entre celle déclarée par la femme en 2009 et 2013. Celle-ci, régularisée depuis, avait présenté à l'époque une identité d'emprunt. Bien que les deux membres du couple soient les mêmes, que la famille constituée soit stable et sans aucun problème, cette usurpation d'identité rendait le transfert d'embryons impossible et sans recours. Là encore, il y avait hiatus entre la règlementation incontournable et l'absence de mise en danger de l'enfant potentiel — notre préoccupation —, et la perspective insupportable pour les parents de destruction de ces embryons.

Spécificité du projet d'enfant et situations d'aporie entre représentation traditionnelle de l'infertilité et offre médicale

Outre le cadre réglementaire de l'AMP en France, la confrontation entre les protocoles d'AMP et les organisations sociales de la famille, de la parenté et les représentations traditionnelles des causalités de l'infertilité génère bien des situations d'aporie pour les professionnels de santé. Ces différentes normes sont variables dans les systèmes de filiation matri ou patrilinéaires, mal connues ou mal comprises des soignants en France, et conditionnent l'acceptation de l'annonce de la stérilité de l'homme, des choix thérapeutiques, de la congélation embryonnaire.

Les projets d'enfant présentés par les couples se situent dans une perspective « hypergénésique » inexistante pour les couples européens que nous recevons dans nos consultations d'AMP. Ainsi, nous avons à considérer quotidiennement des demandes d'enfant — dont la réalisation doit passer par la médicalisation — d'hommes et de femmes chacun déjà parent de plusieurs enfants restés au pays dans leur famille ou dans celle de précédents conjoints, sans projet ou possibilité de regroupement familial, comme s'il s'agissait de tranches de vie sans lien les unes avec les autres. D'autres situations sont celles de femmes ayant eu, à 3 ou 4 reprises, un enfant d'un père différent, chacun élevé au loin, voire placé, peu disertes sur leur parcours, mais exprimant avec force le terme de « besoin d'enfant » au sein d'une récente union. Toutes ces situations interpellent les équipes médicales sur le sens de leur travail, leur incapacité à comprendre le lien de ces femmes et de ces hommes à leur progéniture antérieure, non sans se remettre en question sur leur légitimité à chercher des réponses à ces questions. Par ailleurs, il existe parfois des unions méconnues par le personnel de santé ou encore des situations de polygamie non déclarées (l'homme qui élèvera l'enfant n'est pas toujours le géniteur qui se présente comme conjoint aux consultations d'AMP), comme les études de cas précédentes l'ont montré.

En cas de diagnostic d'insuffisance de réserve ovarienne ou d'obstruction tubaire chez la femme, d'azoospermie chez l'homme, l'accueil par les personnes concernées de l'annonce et de l'orientation vers l'AMP varie selon le vécu social et culturel de l'infertilité. Celle-ci est l'objet de représentations relatives aux modèles explicatifs de la causalité du malheur : volonté et/ou épreuve divine (ou diabolique), faute ou rupture d'interdits, jalousie, actes de personnes malfaisantes ou de sorciers-dévoreurs, malédiction d'esprits non humains, génies, *djinns*, *mamiwatas*, « diable(s) », ou ancêtres. Bien évidemment, la quête de causalité dans le monde culturel d'origine est rarement spontanément évoquée en consultation, mais assez facilement admise et développée si la question est posée à un moment opportun du parcours.

Intégrer cette dimension permet de prendre conscience et de tenir compte de certaines incompréhensions des processus biologiques et des étapes du parcours d'AMP. L'analyse organe par organe, fonction par fonction, des paramètres régissant la fertilité, n'a pas de résonance dans la plupart des systèmes traditionnels. L'ovocyte ou le spermatozoïde et leurs défaillances ne représentent pas des repères pertinents. Les notions de la rencontre ovule/spermatozoïdes ne relèvent pas toujours d'un savoir transmis et se doivent donc d'être explicitées, avec les difficultés que nous avons évoquées. Les modèles d'explorations proposés par la biomédecine reposent sur l'imagerie, sur la génétique et les biostatistiques, ne répondant pas aux questions omniprésentes en cas de stérilité : « Pourquoi moi, à cette heure et dans mon contexte de vie ? », d'où une quête de compréhension et d'outils de décision sur un autre mode explicatif. Cette constatation n'est évidemment pas propre aux seuls migrants subsahariens.

Dans nos consultations de personnes d'origines socio-culturelles diverses, la connaissance de l'origine sociale et géographique du couple, de son niveau d'éducation scolaire, permet de prendre conscience d'éventuels recours diagnostiques et thérapeutiques parallèles au moment de la proposition de l'AMP en recours face à l'infertilité. L'enfant souhaité sera celui du lignage et non du couple, et c'est au sein du groupe familial que s'effectuera la recherche parallèle de causalité et le démarrage du parcours diagnostic.

Dans le contexte de la stérilité du couple, les actes de « malfaisants » ou l'intervention de puissances surnaturelles ou encore la transgression d'interdits sont le plus souvent au cœur de cette quête de diagnostic, comme en témoignent les paroles des femmes qui ont souhaité en parler en consultation. La démarche traditionnelle est à la fois explicative, thérapeutique et préventive. L'affirmation de l'étiologie maléfique entraîne une série de démarches thérapeutiques : il faut identifier et écarter le ou la sorcier(ère) présumé(e), parfois prévenir la "récidive". Les présumées attaques en sorcellerie peuvent entraîner la mise à l'écart de cibles potentielles (autres enfants dont l'on se sépare, ou en les gardant éloignés du domicile familial). Cette préoccupation est parfois présente dans le projet d'enfant de couples déjà parents d'enfants élevés dans la famille au pays, objet, nous l'avons évoqué, d'incompréhension des équipes médicales.

Transposée en France, cette quête de la causalité peut retarder l'adhésion au projet de prise en charge biomédicale, même parfaitement exposé, d'où des situations d'aporie, d'incompréhension des médecins vis-à-vis de rendez-vous manqués sans explications, et, naturellement, des dysfonctionnements dans la prise en charge. Il existe dans l'esprit de nos patients un doute vis-à-vis, non pas de l'efficacité de la biomédecine, mais sur son niveau d'intervention, le diagnostic de causalité réalisé dans une démarche parallèle étant parfois le préalable requis pour penser l'efficacité de nos soins.

Par ailleurs, il est à noter la fréquence, inchiffrable car méconnue des praticiens dans bien des cas, du port d'amulettes ou de thérapeutiques traditionnelles à bases de plantes que prennent les femmes et les hommes au cours des traitements d'AMP, parfois évoqués quand on les questionne, et dont l'interférence pharmacologique éventuelle avec les traitements allopathiques est tout autant ignorée.

Aporie face aux grossesses multiples

L'acceptation d'une politique de transfert embryonnaire mesurée (qui vise à éviter les grossesses multiples, y compris gémellaires, et leurs complications) est difficile à réaliser dans un contexte culturel où la gémellité est souvent synonyme de chance, de richesse, de puissance de l'homme, de victoire sur le malheur de la stérilité, même si elle génère encore fascination et crainte, interrogeant les thèmes de l'identité, du double, du partage, sous la pression des représentations diverses de l'environnement.

L'AMP a été responsable de très nombreuses grossesses multiples. Selon les pays, les traitements de la stérilité sont à l'origine de 25 à 50 % des naissances gémellaires (et 75 % des triples) (Blondel & Kaminski, 2002). Médicalement, les grossesses multiples présentent de façon générale plus de complications que les grossesses uniques, avec un risque augmenté chez les mères, menace de prématurité, complications vasculaires, fréquence des césariennes, et les nouveau-nés, notamment prématurés, de petit poids de naissance, avec une mortalité périnatale 2 à 5 fois plus fréquente selon les études (Hermerholst, Perquin, Donker, Keirse, 2004). Certains pays ont inscrit dans leur loi ou leurs guides de bonnes pratiques le transfert sélectif d'embryon unique chez les couples dont la femme est jeune et le pronostic optimiste, selon les recommandations européennes (EHSRE, 2001). Dans les pays où le nombre d'embryons transférés n'est pas règlementairement encadré, comme en France, l'esprit de la moindre prise de risques subsiste, avec limitation à un embryon dans les cas optimistes et d'exceptionnels transferts de 3 embryons en cas d'âge avancé de la femme.

A l'heure où les recommandations sont de transférer un embryon unique, c'est à travers l'histoire spécifique de la stérilité que certains couples, et nombreux d'origine africaine, vont mettre en avant leurs motivations pour un transfert de deux embryons, non seulement pour augmenter les chances de grossesse, comme de multiples couples d'origines diverses, mais pour obtenir une grossesse gémellaire, quelle que soit l'information donnée sur ses complications.

En conception naturelle, la survenue d'une grossesse gémellaire est plus ou moins banalisée et attendue selon les régions du monde, rare en Asie 3/1 000 naissances, ou en Europe 8/1000, et fréquente en Afrique 16/1 000 (Pison, 2000), ce qui détermine un accueil à la naissance et une familiarité sans commune mesure. Convaincre une femme africaine et son conjoint, dont les grands-mères, mères, tantes, ou sœurs ont eu des jumeaux, de ne replacer qu'un seul embryon au moment du transfert et de congeler les embryons surnuméraires, quand le jeune âge et le contexte médical augurent de bonnes chances de succès, est une mission ardue et une discussion renouvelée au quotidien. Si ce conflit existe avec d'autres couples, il est quasi-constant avec nos patients africains, que l'infertilité vienne de la femme ou de l'homme. La survenue de jumeaux en AMP est souhaitée comme un événement qui fera écho à une histoire familiale ; il sera un outil de reconnaissance personnelle, prendra sens rapporté aux échecs antérieurs de la vie reproductive, fausses couches, morts *in utero*, décès d'enfant, et se situe dans une logique de rupture du malheur (d'agression maléfique), dont l'une des manifestations pouvait être la stérilité. Cette grossesse gémellaire signifie donc toujours pour le couple une promesse de chance, de richesse, une conformité au modèle familial mais pour l'équipe, par contre, la crainte d'une survenue de risques au niveau maternel et infantile, et en particulier dans le contexte vulnérable d'une migration.

Aporie face à l'âge avancé du futur père

La réticence des équipes médicales n'est pas comprise par certains couples d'origine africaine en raison des expériences familiales de paternités tardives diachroniques. La loi de bioéthique précise les conditions d'accès à l'AMP, dont l'obligation pour l'homme et la femme d'être en âge de procréer, l'âge de 43 ans étant fixé chez la femme comme limite de prise en charge (correspondant, pour la majorité, aux limites des possibilités fécondes). Par contre, celles-ci étant plus tardives et plus floues chez l'homme, le législateur n'a pas chiffré la limite d'âge, d'où une diversité d'appréciation par les équipes, une majorité acceptant jusqu'à 60 ans le recours à l'AMP et discutant au cas par cas selon la santé de l'homme entre 60 et 65 ans.

Outre les éléments médicaux, la question de l'âge du futur père comporte des éléments communs quelle que soit la culture d'origine, mais avec projection sur une vie en France, centrés sur l'intérêt et la qualité de vie de l'enfant de père âgé, tôt support de la famille, vite privé de grands-parents (Rufo, 2008), et celle de la honte de la confusion générationnelle. Ces arguments ont un poids différent dans des populations d'origine africaine (et également antillaise) où l'homme concepteur n'est pas toujours projeté comme l'homme qui sera l'éducateur. Ces situations de grande discordance d'âge se rencontrent beaucoup plus rarement chez les couples d'origine européenne, mais sont fréquentes dans des couples mixtes, l'homme français d'origine, déjà grand-père, en second couple avec une jeune femme, le plus souvent originaire d'Afrique centrale.

Le recours au don de gamètes ou d'embryons

Par les dons de gamètes, puis l'accueil d'embryons, ont successivement émergé de nouveaux modes de conception des individus qui, à leur tour, ont généré des mutations du concept de parentalité. Les pratiques de dons mobilisent les intérêts contradictoires du donneur de gamètes, du couple receveur, de l'enfant, dont les origines seront complexes, bien que sa filiation soit légalement clairement définie.

Le don de gamètes et d'embryons, en France, selon les termes de la loi de bioéthique, est encadré par les principes d'anonymat et de gratuité, à la différence de plusieurs pays limitrophes [5]. Le don direct, notamment intrafamilial, n'est donc pas autorisé. Il est possible de faire appel à un membre de la famille répondant aux critères du don, mais ses gamètes seront proposés à un autre couple, avec retentissement indirect positif sur le délai d'obtention de gamètes d'un autre donneur pour le couple qui l'aura sollicité.

Dans le contexte spécifique de l'origine subsaharienne des couples, ces pratiques pourraient être examinées au regard de leurs sociétés d'origine, qui admettent pour la plupart des concepts pluriels de parenté dites « classificatoires ». Celles-ci instaurent des jeux de rôles et une éventuelle répartition entre parents concepteurs et éducateurs (Epelboin, 2014). Selon F. Héritier :

> *Tous les ersatz de la procréation naturelle que nous découvrons aujourd'hui ont – ou ont eu - peu ou prou des répondants institutionnels dans diverses sociétés historiques ou actuelles (...). Sans le recours à des artifices techniques qu'il était impossible de mettre en œuvre (...), le simple jeu de règles sociales et de représentations particulières de la personne a concouru ici ou là à l'invention de situations originales qui pallient de fait la stérilité individuelle (...). L'enfant n'y est pas toujours obligatoirement conçu dans le ventre de la « mère », et les parents peuvent être plus de deux.*
>
> Héritier, 1996.

En ce sens, G. Delaisi de Parseval estime que l'anthropologie de la parenté peut donner un éclairage quant aux « aménagements de la parenté qui s'opèrent au cours de ces transactions ». Elle rappelle que « l'adoption comme le don d'enfants constituent une pratique très courante pour pallier la stérilité dans de nombreuses sociétés » (Delaisi de Parseval, 2007). Dans l'ouvrage « *Métamorphoses de la parenté* », M. Godelier redéfinit la parentalité en se référant aux différents stades de la « fabrication » de l'enfant, c'est-à-dire la fécondation, la gestation et la parturition : « Ces

5. Loi n° 2011-814 du 7 juillet. 2011 relative à la bioéthique. *www.legifrance.gouv.fr*

fonctions sont pour la plupart divisibles, et partageables, et peuvent donc être redistribuées de façon très diverses » (Godelier, 2004). La difficulté de passer du souhait d'AMP intraconjugale à la nécessité d'AMP par tiers donneur est commune à la majorité des couples, mais l'aménagement de la parenté décrit par G. Delaisi de Parseval ne semble pas facilité chez les personnes originaires d'Afrique subsaharienne, particulièrement réticentes, dans l'expérience clinique partagée, aux divers dons proposés comme techniques de substitution par la médecine de la reproduction. En dehors de la constatation que la circulation des éléments du corps humain à pouvoir reproducteur que sont les ovules ou le sperme ne répond pas à la même logique que celle des enfants nés, nous n'avons pas d'explication à la forte expression de ces réticences. La crainte de la rupture du lien généalogique est prépondérante, de même que celle de la non-reconnaissance par la parentèle en raison d'absence de signe de ressemblance aux aînés du lignage.

D'une façon générale, l'amalgame est souvent fait entre liens génétiques et généalogiques, c'est-à-dire entre déterminisme biologique et partage de l'histoire du lignage. Le concept génétique, parents et enfants partageant une même ascendance, est souvent confondu (même sinon exprimé en ces termes) avec un souhait de ressemblance de l'enfant au parent. La ressemblance physique peut évoquer l'identification de l'enfant à un aïeul comme à un parent. L'appariement par l'équipe médicale dans le don de gamètes ou d'embryons vise essentiellement à ce que la dissemblance ne soit pas repérable (Brunet, 2011), mais cette possibilité est évoquée avec crainte par les couples.

De même en est-il de la rupture du secret de l'infertilité (et de son origine), particulièrement difficile dans certaines cultures, pour des motifs de peur de stigmatisation que nous avons déjà abordés. Les proches sont peu sollicités. Néanmoins, nous avons pu observer au fil des années des plans B habilement établis par des femmes résolues, faisant appel, de façon anonymisée, à la solidarité de leurs concitoyennes d'origine par l'intermédiaire d'associations de femmes résidant en France.

Les réticences vis-à-vis du don de gamètes, non spécifiques mais fréquentes en milieu africain pour les candidats receveurs, concordent avec les réticences d'éventuels donneurs (de spermatozoïdes, ovules ou embryons). En pratique, la pénurie de donneurs susceptibles d'être appariés aux couples africains devant avoir recours au don détermine un accès au don de gamètes et d'embryons en France très limité. L'accès aux centres étrangers où des donneurs de sperme ou des donneuses d'ovules de toutes origines sont rétribués, lui, est le plus souvent barré par des arguments financiers.

Y a-t-il une spécificité de la problématique éthique ?

Les situations particulières que nous avons déclinées génèrent des interrogations et des prises de décisions qui, en définitive, rejoignent les questions éthiques soulevées par les nouvelles techniques de procréation. En AMP, les décisions difficiles sur un plan éthique opposent souvent le principe d'autonomie des couples dans leur projet, et l'argument de l'intérêt de l'enfant auquel sont particulièrement sensibles les équipes médicales, impliquées dans sa conception et sa mise au monde. Si l'on se réfère aux droits de l'enfant, il s'agit pour lui notamment de naître dans de « bonnes conditions » (prévention de la prématurité, de la mortalité, accrues dans certaines situations), d'être accueilli dans de « bonnes conditions » (situations à risque de précarité sociale, économique et psychique de la mère ou des parents), d'être élevé dans de « bonnes conditions » (couple parental stable, non isolé socialement), et de trouver sa place dans une chaîne de filiation.

Dans l'ensemble des situations que nous avons évoquées, il faut avant tout retenir qu'il y a un projet d'enfant, et, quelles que soient les difficultés potentielles abordées, que celui-ci est un enfant désiré. Dans nos décisions, s'expriment aussi nos propres représentations de notre métier, de la famille, selon l'éducation, la culture, la religion de nos groupes d'appartenance, et selon nos connaissances de ces systèmes culturels. La prise de conscience de ces facteurs influençant notre éthique est fondamentale, comme l'est la discussion pluridisciplinaire dans nos staffs. Ainsi, les outils d'éthique clinique permettent-ils d'envisager les demandes en mettant en balance les principes d'autonomie (des deux membres du couple au premier chef, mais également de l'équipe médicale), de justice (aspects légaux et économiques, mais aussi équité de décision dans la personnalisation de l'abord de la demande) et de bienfaisance-non-malfaisance, concernant l'évaluation de la globalité des risques pour la future mère et l'enfant (Fournier, Berthiau, d'Haussy, Bataille, 2013).

Les techniques d'AMP sont trentenaires, et suscitent néanmoins toujours des réactions irrationnelles, des représentations dans le public, dans le monde intellectuel, et chez les professionnels peu avertis, qui sont encore excessives, de l'ordre du miracle ou des dérives. Comme voulait l'illustrer notre premier cas, les professionnels de l'AMP sont dans leurs décisions sous les regards croisés des *autres*, avec la volonté de se prémunir de la réprobation, à la fois de refus abusifs (accusation d'abus de pouvoir médical, stigmatisation de la maladie, de la pauvreté, d'une catégorie de population...), ou d'une acceptation négligente (essentiellement de la part de professionnels de la petite enfance quant à l'absurdité d'aider à la conception d'un enfant dans une famille à la qualité de vie incertaine, avec le risque de sa mise en danger).

Dans ce contexte, il semble bien dangereux de manipuler le concept anticipé de « bonne parentalité », de ne voir dans certaines situations difficiles d'AMP que la conception d'un « enfant-béquille » destinée à panser les plaies de vie de ses parents, ou encore un vecteur d'insertion sociale. Il n'est pas moins à risques d'éluder la question de l'éthique de la décision, d'où les quelques pistes de réflexion issues de la clinique proposées dans ce texte.

CONCLUSION

Les spécificités de prise en charge en AMP de femmes et d'hommes originaires d'Afrique subsaharienne en situation migratoire en France sont un champ de réflexion peu étudié. Les considérations que nous évoquons sont à comparer avec des situations de couples qui peuvent avoir accès à l'AMP dans des centres d'AMP africains. Si les situations de précarité socio-économique, de maladie, qui concernent certains d'entre eux, sont communes à bien d'autres couples candidats à l'AMP en France, on ne peut ignorer le contexte d'isolement, les difficultés de communication, les particularités du projet qui les concernent, afin de le prendre en considération.

Enfin, nul ne peut connaître de façon exhaustive les systèmes de représentation de chaque culture. Ces représentations se confrontent à celles des soignants, dont la prise de conscience de la réalité de la structuration d'autres systèmes de pensée est variable. Dans nos consultations il n'est pas discriminant de s'intéresser à l'origine géographique et ethnique, à la religion, et au mode de migration des deux parents. Cet intérêt permet d'appréhender la constitution du groupe social présent autour du projet d'enfant, de connaître d'éventuelles démarches parallèles, et ainsi de trouver un pont de communication entre ces couples et notre pratique quotidienne. Et, pour en finir de façon plus légère, nous aimerions partager avec le lecteur le sourire rayonnant des parents qui ont suivi ce long parcours quand ils viennent présenter fièrement à l'équipe le bambin qui fut leur espoir.

BIBLIOGRAPHIE DES SOURCES CITÉES

Agence de la biomédecine, rapport 2013. http://www.agence-biomedecine.fr/rapport-annuel-2013 [Consulté le 1er janvier 2 014].

BLONDEL B., KAMINSKI M., 2002. The increase in multiple births and its consequences on perinatal health, *J. Gynecol. Obstet. Biol. Reprod.*, 31, 8, 725-40.

BRUNET, L., 2011. « Procréations médicalement assistées et catégories "ethno-raciales" : l'enjeu de la ressemblance ». In : G. CANSELIER, & S. DESMOULINS (dir.), *Les catégories ethno-raciales à l'ère des biotechnologies*, p.135-154.

DELAISI DE PARSEVAL G. & COLLARD C., 2007. « La gestation pour autrui, un bricolage des représentations de la paternité et de la maternité euro-américaines », *L'Homme*, 183, 29-53.

DESCLAUX A., CADART M.-L., 2008. « Avoir un enfant dans le contexte du VIH : discours médicaux et liens sociaux » *Médecine/Sciences. Revue internationale de biologie et de médicine*, Numéro hors-série « Femmes et VIH en France », 24, 2, 53-61.

EPELBOIN S., 1982. La femme en état. Représentations populaires de la fécondité en milieu rural africain : l'exemple des Peuls Bandé du Sénégal oriental, Thèse pour le Doctorat en Médecine, Université Pierre et Marie Curie, Paris VI.

EPELBOIN S., 2014. « Diversité culturelle et dons de gamètes et d'embryons », *Gynécologie Obstétrique Fertilité*, 42, 9, 644-648.

FOURNIER V., BERTHIAU D., D'HAUSSY J., BATAILLE P., 2013. « Access to assisted reproductive technologies in France : the emergence of the patients' voice », *Med Health Care Philos*., 16, 1, 55-68.

GODELIER M., 2004,.*Métamorphoses de la parenté*, Paris, Fayard.

HERITIER F., 1996. *Masculin / féminin. La pensée de la différence*, Odile Jacob, Paris.

HERMERHOLST F.M., PERQUIN D., DONKER D., KEIRSE M. 2004. « Perinatal outcome of singletons and twins after assisted conception : a systematic review of controlled studies », *BMJ*, 328 (7434), 261-266.

HERSCHKORN-BARNU P., 2014. Editorial « Femme enceinte et bébé SDF », Dossier « L'enfant malade dans son corps », *Enfances et psy*, 64, 6-8.

LALLEMAND S., 1993. *La circulation des enfants en milieu traditionnel : prêt, don, échange*, Paris, L'Harmattan.

Ministère des Affaires sociales et de la Santé, Conseil national du SIDA, 2013. *Prise en charge médicale des personnes vivant avec le VIH* - Recommandations du groupe d'experts- Rapport 2013. Sous la direction du Pr Philippe Morlat et sous l'égide du CNS et de l'ANRS. http://www.sante.gouv.fr/IMG/pdf/Rapport_Morlat_2013_ [Consulté le 1er janvier 2 014].

PISON G., 2000. « Près de la moitié des jumeaux naissent en Afrique », *Population et Sociétés*, INED, 360, 1-4.

POURETTE D. 2013. « Prise en charge du VIH et de l'hépatite B chronique chez les migrants subsahariens en France : le rôle-clé de la relation médecin-patient », *Santé publique*, 25, 5, septembre-octobre 2013, 561-570.

RUFO M., 2012. *Grands-parents, à vous de jouer*, éditions Anne Carrière.

STORA C., 2012. Fertilité des femmes séropositives pour le VIH : réserve ovarienne et résultats de l'Assistance médicale à la Procréation. Thèse pour le Doctorat en médecine, Université de Strasbourg.

TESSIER S., TAIEB E. EPELBOIN A., 2002. « Quelle éducation pour la santé des migrants ? », *La Santé de l'Homme*, 357, 2002, 02, 13-42.

PARTIE III

CONJUGALITÉ ET RELATIONS FAMILIALES

9
LA STIGMATISATION DES COUPLES INFERTILES AU SÉNÉGAL. ENTRE LOGIQUES CONJUGALES ET LOGIQUES FAMILIALES

Marie Brochard*

INTRODUCTION

Au Sénégal, l'infertilité est stigmatisante pour les couples. Dans les représentations, les femmes sont perçues comme responsables de la reproduction conjugale et donc de la stérilité du couple (Héritier, 1978, 1994). L'infertilité masculine, bien que de plus en plus connue, reste encore faiblement admise par les hommes eux-mêmes et par les familles. Ce sont donc généralement les femmes qui consultent en premier les thérapeutes pour soigner l'infertilité de leur couple (Boye, 2008 ; Seck, 2010).

D'une manière générale, les conjoints conjuguent souvent les consultations chez les gynécologues et les urologues avec les consultations chez les guérisseurs et les marabouts. Cependant, ils se rendent rarement en couple aux consultations, mais souvent de manière séparée. Ce pluralisme médical, dont sont emprunts les parcours de soins des couples infertiles, est encouragé par les familles, lesquelles conseillent les choix du thérapeute (tradithérapeute ou médecin) ou du traitement à l'épouse. Ceci étant, les parcours d'assistance médicale à la procréation marquent quant à eux un point de rupture dans les itinéraires thérapeutiques. Premièrement, parce que les familles ne sont pas informées de ces démarches autour de l'AMP tenue secrète, et donc ne participent à aucun moment à ce parcours de soins. Deuxièmement, parce que les médecins exigent un minimum d'implication de la part des deux époux pour le bon fonctionnement du protocole. Ainsi, à l'inverse des parcours de soins chez les tradithérapeutes ou à l'hôpital, le mari doit être présent au moins à certains moments précis de l'AMP.

Les couples recourant à ces technologies médicales n'informent donc pas leurs proches par peur d'une plus grande intrusion familiale et d'un jugement

* Docteur en anthropologie (2014, Université Paris Descartes).

sur des pratiques déjà controversées par les religions[1] (Fortier, 2010 ; Inhorn, 2006a) et encore mal comprises sur un plan social. De fait, l'AMP est une activité opaque, non encadrée par la législation sénégalaise et réservée aux couples aisés.

Au cours d'une enquête de terrain de six mois à Dakar menée entre 2011 et 2012, des entretiens ont pu être réalisés auprès de personnes infertiles, recourant ou non aux nouvelles technologies de reproduction, et auprès de spécialistes de l'infertilité, gynécologues ou urologues. Cette enquête a été réalisée dans le cadre d'une thèse en anthropologie. 40 entretiens de type semi-directif ont été menés dont 16 avec des spécialistes de l'infertilité (gynécologues, urologues, biologistes, personnel médical) et 24 avec des personnes infertiles (5 couples, 8 femmes, 11 hommes). L'analyse de ces données a servi de base à cette réflexion sur les logiques conjugales et familiales autour de la procréation au Sénégal.

LES COUPLES ET LES FAMILLES AU SÉNÉGAL : TENSIONS AUTOUR DES NORMES REPRODUCTIVES

La conjugalité au Sénégal

La notion de « couple » regroupe diverses situations au Sénégal et plus largement en Afrique subsaharienne (les couples rencontrés étaient parfois d'une autre nationalité).

D'abord, on peut mentionner la différence entre couple monogame et couple polygame. La polygamie est légale au Sénégal et beaucoup pratiquée (Antoine & Nanitelamio, 1995 ; Dial, 2008, 2014). Le mariage civil propose trois options matrimoniales pour les époux : monogamie, régime de limitation de la polygamie et régime polygamique où le mari peut avoir jusqu'à quatre épouses (Dial, 2008). Dans la religion islamique, avoir quatre épouses au maximum est aussi préconisé. Les hommes, quel que soit leur niveau d'éducation, sont majoritairement favorables à cette pratique, alors que les femmes y sont plus réfractaires (Antoine & Bocquier, 2009). En s'appuyant sur les travaux de P. Antoine et R. Marcoux (2014), on peut considérer la polygamie comme une double ou triple monogamie ; le mari formant un couple avec chacune de ses épouses.

Ensuite, se pose la question du contexte dans lequel se déroule le mariage. Au Sénégal, il existe trois types de mariage : coutumier, religieux et civil, mais le mariage religieux est le plus pratiqué (Dial, 2008). Ces différents types de

1. A notre connaissance, il n'existe pas de source officielle sur les religions du Sénégal. C'est souvent le chiffre de 95% pour les Musulmans qui est avancé (Dial, 2008).

mariage induisent à leur tour des différences autour du "choix" du conjoint : mariages forcés, mariages arrangés ou mariages choisis (Attané, 2014). Les mariages d'amour sont de plus en plus majoritaires surtout en milieu urbain, mais les mariages forcés (femme donnée en mariage par sa famille alors qu'elle est mineure) ou arrangés (souvent au sein de la parenté) existent encore (Dial, 2008, 2014 ; Randall & Mondain, 2014). De plus, F. B. Dial (2008, 2014) pose la question du « choix » du conjoint dans un contexte où le contrôle parental reste très fort et où le premier mariage cherche souvent à satisfaire un souhait de la famille. Au Sénégal, le couple n'a donc d'existence que dans ce cadre légitime du mariage, quels qu'en soient la forme et le contexte ; les unions libres sont très rares car mal perçues.

Ces contextes divers et variés autour des mariages laissent apparaitre la question des relations entre les conjoints. Celles-ci sont souvent asymétriques car le mari est socialement en position d'autorité sur sa/ses épouse(s) et adopte parfois une attitude de méfiance à son/leur égard. L'anthropologue M. Lecarme-Frassy (2000) démontre que dans le contexte sénégalais les femmes sont souvent perçues comme menaçantes dans les représentations masculines :

Les femmes seraient dangereuses par nature, donc à soumettre. Elles le seraient aussi par effet social, vu leur maintien en état de subordination. Il faudrait donc les contrôler, vu les risques de rébellion, fantasmés ou réels.

Lecarme-Frassy, 2000 : 181.

Cette image de la femme menaçante se retrouve dans d'autres sociétés d'Afrique subsaharienne (Ngoundoung, 1999 ; Ortigues, 1973 ; Vincent, 1999) et renvoie à l'idée d'une surpuissance féminine due aux métamorphoses des corps féminins (règles, grossesses, ménopause). À l'opposé de cette image de femme déviante sous le joug de forces de la nature, se trouve celle de la bonne mère soumise à son mari. En témoignent les dictons populaires à l'instar de l'adage wolof *ligéeyu ndey añub doom*[2] promettant à la femme soumise à l'autorité maritale masculine de s'assurer d'un bon avenir pour ses enfants. Cette autorité masculine est légitimée par la religion musulmane où le mari est responsable de son épouse et où celle-ci doit lui rester soumise (Dero, 1999 ; Dial, 2007). Certains couples rencontrés reposent sur une entente plus égalitaire. Cependant, même si la relation est égalitaire entre les partenaires du couple, dans l'univers familial et social, le mari représente l'autorité.

A cette autorité du mari, s'ajoute une autre forme d'autorité au sein du couple, celle des familles. Celles-ci interfèrent souvent dans la vie conjugale et ce à plusieurs étapes : choix du conjoint, mariage, procréation. Selon Adjamagbo et

2. « Le travail de la mère est le déjeuner de l'enfant » traduction donnée par F. B. Dial, 2008.

al., (2014), la relation conjugale offre un cadre propice aux tensions car elle cumule les enjeux de la reproduction biologique et sociale :

Il serait vain de considérer le couple comme une entité autonome, tournée vers des intérêts réduits à sa simple sphère. Nous considérons plutôt que le couple (ou les partenaires) se trouve(nt) situé(s) au cœur d'un univers social composé de leurs pairs, de leurs familles, de leurs groupes d'appartenance, dans lequel s'exercent des rapports de pouvoir touchant à des domaines variés de leur vie privée, allant du choix du conjoint à la gestion des biens et passant par la fécondité et l'éducation des enfants. Les existences individuelles, prises dans ce champ de forces, n'ont pas toujours la possibilité d'exprimer leur autonomie.

Adjamagbo et al., 2014 : 212.

Les auteurs précisent que même si cela s'applique aussi dans les pays occidentaux, c'est sans commune mesure avec les pays africains.

Concernant l'espace de la conjugalité, celui-ci est parfois étroit et source de promiscuité. Certains couples vivent dans leur maison ou appartement propre – ceux-là font partie des classes sociales aisées – tandis que d'autres, suite à la crise économique du Sénégal des années 1980, vivent en couple chez leurs parents et accèdent difficilement à la propriété (Antoine & Béguy, 2014 ; Randall & Mondain, 2014). Concernant l'espace, mais aussi la temporalité conjugale, ajoutons que le Sénégal connait de fortes migrations. Certains hommes partent vivre dans une autre région du Sénégal ou à l'étranger, laissant leur(s) épouse(s) souvent chez la belle-famille et ne rentrant qu'une fois par an pour revoir leur(s) épouse(s). Ainsi parfois les couples ne se voient qu'une ou deux fois par an, le temps du séjour du mari. Ce temps restreint et cet espace réduit et partagé malmènent l'intimité des couples.

Ainsi, les situations conjugales sont très variées au Sénégal. Le point commun de tous les couples rencontrés est qu'ils étaient mariés et connaissaient une situation d'infertilité. Nous avons rencontré des couples de classes sociales aisées – ceux qui recouraient à l'AMP – et de classes sociales beaucoup plus modestes, qui ne connaissaient souvent pas l'AMP et se rendaient dans les hôpitaux publics pour traiter leur infertilité. Beaucoup de couples étaient Sénégalais, mais nous en avons rencontré aussi d'autres pays d'Afrique subsaharienne (Mauritanie, Guinée, Cameroun) et aussi des couples mixtes (franco-sénégalais, ivoirien-sénégalais). Tous les couples ou personnes infertiles rencontrés nous ont fait part de la difficulté de ne pas avoir d'enfant au Sénégal. Souvent ils ont témoigné de leur lassitude face à l'immixtion des familles dans leur quotidien conjugal à propos de leur projet procréatif, comme cet homme rencontré dans un hôpital public de Dakar qui se résigne à l'attitude de son entourage : « C'est ça le Sénégal ! » (Monsieur U., 28 ans, Sénégalais, vendeur, musulman, 10 janvier 2012). Celui-ci explique que sa famille l'a fortement incité à se marier rapidement. Depuis qu'il est marié, sa famille est dans l'attente du bébé. Lui veut des enfants, mais explique ne pas être pressé car il sait qu'il en aura l'entière charge financière et n'est pas prêt pour le moment. Ce critère financier, dont les familles ne tiennent absolument pas compte, est pour lui important dans ses projets d'enfants. Ainsi, de son point de vue, la famille ne participant pas à la prise en charge financière des enfants, ne doit pas imposer ses désirs autour de la procréation. Les logiques familiales concernant les parcours de soins déstabilisent les couples dans leurs choix thérapeutiques. De plus, les couples aimeraient assumer seuls leur projet d'enfant sans avoir à tenir compte des injonctions familiales.

Mariage et relations intergénérationnelles

Les familles en Afrique subsaharienne résident souvent en « familles élargies » parce qu'elles sont à la fois des unités de reproduction sociale et des unités de production jouant un rôle économique pour tous leurs membres (Locoh, 1995). Les membres les plus âgés assurent les alliances matrimoniales, les stratégies migratoires et économiques et forment les jeunes dans une optique de contrôle social et de transmission des normes. Les couples ont donc du mal à affirmer leurs décisions face aux familles élargies qui conservent beaucoup d'autorité ; les relations intergénérationnelles gardent une place très importante (Antoine, 2007).

Dans cette organisation domestique et reproductive d'Afrique subsaharienne, le mariage est justement le point de basculement entre les générations : il permet aux jeunes hommes de changer de statut en contractant une union, avec une épouse qui leur permettra de devenir pères à leur tour (Hertrich & Lesclingand, 2007). Dans cette logique, au Sénégal, le mariage est l'une des grandes institutions sociales qui assure le passage à l'âge adulte et donne la possibilité de procréer dans un cadre socialement reconnu « seule source légitime de formation d'une famille » (Dial, 2007 : 358).

L'influence des familles pèse donc sur la formation et la vie des couples. Il arrive parfois que le premier mariage soit arrangé par les familles ; les mariages suivants se font davantage sur la base d'un choix, bien que celui-ci soit limité par le fait que le statut de divorcée place les femmes en difficultés (pression sociale au remariage, précarité économique, enfants à charge). Dans les mariages d'amour, l'accord des familles reste cependant indispensable car sans leur assentiment, les partenaires du couple ne sont pas soutenus par elles en cas de séparation (Dial, 2008 ; Foladé, 1960). Madame C. exprime très bien la place centrale des familles dans les mariages : « En Afrique, on n'est pas seulement mari et femme, on est marié avec la famille, la belle-famille » (Femme, 37 ans, Sénégalaise, catholique, agent des services commerciaux d'une grande entreprise, 21 mars 2011).

Si les familles jouent un rôle important dans les mariages, elles exercent aussi une « pression » (terme employé par les personnes enquêtées) sur les époux concernant leur procréation. Le premier enfant est rapidement attendu après le mariage – souvent la première année – et par la suite, le désir familial d'enfant se fait sentir demandant l'agrandissement de la famille car les fratries nombreuses sont très valorisées au Sénégal.

L'enfant : entre désir conjugal et dette familiale

Dans la continuité du mariage, l'enfantement revêt une force symbolique (Bop & Sow, 2004). Selon les enquêtés, l'enfant dépasse tous les autres désirs et devient ce qu'il y a de plus important pour un couple et pour une famille. Dès lors, les familles incitent les couples à enfanter le plus rapidement possible après leur mariage et si la grossesse tarde à venir des solutions seront alors proposées au mari, comme le divorce ou la polygamie car c'est « l'enfant qui fait l'union du couple » (Madame N., Sénégalaise, 41 ans, assureuse, musulmane, 11 janvier 2012). De même, certaines femmes n'hésitent pas à recourir à un adultère pour sortir de la stigmatisation sociale. L'enfant recouvre donc une importance au niveau social car « au Sénégal, le lien conjugal est un lien recherché dans le but d'avoir une progéniture ; c'est ça qui sous-tend la société » (Monsieur G., Sénégalais, 50 ans, travaille dans une banque, musulman, 12 mars 2011). Le nombre d'enfants permet aussi à l'homme d'asseoir son autorité familiale et sociale ; un homme sans enfant se retrouvant à l'inverse parfois bloqué dans son ascension professionnelle (Seck, 2010).

Dans les représentations familiales, l'enfant est rattaché au lignage et il tient une place dans les stratégies d'alliance lignagères à travers le confiage et les mariages. Ces déplacements d'enfants suivent un objectif de renforcement des liens (Lallemand, 1993). Au Sénégal, le confiage est pourtant une pratique en perte de vitesse, à l'exception des cas de grossesses hors mariage (Vendermeersch, 2002, 2009). Les enfants sont alors souvent pris en charge par une personne âgée et élevés par elle. De même, comme nous l'avons vu précédemment, les mariages forcés ou arrangés sont moins développés que dans le passé. Malgré ces changements sociaux autour du confiage et du mariage, les familles se positionnent toujours dans une demande d'enfant lignager. Ainsi, c'est dans une logique lignagère que les couples procréent ; l'enfant constituant, au delà d'un désir conjugal, un contre-don dû aux familles.

Deux éléments sont en fait à prendre en compte dans la stigmatisation des couples infertiles au Sénégal : le genre et le don (Brochard, 2014). Les couples infertiles sont atteints dans leur identité sociale quand ils n'ont pas d'enfant. Comment expliquer ce facteur ? Les personnes interrogées (personnes infertiles et médecins) reviennent souvent sur l'idée que dans les représentations populaires, un homme sans enfant ne possède plus les attributs de la masculinité car la virilité se mesure, entre autres, par le nombre de ses enfants. De même, toujours dans les représentations, une femme sans enfant n'en est pas une car la féminité relève essentiellement de la maternité (Journet, 1985, 1990). Madame C. affirme à ce sujet : « C'est comme si la femme sans enfant n'était pas une femme » (Femme, 37 ans, Sénégalaise, catholique, agent des services commerciaux d'une grande entreprise, 21 mars 2011). Ainsi, l'infertilité menace l'identité genrée des personnes[3]. D'autre part, un don non-rendu rend l'individu socialement inférieur (Mauss, 2004 [1924] ; Marie, 1997). De fait, un couple infertile est dans un endettement symbolique face aux familles et aux lignages. La procréation, plus qu'un désir ou un projet conjugal, constitue en fait un désir familial (mais aussi social) réalisé par l'intermédiaire du couple ; celui-ci étant en quelque sorte, par l'acte procréatif, au service des familles et de la société. F. Héritier-Augé (1985) avait déjà clairement exposé cette réalité africaine dans les années 1980 :

Il semble qu'on puisse parler davantage d'un désir de descendance et d'un désir d'accomplissement plutôt que d'un désir d'enfant, et de la nécessité d'accomplir un devoir envers soi-même et la collectivité plutôt que la revendication d'un droit à posséder. Désir et devoir de descendance. Ne pas transmettre la vie c'est arrêter là une chaîne dont nul n'est l'aboutissement ultime, et c'est par ailleurs s'interdire l'accès au statut d'ancêtre.

Héritier-Augé, 1985 : 242-243.

Ainsi, la souffrance majeure des couples qui n'arrivent pas à procréer est de ne pouvoir s'acquitter d'une « dette transgénérationnelle » (Delaisi & Verdier, 1994). G. Delaisi de Parseval (2008) décrit cette situation douloureuse vécue par les couples en France, mais pouvant s'appliquer de la même manière à ceux qui vivent au Sénégal :

[...] avoir un enfant est bien souvent moins un désir qu'un devoir, celui de donner des petits-enfants à ses parents, de les rendre grands-parents. Devoir aussi de perpétuer la lignée familiale. Devoir enfin vis-à-vis de l'espèce, c'est-à-dire du genre humain ; mettre des enfants au monde c'est en somme acquitter la dette qu'on a contracté en naissant (on a reçu la vie, il faut la donner à son tour).

Delaisi de Parseval, 2008 : 43.

Les propos de ces auteurs ont une résonance forte dans le contexte sénégalais où le couple est attendu autour de la procréation. Il doit rendre la vie qu'il a reçue à travers l'enfant qu'il mettra au monde, sinon il sera mal perçu par les familles et la société en général (représentée par les amis, voisins, collègues de travail, etc.) car il est en position de débiteur et non de créancier (Marie, 1997).

3 . Le lien entre infertilité et genre ne sera pas développé dans ce chapitre. Pour plus de précisions voir Brochard, 2014.

Mettre au monde un enfant biologique est perçu comme un contre-don très attendu, bien que cela reste officieux. L'analyse des entretiens a permis de mettre en avant l'importance de rendre ce "don de vie" par un enfant biologique. L'enfant n'est pas uniquement celui du couple, mais bien encore « l'enfant du lignage » (Rabain, 1979) inscrit dans une histoire familiale et lignagère.

L'importance de la filiation biologique

Pour les couples, aucun enfant, même confié, ne peut remplacer l'enfant biologique puisque l'enfant confié, dont on connaît la filiation, retourne tôt ou tard chez ses parents biologiques (Lallemand, 1993). L'adoption, quant à elle, est assez peu pratiquée au Sénégal car la religion musulmane est opposée à cette pratique. Elle peut se réaliser, selon les médecins interrogés, de manière cachée lorsque l'enfant adopté est un bébé et qu'il peut être considéré comme l'enfant naturel du couple.

Dans l'islam, chaque enfant doit avoir un père et une mère connus et le sperme tient un rôle très important dans cette religion car il est la substance qui transmet la filiation :

Le sperme [...] joue un rôle essentiel dans l'établissement de la filiation patrilinéaire en islam. L'interdit de la parenté adoptive en islam témoigne de l'impossibilité de penser une filiation sociale qui ne serait pas fondée sur le biologique.

Fortier, 2010 : 10.

Dans l'islam, le don de sperme fracture les liens de la famille génétique et ceux du lignage et est assimilé à un adultère (Serour, 2008) ; seule la conjugalité, légitimée par le mariage, introduit une descendance légitime (Houot, 2010). De plus, l'enfant acquiert une légitimité uniquement par le père (Barraud, 2010). Ainsi, l'AMP avec don de spermatozoïdes remet en cause le modèle familial de la société islamique. De cette logique découle le fait que dans les pays musulmans, la technique de l'insémination artificielle avec sperme de donneur pose problème. Le fait qu'il y ait un donneur enlève au père infertile la place de père de l'enfant et incite les couples à préférer l'ICSI[4] à l'IAD (Inhorn, 2006a). La religion catholique, de son côté, refuse toute forme de procréation artificielle séparée de l'acte sexuel (Ford, 2008).

Au Sénégal, la procréation non naturelle et illégitime pose des problèmes d'ordre social et religieux que cela soit dans le cas de l'adoption, de l'insémination naturelle avec sperme de donneur ou de l'AMP (en particulier le don de sperme). Toutes ces pratiques sont très cachées et taboues car mal perçues sur le plan social. Les médecins sont souvent les seuls à qui les couples

4 . Intra Cytoplasmic Sperm Injection ou en français Injection intra-cytoplasmique de spermatozoïde.

se confient. C'est d'ailleurs grâce à cette relation de confiance que nous avons pu rencontrer des couples infertiles pratiquant ou non l'AMP, car sans l'intermédiaire des médecins, aucun couple n'aurait pu être rencontré[5].

LES REPRÉSENTATIONS LIGNAGÈRES DE LA MALADIE, LE PLURALISME MÉDICAL ET LE RÔLE DES FAMILLES AU SÉNÉGAL

Les représentations de la maladie en Afrique subsaharienne

En Afrique subsaharienne, le désordre biologique va de pair avec le désordre social à l'instar de certaines pratiques telles la sorcellerie, l'adultère ou encore, par exemple, une rupture d'interdits. Certes, la maladie est individuelle, mais elle est aussi sociale (Bonnet, 1988). Selon la même logique, il en est de même pour la guérison, impliquant l'univers social de référence.

Pour C. Bop et F. Sow (2004) les représentations populaires des maladies font valoir de nombreuses origines surnaturelles, en particulier la colère des ancêtres ou celle des divinités, la sorcellerie ou encore des maléfices divers. Sous la pression d'une menace ressentie par les familles, le rôle du tradipraticien est de rechercher les causes surnaturelles des maladies et de travailler au rétablissement des désordres sociaux.

L'infertilité, précise Y. Jaffré (1999), implique un traitement incluant la société du fait de sa position à l'intersection du pathologique et du social et en raison de son incidence sur l'identité sociale des patients. Pour S. J. Dyer (2007), l'infertilité représente une violation de la norme sociale, laquelle incite les couples à avoir beaucoup d'enfants. Ainsi, elle est vue comme la conséquence de péchés commis :

From a religious perspective children are often seen as a gift of God or the « gods". Not being able to conceive may imply that the person, usually the woman, has sinned or is deemed to be unworthy of God's holy gift.

Dyer, 2007 : 74.

Ces représentations autour de certaines maladies impliquent divers traitements pour guérir non seulement les symptômes physiques du patient, mais aussi les maux de l'entourage social.

5 . Il n'existe pas d'association de personnes infertiles, surtout parce qu'elles veulent rester anonymes. De même les personnes infertiles échangent peu avec leur entourage ; parmi toutes les personnes rencontrées, seule une personne nous a présenté une amie qui a connu aussi une période d'infertilité dans sa vie. Les autres enquêtés ne nous ont jamais mis en relation avec leur entourage, bien que nous disant parfois connaitre des personnes infertiles (amie ou sœur).

Syncrétisme et pluralisme médical dans le traitement de l'infertilité

Dans le cadre du pluralisme médical (Benoist, 1996 ; Fassin, 1992 ; Zempléni, 1982), précisons qu'au Sénégal, la biomédecine partage l'univers médical avec la médecine traditionnelle (les guérisseurs ou tradipraticiens) et la "médecine religieuse" (imams, marabouts). Il s'agit parfois de syncrétismes médicaux : les guérisseurs s'appuient sur les technologies modernes — par exemple des analyses médicales — avant de prescrire un traitement (Faye, 2011).

Les guérisseurs ou tradipraticiens sont très présents dans le domaine de la santé sénégalaise avec des interventions à la fois sur le corps et sur l'esprit et des compétences alliant celles du botaniste et celles du médecin. La médecine traditionnelle remplit une fonction dont l'action se situe à trois niveaux : en premier lieu le traitement des signes de la maladie par l'utilisation des substances minérales/végétales/animales, en second lieu les relations personnelles guérisseur-malade, et, en troisième lieu, la participation de la famille (proche et étendue) ainsi que celle des ancêtres auxquels le guérisseur fait appel dans le cadre thérapeutique (Bop & Sow, 2004). Pour combler le vide laissé par la médecine moderne n'intervenant pas dans le traitement des causes surnaturelles, presque tous les Sénégalais consultent les guérisseurs et ce, quel que soit leur statut social ou profession. Pour ce faire, ces praticiens allient connaissances ancestrales et emprunts coraniques (Fassin, 1992). Les couples consultent aussi les marabouts[6] qui s'adressent à Dieu soit directement soit par l'intermédiaire de djinns. Ces marabouts interviennent aux différents temps de la cure : reconnaissance du symptôme, explication, traitement et divination (Fassin, 1992).

Implication des familles dans les parcours de soins

Comme nous l'avons évoqué plus haut, les familles s'impliquent souvent dans les parcours de soins. Ce sont généralement les épouses qui sont conseillées par une femme de leur famille (mère, sœur) ou de leur belle-famille (belle-mère, belle-sœur) pour le choix du thérapeute ou pour prendre des potions de guérisseurs. Le cas d'une femme rencontrée lors de l'enquête illustre bien l'implication des familles et les tensions entre couples et familles. Conseillère commerciale sénégalaise de vingt-neuf ans, Madame V. a un mari sénégalais de quarante ans qui travaille dans les finances. Ils sont musulmans, mariés depuis sept ans et n'ont pas d'enfant. Madame V. n'a pas informé sa famille de

6 . M.-C. et E. Ortigues définissent le marabout comme un guérisseur, enchanteur musulman ou « fétichiste » (1973 : 239). Ils détaillent la diversité des marabouts : les « vrais marabouts » (hommes savants qui ont une grande connaissance de l'islam, qui prient et enseignent), ceux qui connaissent l'arabe, qui enseignent et soignent contre rémunération et ceux qui n'ont pas de connaissances religieuses, mais qui soignent (amulettes, conseils, prédictions).

l'infertilité de son couple[7], ni de ses démarches d'assistance médicale à la procréation, cependant, sa mère qui souhaite des petits-enfants ne cesse de lui conseiller des thérapeutes et de lui apporter des traitements pour l'aider à être enceinte. Elle nous explique cette relation qu'elle partage avec sa mère autour de cette situation d'infertilité :

Ma mère m'a amené des traitements. Je vais les prendre. Je ne vais pas tout prendre mais je suis obligée d'en prendre un peu car c'est ma mère. C'est pour vous montrer jusqu'où on va pour se soigner.

Sa belle-mère, elle aussi inquiète de leur situation conjugale, l'a fait consulter un guérisseur contre la volonté du mari et lui téléphone pour s'assurer de la bonne prise du traitement. Madame V. affirme se sentir surveillée par sa belle-famille, soucieuse par différents moyens de vérifier si les traitements des guérisseurs sont bien pris. Elle pense que sa belle-famille conspire contre elle et veut la remplacer par une autre femme. Elle culpabilise de ne pas être enceinte et pense se résigner à la polygamie si la FIV qu'elle va entreprendre échoue, pour ne pas « priver son mari d'enfant ».

Madame V. et son époux ont fait trois inséminations artificielles avec sperme de conjoint (IAC) qui ont échoué. Elle nous explique les raisons de ces échecs. Lors de la première IAC, elle devait prendre un traitement médical le lendemain de l'opération, mais s'est trompée et l'a pris le jour même. Lors de la deuxième IAC, elle avait bu des potions de guérisseurs qui auraient, selon elle, causé l'échec de l'AMP. Lors de la troisième tentative, elle était stressée, ce qui aurait influencé l'insuccès.

Depuis trois ans, Madame V. consulte des guérisseurs (elle en a déjà consulté une dizaine) souvent sur les conseils de son entourage social. Elle explique que tous les gens qui savent qu'elle n'a pas d'enfant lui recommandent quelqu'un, même s'ils la connaissent peu. Elle est à présent habituée à ces façons de faire, alors qu'avant ces attitudes l'exaspéraient. Monsieur V. se méfie de son côté du savoir-faire des guérisseurs et refuse ainsi de boire tous leurs traitements, préférant recourir uniquement à la biomédecine. Madame V., elle, accepte les propositions de l'entourage, estimant qu'il est difficile de les refuser.

Ainsi, sans qu'aucun mot portant sur l'infertilité ne soit clairement prononcé entre Madame V, sa mère et sa belle-mère, un accompagnement forcé, pourrait-on dire, se met en place, contraignant Madame V. à entreprendre des démarches thérapeutiques qu'elle n'a pas vraiment envie de faire (consulter tel guérisseur, boire tel traitement). De même, Madame V. s'est finalement laissée convaincre par son entourage social pour consulter dix guérisseurs différents en trois ans. On sent qu'elle est déstabilisée par le fait de ne pas avoir d'enfant, mais surtout par les propositions incessantes de l'entourage. Elle se laisse constamment

7 . Il s'agit ici d'une infertilité inexpliquée.

influencer, ce qui n'est pas le cas de son époux qui reste ferme sur ses choix thérapeutiques. Ces tensions avec l'entourage rejaillissent lors des tentatives d'AMP. Le fait que Madame V. ne se focalise pas uniquement sur le protocole d'AMP semble causer les échecs du protocole, notamment avec des erreurs qu'elle aurait pu éviter. Lorsque nous rencontrons Madame V., nous sentons qu'elle est lasse mais résignée face à ces intrusions régulières de la part des membres de son entourage proche ou lointain. De même, du fait des tensions avec sa belle-famille, elle est prête à s'orienter vers une union polygamique. Madame V. nous rapporte que les échanges avec son conjoint sont rares au sujet de leur infertilité et des tensions générées par l'entourage. Nous n'avons pas rencontré Monsieur V., mais son épouse nous explique que même s'il ne se confie pas à elle, elle sait qu'il accumule des contrariétés dues à sa famille en attente du bébé. Même ses collègues de travail ne perdent pas une occasion de lui rappeler qu'il n'est pas encore père.

LA LOGIQUE CONJUGALE DANS LES PARCOURS D'ASSISTANCE MÉDICALE À LA PROCRÉATION

Le secret comme base de l'assistance médicale à la procréation

Les épouses sont souvent seules pour les premières consultations d'AMP. Lorsque la décision est prise entre la femme et le gynécologue de débuter le protocole d'AMP, celui-ci exige la présence du mari. À l'exception de rares cas rencontrés, le couple n'informe pas son entourage de ses démarches d'assistance médicale à la procréation et le secret est à la base d'une logique conjugale autour de ces techniques médicales. Comme expliqué plus haut, les couples qui recourent aux nouvelles technologies de procréation le cachent à leurs proches pour des raisons religieuses car la procréation est considérée comme un don divin et parce que l'AMP avec don de gamètes est interdite par la religion musulmane sunnite, mais aussi par peur que l'enfant soit stigmatisé dans le cas d'un don de gamètes (Fortier, 2010 ; Inhorn, 2006b). Ils ont aussi peur d'une incompréhension de la part de leurs proches car l'AMP soulève des sujets sociaux tabous (infertilité masculine, procréation médicalisée) et éthiques (don de gamètes et filiation). Par ce secret qui entoure l'AMP, les couples sont cette fois-ci dans une logique conjugale de la reproduction. Cependant, malgré ce resserrement autour du noyau conjugal, on constate à travers les entretiens que l'épouse se retrouve bien souvent seule face au gynécologue.

Le déséquilibre de l'implication des époux

Le parcours d'assistance médicale à la procréation nécessite une implication des deux partenaires, ce qui ne convient pas à tous les époux. Ainsi, après les premières consultations et les examens pratiqués sur les épouses, beaucoup de maris refusent de passer l'examen du spermogramme et le parcours doit être interrompu. D'autres fois, ces parcours s'interrompent après l'annonce des résultats du spermogramme qui révèlent l'infertilité du mari. Dans les deux cas, il s'agit d'un déni masculin de l'infertilité et d'un refus de porter la responsabilité de l'infertilité conjugale. À cette étape, les gynécologues et les enquêtés expliquent que beaucoup d'hommes choisissent de prendre une seconde épouse ou de se remarier avec une épouse très jeune pour favoriser leur fécondité, et ainsi de ne pas poursuivre le protocole d'assistance médicale à la procréation.

Les médecins sont souvent confrontés à cette attitude de déni ou de non implication de la part des maris. Ils restent alors sans réponse face aux épouses qui souhaitent avoir un enfant. Parmi les couples qui poursuivent l'AMP, les maris s'impliquent souvent à minima dans les parcours. Ils sont présents pour le spermogramme, pour le rendez-vous avec le biologiste et pour le transfert des embryons. Les épouses se retrouvent souvent seules avec les médecins aux consultations, même dans les cas d'infertilité masculine comme en témoigne une femme interrogée :

Je suis celle qui a le plus d'interactions avec le gynécologue, alors que ça n'est pas moi qui ai le problème. Quand c'est le problème de l'homme, il n'est pas souvent pris en charge. Il réussit à surmonter son problème quand ça se passe bien, mais si ça ne marche pas, il ne le surmonte pas bien. [...] La prise en charge de l'homme n'est pas très optimale ; c'est la femme qui reste un mois avec le médecin. J'ai reçu de la motivation moi !

Madame H., Ivoirienne, 34 ans, pharmacienne, musulmane, 16 avril 2011.

Dans les parcours d'AMP de Dakar, aucune prise en charge psychologique n'est proposée aux couples. Seul le gynécologue tient parfois ce rôle de soutien psychologique surtout auprès des femmes, même si cela semble inadapté et insuffisant (Brochard, 2014). Les hommes, qui rencontrent peu le gynécologue, n'ont donc personne à qui se confier. Comme le dit Madame H., les hommes qui parviennent à concevoir un enfant — comme c'est le cas de son mari puisque le couple a eu une fille après sa première tentative de *FIV* — n'ont pas de séquelles psychologiques, mais qu'en est-il des autres, ceux dont les *FIV* échouent ?

Ainsi, les épouses, quel que soit le type d'infertilité, se retrouvent entièrement impliquées dans les protocoles d'AMP. Les époux, quant à eux, ont une attitude plus laxiste et détachée. Ce manque d'implication des partenaires masculins dans les parcours d'AMP n'est pas propre au Sénégal ; il se retrouve dans d'autres pays (Tain, 2013).

Quelques rares maris totalement impliqués

Les gynécologues constatent que d'autres hommes, souvent jeunes ou ayant une conception plus égalitaire du couple, s'investissent totalement aux côtés de leur épouse, mais ces cas restent assez rares. Nous pouvons citer celui d'un homme qui nous a semblé totalement impliqué aux côtés de son épouse lors de leur parcours d'AMP. Monsieur B. nous a été présenté par un gynécologue car il a une conception égalitaire du couple et n'est pas dans une attitude de déni de son infertilité. C'est un Sénégalais d'origine libanaise catholique de trente-huit ans, logisticien, marié à une analyste budgétaire de trente-trois ans, elle aussi Sénégalaise d'origine libanaise. Le couple vit au Sénégal depuis quinze ans, ainsi que leurs deux familles. Mariés en 2000, ils ne parviennent pas à concevoir d'enfant les deux années suivant leur mariage. Après des examens, Monsieur B. apprend qu'il a une oligospermie et le couple doit faire une ICSI.

Ils font une première tentative d'ICSI en 2002 en France, mais Madame B. fait une fausse couche au bout d'un mois. Ils partent ensuite en Belgique et font quatre tentatives de FIV successives mais aucune ne réussit. La mère de Monsieur B. les convainc alors de faire une ICSI au Liban[8]. Monsieur B. explique qu'au Liban, il n'y a plus le même tabou par rapport à l'infertilité masculine comme c'est le cas au Sénégal : il y a quelques années, la responsabilité de l'infertilité était supportée par la femme, mais actuellement les couples mariés consultent ensemble les gynécologues. Ils se rendent donc au Liban faire l'ICSI, mais celle-ci échoue. Le couple fait ensuite une tentative de FIV infructueuse aux États-Unis avec le recours à une banque de sperme[9]. De retour à Dakar, ils tentent d'adopter un « enfant blanc comme eux ». Ils débutent les procédures, mais les arrêtent car celles-ci sont trop lourdes et ils conservent le désir d'avoir un enfant biologique. Ils retournent en France consulter le même gynécologue que lors de leur première ICSI. Cette fois-ci l'ICSI réussit et leur fille naît en 2007.

Le couple désire par la suite un deuxième enfant. Une personne de leur famille leur recommande une gynécologue sénégalaise qui pratique l'AMP. Ils la consultent en septembre 2009 et elle leur présente son protocole. Monsieur B. se rend quatre fois aux consultations de la gynécologue avec son épouse. Ils font l'ICSI et leur deuxième fille naît en 2010. Monsieur B. ne veut plus d'enfant, mais son épouse en désire un troisième.

8 . Monsieur B. est l'un des deux seuls enquêtés rencontrés qui s'est confié à sa famille sur ses démarches d'AMP. L'autre couple est un couple franco-sénégalais qui a longtemps vécu en France. La double culture tient un rôle dans le fait que les couples se sont confiés à ce sujet.

9 . Ce couple est catholique, mais Monsieur B. explique que si Dieu a donné l'intelligence aux humains de pouvoir créer l'AMP, alors il doit en profiter car rien dans sa religion ne lui interdit de se soigner.

Monsieur B. explique que les traitements sont douloureux pour la femme, les protocoles contraignants et les échecs des tentatives très difficiles à accepter. Au bout de quelques tentatives, il voulait arrêter de recourir à l'AMP car il ne voulait plus être le témoin de la souffrance de sa femme. Elle souffrait pendant les traitements et après l'échec de la FIV car elle était déprimée. Il précise qu'ils ont pourtant pris ensemble la décision de recommencer pour leur deuxième fille :

Mon épouse et moi on est très proche. Ça nous a encore plus rapprochés ; on s'est épaulé. La grosse partie dans cette histoire c'est la stimulation qui provoque la prise de poids, les injections. Le mari en face il devrait se sentir presque obligé de soutenir son épouse. C'est banalisé, alors que ça reste assez lourd sur le plan physique, surtout pour l'épouse.

Ainsi certains partenaires masculins sont totalement impliqués auprès de leur épouse pour la soutenir face aux souffrances physiques, mais aussi psychologiques générées par les protocoles d'AMP, mais ces cas restent minoritaires.

Conclusion

Au Sénégal, les situations conjugales sont multiples. Bien que le mariage conserve une place très importante et quasi incontournable, les contextes autour de celui-ci varient, allant de l'union imposée à l'union choisie et d'amour, de la relation exclusive monogamique à la relation partagée polygamique. Les relations conjugales sont souvent asymétriques (le mari conservant l'autorité sur son/ses épouse(s)), mais parfois plus égalitaires (les décisions sont partagées, l'infertilité masculine est reconnue, etc.).

L'immixtion des familles est grande dans l'intimité des couples et varie selon les contextes sociaux et économiques. Les couples partagent parfois l'univers domestique de la famille et ont une intimité très restreinte. S'ils bénéficient d'une intimité spatiale, ils se font néanmoins contrôler par les familles à travers les choix thérapeutiques parfois imposés.

Cette enquête réalisée à Dakar sur l'infertilité et l'AMP a montré que le désir d'enfant des couples se trouve souvent court-circuité par celui des familles qui attendent un enfant rapidement après le mariage. Par la procréation du couple, la famille attend sa propre régénérescence et la société sa perpétuation. Dans ce contexte, les couples sont endettés symboliquement et stigmatisés en cas d'échec.

Cette stigmatisation qui entoure les couples confrontés à l'infertilité les fragilise et les incite à multiplier les recours aux soins. Leur itinéraire thérapeutique ne cesse de se diversifier passant de l'univers de la médecine traditionnelle, avec les recommandations de l'entourage, à des démarches secrètes autour de l'AMP.

BIBLIOGRAPHIE DES SOURCES CITÉES

ADJAMAGBO A., AGUESSY P., DIALLO A., 2014. « Changements matrimoniaux et tensions conjugales à Dakar ». In : P. ANTOINE, R. MARCOUX (dir.), *Le mariage en Afrique. Pluralité des formes et des modèles matrimoniaux,* Québec, Presses de l'université du Québec, 206-229.

ANTOINE P., 2007. « Introduction ». In : P. ANTOINE (dir.), *Les relations intergénérationnelles en Afrique. Approche plurielle,* Paris, Ceped, 9-17.

ANTOINE P., NANITELAMIO J., 1995. *Peut-on échapper à la polygamie à Dakar ?* Paris, Ceped.

ANTOINE P. & BOCQUIER P., 2009. « L'enquête Insertion urbaine à Dakar et Pikine ». In : Groupe de réflexion sur l'approche biographique (dir.), *Bibliographies d'enquêtes. Bilan de 14 collectes biographiques*, Paris, INED, p. 179-202.

ANTOINE P. & BÉGUY D., 2014. « Evolution des conditions économiques, mariage et constitution de la famille à Dakar et Lomé ». In : P. ANTOINE & R. MARCOUX (dir.), *Le mariage en Afrique. Pluralité des formes et des modèles matrimoniaux,* Québec, Presses de l'université du Québec, p.83-107.

ANTOINE P. & MARCOUX, R., 2014. « Introduction. Pluralité des formes et des modèles matrimoniaux en Afrique : un état des lieux ». In : P. ANTOINE & R. MARCOUX (dir.), *Le mariage en Afrique. Pluralité des formes et des modèles matrimoniaux,* Québec, Presses de l'université du Québec, p.1-17.

ATTANÉ A., 2014. « Multiplicité des formes conjugales dans l'Afrique contemporaine : l'exemple du Burkina Faso ». In : P. ANTOINE, R. MARCOUX (dir.), *Le mariage en Afrique. Pluralité des formes et des modèles matrimoniaux,* Québec, Presses de l'université du Québec, p.108-129.

BARRAUD E., 2010. « La filiation légitime à l'égard des mutations sociales au Maghreb », *Droit et cultures, 59,* [En ligne], http://droitcultures.revues.org/2118 [Consulté le 2 février 2013].

BENOIST J., 1996. « Introduction. Singularité du pluriel ? ». In : J. BENOIST (dir.). *Soigner au pluriel. Essais sur le pluralisme médical,* Paris, Karthala, p. 17-27.

BONNET D., 1988. *Corps biologique. Corps social. Procréation et maladies de l'enfant en pays mossi, Burkina Faso*, Paris, Orstom.

BOP C. & SOW F., 2004. *Notre corps, notre santé. La santé et la sexualité des femmes en Afrique subsaharienne*, Paris, L'Harmattan.

BOYE S., 2008. *La féminisation de l'infécondité conjugale à Dakar,* mémoire de Maîtrise, Université Cheikh Anta Diop.

BROCHARD M., 2014. Normes reproductives, infertilité et nouvelles technologies de reproduction au Sénégal. Le genre et le don. Thèse de Doctorat, Paris, Université Paris Descartes.

DELAISI G., VERDIER P., 1994. *Enfant de personne,* Paris, Odile Jacob.

DELAISI DE PARSEVAL G., 2008. *Famille à tout prix*, Paris, Seuil.

DERO, A.-C, 1999. « Perceptions divergentes du statut de la femme dans la *sharî'a* ». In : D. JONCKERS, R. CARRÉ, M.-C. DUPRÉ (dir.), *Femmes plurielles. Les représentations des femmes. Discours, normes et conduites,* Paris, Fondation Maison des Sciences de l'Homme, 71-88.

DIAL F. B., 2007. « Le divorce, une source d'émancipation pour les femmes ? Une enquête à Dakar et Saint-Louis ». In : T. LOCOH (dir.), *Genre et sociétés en Afrique : implications pour le développement.* Paris, INED, 357-372.

DIAL F. B., 2008. *Mariage et divorce à Dakar. Itinéraires féminins*, Paris, Karthala.

DIAL F. B., 2014. « Divorce, remariage et polygamie à Dakar ». In : P. ANTOINE, R. MARCOUX (dir.), *Le mariage en Afrique. Pluralité des formes et des modèles matrinoniaux,* Québec, Presses de l'univesité du Québec, p.250-287.

DYER S. J., 2007. « The value of children in African countries - Insights from studies on infertility », *Journal of Psychosomatic Obstetrics & Gynecology,* 28, 2, 69-77.

FASSIN D., 1992. *Pouvoir et maladie en Afrique : anthropologie sociale dans la banlieue de Dakar,* Paris, Presses Universitaires de France.

FAYE S. L., 2011. « Quand les tradithérapeutes ouest-africains soignent l'infertilité conjugale à Dakar (Sénégal) : recompositions et dynamiques entrepreneuriales », *Anthropologie et santé* 3. [En ligne] http://anthropologiesante.revues.org/755 [Consulté le 6 novembre 2012].

FORD N. M., 2008. « A Catholic ethical approach to human reproductive technology », *Reproductive BioMedicine Online,* 17, 39-48.

FOLADÉ S., 1960. « Femmes de Dakar et de son agglomération ». In : PAULME D. (dir.), *Femmes d'Afrique noire,* Paris, Mouton, p. 207-218.

FORTIER C., 2010. « Le droit musulman en pratique : genre, filiation et bioéthique », *Droit et cultures,* 59. [En ligne] http://droitcultures.revues.org/1923_[Consulté le 2 février 2013].

HÉRITIER-AUGÉ F., 1978. « Fécondité et stérilité : la traduction de ces notions dans le champ idéologique au stade préscientifique ». In : SULLEROT E. (dir.), *Le fait féminin,* Paris, Fayard, 387-396.

HÉRITIER-AUGÉ F., 1985. « Don et utilisation de sperme et d'ovocytes. Mères de substitution. Un point de vue fondé sur l'anthropologie sociale ». In : *Actes du Colloque Génétique, procréation et droit,* Arles, Actes Sud, p. 237-253.

HÉRITIER F., 1994. « Stérilité, aridité, sécheresse : quelques invariants de la pensée symbolique ». In : AUGÉ M., HERZLICH C. (dir.), *Le sens du mal. Anthropologie, histoire, sociologie de la maladie,* Paris, Éditions des Archives contemporaines, 123-154.

HERTRICH V., LESCLINGAND M., 2007. « Formalisation des unions et contrôle intergénérationnel. Une étude de cas au Mali ». In : ANTOINE P. (dir.), *Les relations intergénérationnelles en Afrique. Approche plurielle,* Paris, Ceped, 143-166.

HOUOT S., 2010. « Des usages éthiques du droit islamique : une réponse aux enjeux posés par la reproduction médicalement assistée », *Droit et cultures,* 59, [En ligne] http://droitcultures.revues.org/2171 [Consulté le 2 février 2013].

INHORN M. C, 2006 a. « Making muslim babies: IVF and gamete donation in Sunni versus Shi'a islam », *Culture, Medicine and Psychiatry,* 30, 427-450.

INHORN M. C., 2006b. « "He Won't Be My Son". Middle Estern Muslim Men's Discourses of Adoption and Gamete Donation », *Medical Anthropology Quarterly*, 20, 1, 94-120.

JAFFRÉ Y., 1999. « La maladie et ses dispositifs ». In : Y. JAFFRÉ, J.-P. OLIVIER DE SARDAN (dir.), *La construction sociale des maladies. Les entités nosologiques populaires en Afrique de l'Ouest,* Paris, Presses Universitaires de France, 41-68.

JOURNET O., 1985. « Les hyper-mères n'ont plus d'enfants ». In : N.-C. MATHIEU (dir.), *L'arraisonnement des femmes. Essais en anthropologie des sexes*, Paris, EHESS, p. 17-36.

JOURNET O., 1990. « La condition des femmes. Les obligations de la procréation dans les sociétés diola du Sénégal et de Guinée-Bissau ». In : D. FASSIN, Y. JAFFRÉ (dir.), *Sociétés, développement et santé,* Paris, Ellipses, 179-190.

LALLEMAND S., 1993. *La circulation des enfants en société traditionnelle. Prêt, don, échange,* Paris, L'Harmattan.

LECARME-FRASSY M., 2000. *Marchandes dakaroises entre maison et marché. Approche anthropologique*, Paris, L'Harmattan.

LOCOH T., 1995. « Familles africaines, population et qualité de la vie », *Les dossiers du CEPED*, 31, 7-35

MARIE A., 1997. « Du sujet communautaire au sujet individuel. Une lecture anthropologique de la réalité africaine contemporaine ». In : A. MARIE & R. VUARIN (dir.), *L'Afrique des individus : itinéraires citadins dans l'Afrique contemporaine (Adidjan, Bamako, Dakar, Niamey)*, Paris, Karthala, 53-110.

MAUSS M., 2004. « Essai sur le don. Forme et raison de l'échange dans les sociétés archaïques » [1924]. In : M. MAUSS, *Sociologie et anthropologie,* Paris, Presses Universitaires de France [1re éd. : 1950], 245-279.

NGOUNDOUNG, J. A., 1999. « Le redoutable sexe opposé » chez les Tikar de Nditam, Cameroun central ». In : D. Jonckers, R. Carré, M.-C. Dupré (dir.), *Femmes plurielles. Les représentations des femmes. Discours, normes et conduites,* Paris, Fondation Maison des Sciences de l'Homme, 221-231.

ORTIGUES M.-C., ORTIGUES E., 1973. *Œdipe africain*, Paris, Union Générale d'Éditions.

RABAIN J., 1979. *L'enfant du lignage. Du sevrage à la classe d'âge*, Paris, Payot.

RANDALL S., MONDAIN N., 2014. « Femmes, travail, milieu de résidence et logement. Nouvelles dimensions du mariage chez les Wolof au Sénégal ». In : P. ANTOINE P. & MARCOUX R. (dir.), *Le mariage en Afrique. Pluralité des formes et des modèles matrinoniaux,* Québec, Presses de l'univesité du Québec, 162-186.

SECK S., 2010. *Vécu psychologique de l'infertilité du couple au Sénégal : étude qualitative de 20 couples suivis à la clinique gynéco-obstétricale du CHU Aristide Le Dantec.* Thèse de Doctorat, Dakar, Université Cheikh Anta Diop.

SEROUR G. I., 2008. « Islamic perspectives in human reproduction », *Reproductive BioMedicine Online,* 17, 34-38.

TAIN L., 2013. Le corps reproducteur. Dynamiques de genre et pratiques reproductives, Rennes, Presses de l'EHESP.

VANDERMEERSCH C., 2002. « La prise en charge des enfants âgés de moins de 6 ans chez les mères actives au Sénégal : entre production et reproduction ». In : Unité de recherche Population et Développement (dir.), *Sur le chemin de la transition. Onze communications présentées au XXIVème Congrès général de la population, Salvador de Bahia, Brésil, août 2001,* Paris, INED, 109-122.

VANDERMEERSCH C., 2009. « Statut de la première naissance et pratique des enfants confiés au Sénégal ». In : VALLIN J. (dir.), *Du genre et de l'Afrique. Hommage à Thérèse Locoh*, Paris, INED, 63-81.

VINCENT J.-F., 1999. « Femmes et agression sorcière chez les Mofu-Diamaré et les Beti du Cameroun ». In : D. JONCKERS., R. CARRÉ., M.-C. DUPRÉ (dir.), *Femmes plurielles. Les représentations des femmes. Discours, normes et conduites,* Paris, Fondation Maison des Sciences de l'Homme, 189-201.

ZEMPLÉNI A., 1982. « Anciens et nouveaux usages sociaux de la maladie en Afrique », *Archives des sciences sociales des religions,* 54, 1, 5-19.

10

Infécondité et nouvelles techniques de reproduction au Gabon. De la sorcellerie familiale à la sorcellerie technologique

Arielle Ekang Mvé*

Au Gabon, plus de 30% des couples sont atteints de stérilité secondaire (Okonofia, 2003). Ainsi, le désir d'enfant est une demande impérieuse surtout dans une société où l'homme et la femme ne peuvent acquérir un statut social qu'à travers une descendance. Le recours à la médecine traditionnelle (consommation de plantes et participation à des rituels) s'impose comme une ressource non négligeable dans la lutte contre la stérilité. Mais en raison d'une présumée origine non naturelle de l'infécondité, le couple infécond est souvent soupçonné de pratiques sorcières, accusé parfois d'avoir « mangé » ses enfants nés dans un monde invisible, alors que lui-même se considère victime d'une agression sorcière. Parallèlement aux rituels de fécondité, se développent aujourd'hui à Libreville des techniques d'assistance médicale à la procréation (AMP). Pratiquées depuis les années 1990, ces nouvelles techniques reproductives se sont révélées comme des méthodes alternatives de procréation permettant aux couples stériles, s'ils mobilisent suffisamment de moyens financiers, de fonder une famille. Dans ce contexte, l'AMP est une pratique à laquelle les couples inféconds ont recours quand les séances de délivrance du pasteur ou les rituels de désensorcellement du *nganga*[1] n'ont pas été efficaces.

* Docteur en anthropologie (EHESS-Paris, 2014).

1. Le terme de *nganga*, d'origine bantou, est utilisé en Afrique centrale (Gabon, Cameroun, Congo, RDC, etc) pour désigner toute personne détentrice d'un pouvoir thérapeutique et divinatoire.

Dans le cadre d'une thèse d'anthropologie intitulée *Les couples gabonais et l'assistance médicale à la procréation à Libreville. Sorcellerie et filiation*, 21 entretiens ont été réalisés auprès de couples inféconds qui ont eu recours à l'AMP soit à Libreville, soit à l'étranger. Le but initial de ces enquêtes était d'explorer les motivations de ces couples à recourir à ces pratiques ainsi que la réception et l'appropriation de cette nouvelle technologie. En considérant l'impact de ces pratiques biomédicales sur les représentations de la filiation, de la procréation, de l'infécondité et sur la façon de guérir le corps malade, nous nous sommes orientée progressivement vers les croyances populaires, en particulier la sorcellerie, et ses liens avec l'AMP. En effet, pour la plupart des couples, l'AMP est un moyen de se libérer d'une malédiction qui proviendrait du cercle familial. Il s'agit donc d'un contexte où les interprétations de l'infécondité débordent du domaine scientifique, et où les *nganga* font de l'infécondité une question « mystique » attribuable à la communauté lignagère. Comme évoqué plus haut, d'un côté la famille soupçonne les couples d'être des sorciers, et de l'autre, les couples se considèrent comme étant ensorcelés. Ces soupçons s'inscrivent dans une logique propre à la sorcellerie ; celle de la « victime accusée » comme l'a bien montré M. Douglas (1991). Dans ce contexte, quelles sont les relations entre « sorciers » et « ensorcelés » au sein de la famille ? Pourquoi ces couples pensent-ils qu'une maladie d'origine sorcellaire peut être néanmoins soignée par des techniques d'AMP ?

INFÉCONDITÉ ET SORCELLERIE INTRAFAMILIALE

Les causes populaires de la stérilité débordent largement des causes biophysiologiques. La maladie, en général, s'exprime non seulement en termes de trouble et d'interruption de l'équilibre physique et moral d'un individu, mais aussi de désordre social. Ainsi, la stérilité serait causée par une tierce personne, elle viendrait obligatoirement de l'extérieur. C'est d'ailleurs à juste titre que N. Sindzingre écrit :

> *Être le sujet d'une infortune est un événement fondamentalement injuste pour quiconque, qui implique la nécessité de trouver un sens, de l'insérer dans une chaîne de causalité et d'effets, c'est-à-dire une explication.*
>
> Sindzingre, 1984 : 96.

Ici, la stérilité apparaît comme un blocage dû à la sorcellerie. Dans ce contexte, l'infécondité est perçue comme une « maladie du village » (maladie provoquée par un parent, un « habitant du village ») et non comme une « maladie de Dieu » (maladie naturelle à laquelle aucune origine « mystique » n'est attribuée).

Tous mes interlocuteurs ont reconnu avoir consulté un *nganga* pour connaitre l'origine de leur stérilité et ce dernier affirme que ses patients ont été « bloqués», « maudits » par leur famille respective. Les anthropologues ont pu relever en Afrique subsaharienne l'existence d'une sorcellerie intrafamiliale où les règles d'imputation varient selon les systèmes de filiation (Bonnafé, 1978, Lallemand, 1988, Adler, 2006). Au Gabon, le père, la mère ou l'oncle utérin sont principalement désignés comme les sorciers de la famille. Les neveux sont même considérés comme des « viandes [2] » par leur oncle maternel (Geschiere, 1995). D'ailleurs, selon un proverbe *tsogho* [3] rapporté par J. Bonhomme,

> *l'oncle maternel peut entrer dans le ventre de sa sœur comme une panthère dans la cour du village.*
>
> Bonhomme, 2012 : 191.

La place privilégiée qu'occupe le frère de la mère dans le lignage lui confère l'autorité avunculaire ; ce que M. Teixeira (2008) a appelé le « droit sorcier » (p. 65), c'est-à-dire, le droit pour une catégorie de parents d'agresser et de dévorer par anthropophagie symbolique un membre de sa parenté sans que des représailles en provenance d'une autre catégorie de parents soient autorisées ou efficaces (Mayissé, 2009). P. Bonnafé parle d'ailleurs de « sorcellerie légitime » pour désigner la sorcellerie avunculaire (Bonnafé, 1978). En parlant de figures parentales, R. Verdier s'exprime en ces termes :

> *Les parents et l'oncle maternel sollicitent en diverses circonstances la bénédiction des ancêtres pour leur enfant (initiation, mariage...). Ils peuvent également le maudire s'il refuse d'obéir et ne les respecte pas ; il suffit à l'oncle d'une seule parole pour maudire son neveu, le père et la mère le feront par le geste impudique de découvrir leur sexe.*
>
> Verdier, 1982 : 48.

Les échecs scolaires, professionnels, matrimoniaux trouvent parfois aussi leur explication dans la « bouche » d'un parent.

B. Akare Biyoghé a décrit les différents rituels de bénédiction et malédiction chez les Fang du Gabon (Akare Biyoghé, 2010). Elle explique qu'*Akomga* ou *Akom'ya* (du verbe *akom'* qui veut dire « arranger » en langue *fang*) est un rituel qui prépare le destin d'un enfant. La vie est un long processus d'épreuves, d'influences diverses à travers lesquelles l'enfant doit trouver sa voie. C'est dans ce contexte qu'il faut orienter son avenir vers la réussite. Dans le cadre du rituel de l'*Akomga*, le

2. Au Gabon, le mot « viande » désigne communément le gibier de chasse, « la viande de brousse ». La poule, le dindon, le mouton, le bœuf ne sont pas des viandes.

3. Société matrilinéaire au centre du Gabon.

nganga baigne l'enfant avec des plantes et des écorces macérées et demande aux parents de bénir l'enfant. Le maitre du rituel explique aux parents les interdits qui lui sont imposés. Enfreindre un de ces interdits entraînerait indéniablement des conséquences lourdes sur la personne, telles que la pauvreté, l'impuissance sexuelle chez l'homme, la stérilité chez la femme. La stérilité dans le cas de *l'Akomga* peut aussi venir du fait des attentes déçues de certains parents. Au lieu de rechercher l'épanouissement de l'enfant, *l'Akomga* aura pour but de modifier son destin. Ainsi, les parents, en manque d'un fils, vont décider de « transformer » leur fille en garçon afin qu'elle soit la gardienne de la maison, le chef de famille, rôle traditionnellement dévolu aux hommes dans les sociétés patriarcales. C'est d'ailleurs en ces termes qu'un de mes informateurs me l'explique :

> *[...], Là, on peut dire que cette femme devient un homme puisque c'est elle qui s'occupe de sa famille. Alors si la femme devient un homme, c'est qu'elle ne peut plus accoucher.*

Dans ce registre symbolique, la femme stérile est davantage assimilée à un homme qu'à une femme. F. Héritier déclare à propos des Samo du Burkina Faso que :

> *de façon négative ou positive, femme manquée ou homme manqué, elle est plus proche de l'homme que la femme. Ainsi, ce n'est pas le sexe, mais la fécondité, qui fait la différence réelle entre le masculin et le féminin.*
>
> Héritier 1996 : 230.

Les personnes qui tiennent un discours de malédiction croient profondément qu'elles sont « poursuivies » par un de leurs parents qui les pousse à se comporter de façon « déviante » (soit parce qu'elles n'ont pas adopté une régulation des naissances, soit à la suite de pratiques d'avortements provoqués). Il convient toutefois de faire une distinction entre une stérilité primaire et une stérilité secondaire (liée par exemple à une succession d'avortements spontanés). En effet, les imputations sorcellaires ne sont pas de même nature dans ces deux cas. Les femmes sont plus facilement soupçonnées d'être des sorcières en cas de stérilité primaire, et d'être les victimes des sorciers dans les cas de stérilité secondaire.

La sorcellerie familiale est essentiellement nocturne ; le sorcier attaque la nuit pour ne pas être reconnu par ses proches. Il atteint sa victime à l'aide d'un « fusil nocturne » [4] ou en se transformant en « mari de nuit ». On désigne par cette expression la situation où un sorcier, à travers des rapports sexuels nocturnes — c'est-à-dire à l'occasion d'un rêve —,

4. Le « fusil nocturne » permet au sorcier d'envoyer des projectiles qui paralysent la partie du corps qui a été touchée.

contaminerait sa victime en déposant dans son corps des chlamydias, des fibromes, des kystes ovariens, la syphilis ou l'impuissance. Lorsqu'une femme rêve, par exemple, qu'elle a un rapport sexuel avec un homme ou une femme, dans ce système de représentations il ne s'agit pas d'un rêve, mais de scènes s'étant déroulées dans un « deuxième monde [5] ». Pour les pasteurs pentecôtistes, la stérilité ou l'impuissance sexuelle serait une conséquence de ce phénomène du « mari de nuit ». Les conséquences de ce type de rêve sont la stérilité ou l'avortement spontané si la victime est enceinte. Les « agresseurs » peuvent être confondus et difficiles à identifier car dans le rêve, ces sorciers dissimuleraient un sexe opposé à celui de leur apparence réelle. Par exemple, certaines personnes rêvent d'une personne qui apparaît avec une morphologie féminine (grosse poitrine) mais avec un pénis à la place de l'organe génital féminin (homosexualité onirique). Le « fantasme de la mère phallique » est d'ailleurs mentionné dans deux articles de S.-C. Abega, « le sexe invisible » (Abega, 2002) et « la castration des femmes » (Abega, 1995). En effet, au Cameroun, le rêve érotique est aussi interprété comme un viol perpétré par un personnage apparenté ou du même sexe. Ce dernier provoquerait des maladies sexuellement transmissibles chez les femmes qu'il viole. Toutefois, il faut noter que les hommes sont également victimes du mariage nocturne. La plupart des témoignages lors de nos enquêtes font référence à une « femme blanche » qui hanterait les nuits des hommes. En effet, dans l'imaginaire populaire, rêver d'une Blanche qui vous fait du charme, c'est rêver d'une sirène. Il s'agit là d'une déclinaison locale de la *Mami Wata*, esprit aquatique associé à une femme claire de peau, figure largement répandue en Afrique (Drewal, 1988). *Mami wata* aurait la capacité de prendre une apparence humaine pour séduire les hommes. Par ailleurs, la « femme blanche [6] » du *Bwete* [7] citée par J. Bonhomme possède le charme ensorcelant de séductions et de richesses inaccessibles (Bonhomme, 2010). Elle rendrait miraculeusement riches les hommes avec lesquels elle a conclu un pacte, mais en échange elle leur prendrait leur fertilité. Au cours de mes enquêtes, une dame me confiait que son frère avait signé un contrat avec un sorcier en Inde dans le but d'obtenir un « portefeuille magique ». Malheureusement, le sorcier indien lui aurait

5. Concept utilisé par Filip de Boeck (2000) pour désigner le lieu de déploiement et de production du sorcier.

6. Il s'agit en réalité d'un initié portant une perruque avec de longs cheveux raides et vêtu d'une robe blanche. Dans l'obscurité, l'initié peut aisément passer pour une femme blanche.

7. Rite initiatique masculin du Gabon effectué pour la recherche des causes d'une maladie. On retrouve d'ailleurs de nombreuses représentations de la femme blanche dans plusieurs rituels au Gabon. Par exemple dans le rite *Mbumba y'iyano,* dont l'initiation concerne avant tout les troubles gynécologiques, le génie perturbateur est le plus souvent associé au Blanc.

accolé une femme de nuit. Aujourd'hui, le jeune homme serait devenu impuissant.

Dans les églises pentecôtistes, les femmes et les hommes souffrant de stérilité sont souvent soupçonnés d'être « possédés par l'esprit de la sirène », comme le déclarent les pasteurs. Ainsi, les hommes-sirènes auraient une hyperactivité sexuelle et vivraient sous une malédiction de célibat et de manque de descendance.

LE RECOURS À L'AMP EN DEHORS DU GABON POUR ÉVITER LA SORCELLERIE

La sorcellerie ne touche pas uniquement les membres de la famille. Elle s'observe également entre collègues de travail, voisins, ou amis. Elle implique donc aussi des personnes qui se fréquentent quotidiennement. Bonhomme évoque alors non seulement une sorcellerie intrafamiliale mais aussi une sorcellerie qu'il nomme « familière » (Bonhomme, 2009). Néanmoins, « même dans les contextes modernes, la sorcellerie semble presque toujours naitre de l'intimité familiale » (Geschiere, 1995 : 18). Dans ce contexte, certains couples décident de recourir à l'AMP à l'étranger, loin d'un entourage susceptible de leur faire du mal. Certes, le voyage thérapeutique est motivé par le manque de confiance en la médecine locale, par une offre de soin limitée, mais surtout par une recherche de discrétion qui dissimule une peur de la sorcellerie familiale. Voici comment Nana, jeune femme à la recherche d'un enfant m'explique les raisons de son voyage thérapeutique :

> *...J'ai préféré me faire traiter loin d'ici. Libreville est une petite ville, tout le monde se connait. Les Gabonais ne sont pas discrets (...). Tu es gabonaise comme moi, et tu sais très bien, quand on parle d'un projet avant que celui-ci se réalise, ça ne marche pas. Même quand tu veux voyager en Europe, si tu en parles partout, tu ne partiras pas. On va te bloquer. À plus forte raison tout ce qui est en rapport avec l'enfant. Bien avant que je fasse la FIV, j'allais me soigner chez une Maman-là, tu sais quand tu vas te faire soigner chez un nganga, il est conseillé d'avertir au moins un parent ou bien le parent t'accompagne. Mais tout le monde était déjà au courant : « oh ! Nana cherche un enfant, oh ! Nana se fait traiter chez tel ». C'est vrai que les traitements ont marché, mais à 8 semaines, la grossesse n'a pas tenue. Quelque part je me dis que si les gens n'étaient pas au courant de mes traitements tout allait bien se dérouler. Mais pour la FIV, nous n'avons dit à personne sauf à ma meilleure amie qui a une copine camerounaise qui a fait « bébé-éprouvette». Si les gens avaient su, je devais être foutue, de surcroit, ces technologies sont mal vues en Afrique et peut être que la famille ou même l'entourage m'aurait découragée.*

Extrait d'entretien de Nana.

Ce témoignage montre que le recours aux *nganga* pour vaincre l'infécondité est difficile à garder secret. La divulgation de ce recours par les commérages permet aux « sorciers », cachés dans la communauté familiale, de « bloquer » l'action des *nganga* et de leurs rites traditionnels. Dès lors, le processus qui conduit à l'AMP relève de logiques individuelles contournant ainsi les ingérences sorcières de la communauté familiale. Les membres de la famille sont tenus à l'écart car ils auraient la capacité de déjouer les projets de leurs parents. De ce fait, et d'une manière générale, mieux vaut garder secrets ses projets de grossesse. Une femme qui désire un enfant ne doit à la limite en parler qu'à ses proches parents en cas de nécessité. Cette démarche fait éviter au couple, surtout à la femme, le ridicule d'une fausse alerte de grossesse ou d'un avortement spontané pour avoir « trop parlé » (Bonnet, 1988).

Dans la vie quotidienne, la gestion de la fécondité n'est guère laissée à la seule discrétion du couple. Les familles des époux ont un droit de regard et leurs décisions influent souvent sur celles du couple. La femme ne se marie pas seulement avec son conjoint, mais épouse en même temps la belle-famille. Celle-ci, parfois représentée par la belle-mère et les belles-sœurs, exerce de fortes pressions sur les couples sans enfant et ses pressions se traduisent souvent par des propos injurieux :

> *Tu n'es pas une bonne femme, tu gaspilles le sperme de notre frère pour rien, vampireuse*[8].
>
> Extrait d'entretien de Nicole.

Ces paroles blessantes renforcent le désir d'enfant et poussent le couple à recourir à l'AMP, non pas uniquement pour ne plus être stigmatisé mais aussi, comme le dit Nicole, pour « fermer la bouche aux gens », « faire taire à jamais les mauvaises langues ».

Cette attitude de stigmatisation systématique de la femme inféconde est renforcée par l'imaginaire local, déjà évoqué plus haut, qui considère souvent la femme comme étant à l'origine de la sorcellerie. La majorité des récits étiologiques mettent en scène une femme découvrant et ramenant au village la sorcellerie. Comme nous le rapporte J. Bonhomme, « son sexe et son ventre [sont] considérés comme sièges de l'organe de la sorcellerie » (Bonhomme, 2005 : 178-179). Dans le mythe fang relatif à ce propos, R. Bureau explique comment l'organe de sorcellerie a quitté la forêt pour parvenir au village caché dans le sexe d'une femme qui l'avait recueilli (Bureau, 1996).

Selon le discours local, la sorcellerie symbolique (*witchcraft*) repose sur la possession d'un « esprit-organe de sorcellerie » appelé communément « vampire ». En principe, ce vampire porte chance à son détenteur dans ses entreprises. En retour, le vampire doit être nourri. Lorsqu'il éprouve des

8. Une « vampireuse » est une sorcière.

difficultés à se ravitailler, il arrive qu'il se retourne contre son possesseur et le tue pour s'en repaître, ou si c'est une femme, qu'il s'attaque à ses enfants si elle est enceinte. Le rôle du vampire dans le cadre de l'infécondité serait d'» occuper la place de l'enfant » dans le ventre de la femme : soit il empêche le fœtus de sortir en s'accrochant sur son chemin lors de l'accouchement, soit il perturbe toute conception en « bouffant les enfants » (fausse couche). Selon C. Mayissé (2009), la figure symbolique de la femme s'inscrit dans un double rapport qui la met au centre des litiges de sorcellerie, non seulement comme sorcière, mais aussi comme mère protectrice. D. Bonnet parle également de la double personnalité de la femme :

> *La femme est porteuse de deux valeurs antinomiques : l'une bénéfique de fécondité, l'autre maléfique de sorcellerie. Le pouvoir de procréation engendrant un désir de représailles par ingestion (mère-ogresse) ; dans la plupart de ces croyances, la mère n'est, en effet, jamais très éloignée de la sorcière.*
>
> Bonnet, 1988 : 34.

Cet imaginaire qui fait systématiquement le lien entre la femme et la sorcellerie place la femme stérile comme une sorcière. Les accusations portées sur elle ne tardent pas à se répandre au sein du cercle familial. Comme on peut l'imaginer, cette situation est une source majeure de conflits et entraine une prise de distance vis-à-vis de la sphère familiale. Ainsi Nadine déclare :

> *En ce qui nous concerne, les gens n'osent pas nous envoyer les enfants à la maison car dans la famille, nous sommes considérés comme des sorciers. Ils ne comprennent pas qu'un couple qui a, apparemment, « réussi » sa vie, ne puisse pas avoir d'enfant, la chose la plus facile à faire... Dans la famille de mon mari, c'est le seul qui a réussi et il court dans la famille que nous avons sacrifié ma fertilité pour les biens matériels. De plus, la majorité de nos proches refusent que leurs enfants nous fréquentent mais paradoxalement, quand il s'agit de participer aux frais d'un mariage, de se cotiser pour un deuil ou bien quand arrive la rentrée scolaire de leurs enfants, l'argent des « sorciers » est le bienvenu. Donc, si tu vois la famille t'aider, il faut déjà savoir qu'il y a un intérêt derrière tout ça. « Donner » un enfant à un couple stérile n'existe pas réellement. C'est pour cette raison que mon mari et moi avions décidé de tenter les nouvelles techniques. Malheureusement, ça n'a pas marché. Pourtant on a fait la fécondation in vitro deux fois. Mais par la grâce de Dieu, la troisième fois, ça va marcher. Pour l'instant chacun reste chez soi, on ne fréquente plus la famille.*
>
> Extrait d'entretien de Nadine.

Ce témoignage révèle les difficultés rencontrées par un couple infécond, en particulier lorsqu'il a une position socio-économique aisée. Les couples gabonais qui ont recours à l'AMP appartiennent à la classe moyenne. Au sein de ces couples, les femmes ont acquis une autonomie financière (salariée dans la fonction publique ou dans le privé) qui participe d'une forme d'émancipation féminine par le travail (Attané, 2009). Dans ce contexte urbain, les femmes, tout comme les hommes, sont devenues les principales pourvoyeuses de revenus et assument les nouvelles charges que réclame un foyer « moderne » (scolarisation des enfants dans des écoles privées, repas diversifiés, mobilier et électroménagers haut de gamme, voitures, abonnement internet et télévisuel, etc.). Plus généralement, ceux et celles qui exhibent leurs richesses sont suspectés de posséder des fétiches qui auraient le pouvoir de les enrichir ; la stérilité serait la conséquence fatale de ce service rendu par le sorcier. Ainsi, on peut établir une relation logique entre ces deux situations : la personne détient une richesse matérielle et en même temps, elle vit dans une pauvreté maternelle ou paternelle. Il se dit que la femme a choisi de « sacrifier son ventre ». Si la « sorcière » veut « retrouver son ventre », elle devra se libérer de tous ses fétiches, se défaire de tous ses liens d'avec le monde des sorciers auquel elle censée appartenir[9]. Toute suspicion pousse donc la famille élargie à ne pas confier d'enfants aux couples stériles car ils sont soupçonnés d'être les propres instigateurs de leur infécondité, des « mangeurs d'enfants [10] ».

Toutes ces insinuations ont une influence directe sur la nature des relations sociales. Il est clair qu'aujourd'hui, il y a une tendance forte à la redéfinition des notions de parenté et de la famille dans le sens d'une restriction de sa définition à la famille nucléaire. C'est un processus auquel les *nganga* et les pasteurs ont largement contribué. Au quotidien, la cordialité des relations entre les « ensorcelés » et le reste de la famille ne va pas toujours de soi. Le couple infécond qui se voit brusquement repoussé - et même plus salué - sait de quoi il est suspecté, d'autant plus que les commérages sur leur « sorcellerie » circulent au sein de leur propre famille. Pour ne pas aggraver la situation, le couple préfère se retirer, accepter la séparation. Dans le cas de Nadine et de son époux, leurs proches ont interdit à leurs enfants de les fréquenter ou de prendre quoi que ce soit qui viendrait de leur part. En milieu urbain, les membres d'une même famille s'accusent mutuellement d'être des sorciers. Les enfants accusant généralement leurs parents. Cette situation pousse les couples à ne plus accomplir certaines obligations familiales (accueil et hébergement) envers leurs aînés ou personnes âgées, ou à ne pas respecter certaines règles et normes telles que l'attribution du nom. Audrey témoigne :

9. Dans le monde invisible, le sorcier accepte de partager les sacrifices de ses complices et doit, à son tour, sacrifier un membre de sa famille.

10. Les fausses couches répétitives de l'épouse sont vues comme des dons à une confrérie « mystique ».

Mes enfants reviennent de loin, j'ai fait mes deux enfants au Ghana par insémination artificielle avec le sperme de mon mari. C'est un pays anglophone mais la langue n'est pas une barrière car le centre reçoit, selon le médecin qui m'a accueilli, des patients de l'Afrique de l'ouest qui parlent français et même des couples gabonais oui, oui. Je les ai tellement attendus que je leur ai donné les noms de l'une des infirmières et du médecin qui ont été gentils et professionnels avec nous. Cela ne veut pas dire que j'ai renié mes proches car la tradition veut qu'on donne à l'enfant le nom d'un frère ou d'un papa ou d'une vieille maman qu'on connait, c'est juste que je voulais seulement que mes enfants aient un lien symbolique avec ces personnes. Et que ces noms nous rappellent la façon dont ils sont venus au monde. Quand on me demande comment j'ai appelé mes enfants, ils sont étonnés voire déçus de la réponse : « Y et X c'est qui dans la famille ? Il n'y a pas ces noms dans la famille. » ou bien « Mais, ce sont des noms popo[11] *!!! ». Du coup, mes enfants sont bien mignons mais ils sont vus comme des étrangers. Et puis, aujourd'hui, c'est la modernité, les choses évoluent. Donner des noms en hommage aux ancêtres, aux aïeuls n'est plus systématique. Les meilleurs amis, les copines, sont devenus des personnes auxquelles on dédie des noms.*

Extrait d'entretien d'Audrey, Libreville.

Comme ce témoignage le révèle, les enfants nés de l'AMP héritent parfois du nom du médecin ou des autres membres du corps médical. Ainsi, le nom de naissance de l'enfant ne fait plus référence à un proche parent ou à un ancêtre connu dans le passé. On s'affranchit alors d'une dette envers les ancêtres, on ne se soumet plus aux aînés. De prime abord, on dira qu'attribuer à son enfant un nom qui n'est pas celui de la famille ne relève pas systématiquement d'une déparentalisation. Mais nous sommes dans un contexte où les couples auraient du mal à honorer des personnes qui les accusent constamment d'être des « sorciers » ou qui les « bloquent » dans leurs projets de procréation. De plus pour certains chrétiens, le nom donné à l'enfant peut être considéré comme une source de « blocage » lorsqu'il est donné en hommage à un ancêtre. Ces blocages (maladie, chômage, célibat) sont attribués à une « malédiction ancestrale [12] » qui fait ressurgir les péchés commis par les « anciens » et les « aînés » sur la lignée descendante. De son côté, le cercle familial ne reconnait pas l'enfant qui porte un nom différent de celui des autres enfants du lignage. Ces derniers répondent aux noms hérités de personnes du lignage qui sont facilement reconnaissables dans l'espace et dans le temps. De fait, les enfants d'Audrey ne sont pas reconnus par l'ensemble du lignage. La communauté

11 . Au Gabon, *« Popo »* désigne les personnes originaires d'Afrique de l'ouest, particulièrement du Togo et du Bénin.

12. Concept pentecôtiste.

familiale perçoit comme une insulte ou comme une forme de désengagement des réseaux de solidarité le fait de donner des noms d'étrangers à des parents.

Si la prise de distance avec le lignage est tangible parmi les jeunes générations dans la société gabonaise, l'intervention de la famille élargie, en revanche, reste légitime : les funérailles, les mariages sont pris en charge par la famille. A. Marie montre que l'individu ne rompt pas totalement avec les logiques et les devoirs de la solidarité familiale ; il les négocie sur la base du donnant-donnant et d'un arbitrage en fonction des nouvelles exigences propres au couple et à sa progéniture (Marie, 1997). Au Gabon, effectivement, il est dit qu'« un parent reste un parent même quand celui-ci est un sorcier ». C'est la raison pour laquelle, certaines personnes continuent à aider leurs parents même à distance ; par exemple, à prendre en charge les frais de subsistance et de santé ou envoyer ponctuellement de l'argent en cas de nécessité.

L'AMP au Gabon : Nouveaux contextes, nouvelles sorcelleries

À Libreville, la naissance du premier bébé éprouvette en 2001 montre que les technologies reproductives pour le traitement de la stérilité se sont implantées au Gabon. Les biologistes et médecins qui maitrisent les techniques de reproduction au Gabon, ont été, pour la plupart d'entre eux, formés en Occident. Cependant, quelques couples n'hésitent pas à se déplacer d'un pays à l'autre, voire d'un continent à l'autre, afin de consulter des médecins dans d'autres cliniques. La mobilité est le plus souvent justifiée par le fait que les couples sont convaincus que les techniques d'AMP sont mieux maîtrisées en Occident (Bonnet & Duchesne, 2014). Par ailleurs, le manque d'enthousiasme pour le recours à une AMP au Gabon pourrait être suscité par un incident qui s'est déroulé en 2008 dans une polyclinique de Libreville. Une femme y est décédée en tentant une FIV. D'après l'article du quotidien *L'union* du 28 août 2008, elle serait morte sur la table au moment où le médecin lui prélevait les ovules. Après la ponction, la patiente tombe dans le coma et décède par arrêt cardiaque. Cette affaire a défrayé la chronique et a conduit à une convocation du médecin devant les tribunaux. Cet événement tragique a discrédité les médecins locaux. Ces derniers ne pratiquent qu'une AMP intraconjugale alors qu'il y a des couples gabonais dont le cas médical nécessite un don d'ovocytes ou de sperme. Les praticiens reconnaissent que c'est le manque de moyens et surtout les mentalités et les croyances populaires qui freinent le développement du don d'ovocytes et de sperme. On peut donc se poser la question de savoir quels sont les tabous liés à ces dons ? Quelles sont les raisons qui poussent les gens à ne pas donner leurs gamètes, étant donné que le don est anonyme ? Cette dernière question soulève un autre point qui est celui de la valeur de l'élément à donner.

« Impossibles » dons de substances corporelles au Gabon

Le refus de donner ses ovocytes ou son sperme est lié tout d'abord à la valeur de ce que l'on donne. En effet, aux yeux des Gabonais, les éléments du corps humain représentent des biens sacrés et inaliénables, impossibles à donner. Marcel Mauss a montré que le don est un système de relations sociales dont le maintien dépend des acteurs, des biens en jeu et des modalités d'échange. Comment ces différentes théories sur le don peuvent-elles s'appliquer au don de gamètes ? Logiquement, l'échange des éléments du corps humain entre le receveur et le donneur ne peut répondre au schéma de Mauss (obligation de donner, obligation de recevoir, et obligation de rendre), car le receveur ne peut rendre les ovocytes ou le sperme qu'il a reçu et le donneur ne peut attendre une réciprocité. Ce qui nous conduit à réfléchir sur la nature des « choses » à donner. Y a-t-il des biens que l'on doit garder ? Par exemple, donner ses ovocytes, est-ce donner en quelque sorte ses enfants ? Un enfant, c'est sacré ; on ne donne ou plutôt on n'abandonne pas ses enfants à une personne que l'on ne connaît pas. C'est vrai qu'on parle de « biens », « d'objets » mais comme l'écrit C. Boileau :

> *Les organes ne sont pas des biens comme le sont d'autres choses, en raison de leur provenance (le corps).*
>
> Boileau, 2002 : 134.

M. Lock a montré que les pratiques de transplantation d'organes étaient inexistantes au Japon car la définition que les Japonais se font de la vie, de la mort, du corps, s'immisce jusqu'au cœur des pratiques technologiques et détermine les relations des Japonais face au don et à la greffe d'organes (Lock, 2002). Selon cette auteure, ce sont les valeurs culturelles qui déterminent l'usage qu'une société fait des biotechnologies. Dans le cas du Gabon, on peut dire que la question du don de substances et des éléments corporels (sperme, ovocytes) prend une résonance particulière dans un contexte où les rumeurs vont bon train à propos de crimes rituels utilisant des organes humains. Ces meurtres qui consistent à prélever la langue, les yeux, les organes génitaux internes/externes, et vitaux tels que le cœur, le foie d'une personne encore vivante, auraient pour but d'apporter santé, richesse, réussite professionnelle ou pouvoir à la personne à laquelle ces organes sont revendus ou remis. Force est de constater que l'augmentation de ces crimes dits rituels se fait pendant la période des campagnes électorales. J. Tonda explique que des hommes africains (hommes d'état, fonctionnaires, nganga) sacrifient des individus pour prélever certains de leurs organes vitaux qui serviront à préparer des potions destinées à chasser les mauvais esprits ou à porter chance lors des élections ou pour des nominations à des postes importants (Tonda, 2005). L'auteur parle d'ailleurs de « violence du fétichisme », violence exercée par le souverain moderne qui est régie par un imaginaire paradigmatique du corps : corps mis en « pièces détachées » pour en faire des fétiches.

L'introduction des NTR au Gabon (utilisation du sperme et des ovules hors du corps humain pour une fécondation *in vitro*) vient donc renforcer les imaginaires sorcellaires en rapport avec le corps. D'après une pensée collective, tous les éléments du corps humain utilisés hors de celui-ci sont à risque sorcellaire. Par exemple, le sperme donné à l'occasion d'une fécondation *in vitro* est susceptible d'entraîner une impuissance sexuelle chez le « donneur de sperme ». Dans le même registre, un fait divers a été rapporté au journal télévisé d'une chaine locale (TV+). Il s'agissait du témoignage d'un jeune homme déclarant avoir été séquestré à la montée d'un taxi, par une bande de malfrats parmi lesquels une femme lui aurait fait une fellation ou stimulé les testicules (selon les versions) afin de recueillir son sperme pour des pratiques rituelles. Cet acte causerait une impuissance sexuelle chez le « donneur de sperme » car sa semence serait manipulée par un sorcier.

Les légendes urbaines liées aux organes génitaux et tous les éléments qui y sont liés sont monnaie courante dans les villes d'Afrique subsaharienne. L'anthropologue J. Bonhomme a enquêté sur une rumeur de grande ampleur propagée dans toutes les grandes villes africaines (Bonhomme, 2011). Il s'agit de « voleurs de sexe » qui déroberaient des pénis et des vulves par un simple bonjour (poignée de main). Dans ce contexte, les médecins reconnaissent que les mentalités ne favorisent pas l'implantation du don de gamètes au Gabon. Donner une partie de son corps est tabou et les gynécologues qui pratiquent l'AMP sont considérés, selon les rumeurs propagées à Libreville et rapportées par quelques interlocuteurs, comme des sorciers, à l'instar de la gynécologue, pionnière de l'AMP au Gabon, qui a été soupçonnée de pratiquer un trafic de clitoris à des fins fétichistes dans les années 1990. D'après les rumeurs, cette gynécologue excisait des filles et ces clitoris étaient utilisés à des fins fétichistes. Un clitoris bien « travaillé » aurait le pouvoir de produire richesse et réussite professionnelle. Ainsi, les filles qui vendaient leur clitoris étaient toutes assurées d'en tirer un profit et une réussite. Comme l'écrit P. Geschiere, « les discours sur la sorcellerie s'articulent de façon souvent surprenante avec les développements modernes » (Geschiere, 1995 : 8). Actuellement, la croyance en la sorcellerie se retrouve dans les instances les plus modernes, à la fois de l'urbain et du rural, dans le discours des élites et celui des catégories populaires. Les manifestations sorcellaires sont devenues une catégorie incontournable de la vie publique et privée gabonaise. La sorcellerie envahit aujourd'hui l'espace public : impossible de l'éviter, elle est « un enjeu public » (Geschiere, 1995 : 27). Du reste, des auteurs comme de F. Bernault et J. Tonda attestent d'une recrudescence de la croyance en la sorcellerie dans la modernité africaine:

> *Il n'est pas de conversation, d'émission de radio ou de presse populaire en Afrique qui ne se fasse aujourd'hui l'écho de peurs et de convoitises liées à la magie, la sorcellerie et la violence quotidienne des forces occultes.*
>
> Bernault & Tonda, 2000 : 5.

Ceci nous montre non seulement l'importance de la croyance en la sorcellerie, mais aussi celle de la contre-sorcellerie (protections diverses contre les sorciers de la divination aux pratiques pentecôtistes) dans le monde contemporain. Par exemple, comme expliqué plus haut, des préjugés et des rumeurs de « travailleurs d'organes humains » circulent à propos de certains spécialistes de l'AMP.

Insertion des nouvelles technologies de reproduction dans le paradigme de la sorcellerie

D'une façon plus générale, les nouvelles technologies s'inscrivent dans un nouveau paradigme de la sorcellerie (non intrafamiliale). On peut par exemple faire un rapprochement avec la rumeur selon laquelle des numéros de téléphones portables provoqueraient la mort subite de ceux qui répondent à l'appel, faisant ainsi des victimes au Gabon, au Nigéria et au Cameroun (Bonhomme, 2011). Ainsi, les sorciers attaqueraient maintenant leurs proies par le biais des nouvelles technologies de la communication. Dans le contexte des pays du Sud, P. Pels remarque que les nouvelles technologies, loin d'avoir conduit à un désenchantement du monde (soit à un recul des croyances religieuses, à une sortie du monde des « superstitions »), ont au contraire été mises au service d'un réenchantement (Pels, 2003). Les techniques de l'AMP tout comme les numéros de téléphones portables représentent pour certaines personnes une sorcellerie transnationale, qui la distingue de la sorcellerie familiale. Ces rumeurs offrent en définitive de nouveaux imaginaires et se réfèrent souvent à des étrangers, des catégories de personnes ou des situations anonymes (Bonhomme, 2009). La sorcellerie de la technologie sort du cadre familial, se pratique au vu et au su de tous et non la nuit, à l'opposé de la sorcellerie familiale qui repose sur des soupçons intrafamiliaux ou de voisinage.

Alors pourquoi les couples gabonais vont-ils consulter les spécialistes de l'AMP malgré ces rumeurs ? Georges, le mari de Séverine, une interlocutrice, justifie son choix en nous expliquant que même en étant chrétien :

> *Il faut quand même être lucide : la science fait des progrès de nos jours et le Seigneur ne peut pas voir souffrir ses enfants.*

Certains couples de confession chrétienne et pratiquants ont accepté les NTR car ils considèrent que les médecins sont des outils armés par le bras de Dieu, et que toute réussite médicale est une occasion de le louer. Lors de notre enquête de terrain, une personne interrogée déclare :

> *Même si les scientifiques travaillent avec le corps des gens, c'est pour le bien de tous. Leur sorcellerie est pour faire du bien à autrui alors que la sorcellerie de l'Africain c'est pour bloquer, tuer.*

Autrement dit, pour les couples ayant eu recours à l'AMP, les éléments du corps ne sont pas utilisés dans l'AMP pour créer la mort mais la vie contrairement aux « sorciers », aux *nganga* qui cherchent à nuire. Ainsi, l'AMP est perçue par ces couples comme le moyen le plus sûr pour lutter contre la stérilité même si celle-ci est perçue comme étant liée à un ensorcèlement. Dans ce contexte, la naissance d'un enfant ou l'annonce d'une grossesse est vécue comme une victoire sur les sorciers.

CONCLUSION

Pour bon nombre de Gabonais, les composantes de la personne font l'objet de toute une série de traitements symboliques à des fins fétichistes. Les praticiens de l'AMP sont, dans certains cas, soupçonnés de sorcellerie, d'une part à cause de leur activité liée à la reproduction humaine, et d'autre part à cause de leur réussite professionnelle. Comme on peut ainsi le constater, les individus qui apportent de l'innovation, qui prospèrent dans les affaires sont suspectés d'avoir consulté un *nganga* ou d'avoir ensorcelé un membre de leur famille. Ce qui sous-entend que, pour nombre de personnes, la réussite n'est jamais naturelle ou le produit d'un effort personnel. Ceux qui réussissent sont alors méprisés et jalousés. Mais pour les couples interrogés, l'AMP représente le moyen le plus sûr de combattre la sorcellerie familiale et de se libérer d'une suspicion de sorcellerie en provenance de l'entourage. De fait, l'adhésion à ces techniques de la reproduction n'émancipe pas pour autant les couples interrogés de ces explications sorcellaires.

BIBLIOGRAPHIE DES SOURCES CITÉES

AKARE BIYOGHE B., 2010. *Conceptions et comportements des Fang face aux questions de fécondité et de stérilité. Regard anthropologique sur une société patrilinéaire du Gabon.* Thèse de doctorat en anthropologie, Université Paul Verlaine Metz.

ABEGA S C., 1995. « La castration des femmes », *Bastidiana*, 9,135-148.

ABEGA S C., 2002. « Le sexe invisible », *Psy-cause*, 28-29, 35-47.

ADLER A., 2006. *Roi sorcier, mère sorcière, Parenté, politique et sorcellerie en Afrique noire,* Paris, Editions du félin.

ATTANE A., 2009. « Quand la circulation de l'argent façonne les relations conjugales. L'exemple de milieux urbains au Burkina Faso », *Autrepart,* 49,155-172.

BERNAULT F., TONDA J., 2000. « Dynamique de l'invisible en Afrique », *Politique africaine*, 79, 5-16.

BOILEAU C., 2002. *Dans le dédale du don d'organes. Le cheminement de l'ethnologue*, Paris, Editions des archives contemporaines.

BONHOMME J., 2005. *Le miroir et le crâne*, Paris, CNRS éditions.

BONHOMME J., 2009. *Les Voleurs de sexe. Anthropologie d'une rumeur africaine*, Paris, Seuil.

BONHOMME J., 2010. « Masque Chirac et danse du Gaulle. Images rituelles du Blanc au Gabon », *Gradhiva*, 11, 81-99.

BONHOMME J., 2011. « Les numéros de téléphone portable qui tuent. Epidémiologie culturelle d'une rumeur transnationale », *Tracés* 21, 125-150.

BONHOMME J., 2012. « L'homme est-il un gibier comme les autres ? Prédation, sorcellerie et contre-sorcellerie chez les Mitsogho du Gabon », In *L'animal cannibalisé. Festins d'Afrique,* Paris, éditions des archives contemporaines, 185-199.

BONNAFE P., 1978. *Nso Lipfu, le lignage de la mort*, Paris, Société d'ethnologie.

BONNET D., 1988. *Corps biologique, corps social. Procréation et maladie de l'enfant en pays mossi*, Paris, ORSTOM.

BONNET D., DUCHESNE V., 2014. « Migrer pour procréer », *Cahiers du Genre, Biotechnologies et travail reproductif. Une perspective transnationale*, 56, 41-58.

BUREAU R., 1996. *Bokayé ! Essai sur le bwiti fang du Gabon*, Paris, L'harmattan.

DE BOECK F., 2000. « Le deuxième monde et les enfants sorciers en RDC », *Politique africaine*, 80, 32-57.

DOUGLAS M., 1991. « Witchcraft and Leprosy: Two Strategies of Exclusion», *Man*, 26, 4, 723-736.

DREWAL H.J., 1988. « Interpretation, Invention, and Representation in the Worship of Mami Wata », *Journal of Folklore Research* 25, 1-2, 101-139

EKANG MVE A., 2014. *Les couples gabonais et l'assistance médicale à la procréation à Libreville. Sorcellerie et filiation*, Thèse de doctorat, EHESS.

GESCHIERE P., 1995. *Sorcellerie et politique en Afrique. La viande des autres*, Paris, Karthala.

HERITIER F., 1996. *Masculin/Féminin I. La pensée de la différence.* Paris, Odile Jacob.

LALLEMAND S., 1988. *La mangeuse d'âmes, Sorcellerie et famille en Afrique*, Paris, L'Harmattan.

LOCK M., 2002. *Twice dead. Organ transplants and the Reinvention of death*, Berkeley/Los Angeles, University of California Press.

MARIE A., 1997. *L'Afrique des individus. Itinéraires citadins dans l'Afrique contemporaine (Abidjan, Bamako, Dakar, Niamey)*, Paris, Karthala.

MAYISSÉ C., 2009. « Sorcellerie et rapports sociaux de genre dans les sociétés matrilinéaires du Gabon ». In : S. BEHBAHANI (dir), *Ce genre qui dérange*. Ed Téraedre, 39-47.

OKONOFIA F., 2003. « Les nouvelles technologies reproductives et le traitement de la stérilité en Afrique », *African journal of reproductive health*, 7, 1, 9-11.

PELS P., 2003. « Magic and modernity ». In : B. MEYER, P. PELS, *Magic and modernity interfaces of revelation and concealment*, Stanford, Stanford University Press, 1-38.

SINDZINGRE N., 1984. « L'explication de l'infortune chez les Senufo ». In : M. AUGÉ, C. HERZLICH (dir.), *Le sens du mal*. Paris, éditions des archives contemporaines, 93-122.

TEIXEIRA M., 2008. « Sorcellerie et contre-sorcellerie. Un réajustement permanent au monde », *Cahier d'études africaines*, 59-79.

TONDA J., 2005. *Le souverain moderne. Le corps du pouvoir en Afrique centrale*, Paris, Karthala.

VERDIER R., 1982. *Le pays des Kabiyé. Cité des dieux et des hommes*, Paris, Karthala.

11

INFÉCONDITÉ DE COUPLES BURKINABÈ. L'EXPÉRIENCE DE L'ÉPREUVE DANS LE RECOURS À L'AMP

Maryvonne Charmillot*

INTRODUCTION

L'objectif de cette contribution est de rendre compte des récits d'expérience rassemblés au cours d'une enquête par entretiens menée à Ouagadougou auprès de femmes, d'hommes et de couples rencontrant des problèmes d'infécondité et ayant recouru à l'AMP ou souhaitant le faire. A partir d'une perspective épistémologique compréhensive accompagnée d'une méthodologie centrée sur la narration, nous proposons comme cadre analytique le paradigme sociologique de la transaction sociale (Rémy, 1996 ; Schurmans, 2001). Ce cadre, qui souligne le caractère actif et réflexif des conduites des agents tout en donnant place aux contraintes issues des contextes matériels, idéels et sociaux, permet d'appréhender l'infécondité comme une situation d'incertitude, individuelle autant que sociale, et de comprendre comment les acteurs sociaux (y compris les institutions) font face à l'incertain [1]. Pour comprendre ce que signifie l'expérience de l'infécondité, nous proposons par ailleurs la référence à la notion d'épreuve qui permet, elle aussi, de saisir les articulations entre la structure sociale et l'expérience des personnes, ceci dans une perspective de dépassement des déterminismes.

> *Chaque épreuve exprime un 'combat avec une situation' ; ce combat n'est ni épique, ni central et définitif pour une biographie, ni totalement discontinu et imprévisible, il est plutôt pluriel et ambivalent et consiste dans la réponse aux aléas de l'environnement. Cet effort contingent a toujours un côté éprouvant lié au pâtir, mais*

* Maître d'enseignement et de recherche en sciences de l'éducation à l'université de Genève.

1. Cette problématique était au cœur du XIXe congrès de l'Association internationale des sociologues de langue française (AISLF) à Rabat en 2012, sous le titre « Penser l'incertain » (http://congres2012.aislf.org).

> *aussi un côté créatif : la possibilité d'agir autrement dans une situation donnée.*
>
> Rebughini, 2010 : 4.

Les récits produits au cours de notre enquête à Ouagadougou s'articulent autour du questionnement suivant : que représente, pour des hommes, des femmes, des couples, l'épreuve de l'infécondité ? Quelles sont les difficultés — relationnelles, identitaires, économiques, sociales, religieuses — liées à cette expérience ? Comment ces difficultés sont-elles vécues, individuellement, au sein du couple, et de la famille ? Quelles sont les significations (le sens) attribuées, à partir de cette expérience, à la parentalité, à la filiation, au désir d'enfant, à la famille ? L'objectif est de comprendre les « perturbations biographiques » (Bury, 1982) entrainées par l'infécondité et, dans une perspective dialectique, de saisir l'incertitude qu'expriment ces perturbations sur le plan de l'activité collective (la famille notamment, et l'Etat, à travers la santé publique). Face à ces doubles situations d'incertitude (biographiques et collectives) provoquées par l'infécondité, il s'agit de saisir non seulement les contraintes auxquelles sont soumis les acteurs, mais également leur pouvoir d'agir (Habermas, 1987), autrement dit la manière dont les femmes, les hommes, les couples vivant l'expérience de l'infécondité négocient, transgressent, adoptent ou réfutent les normes en vigueur dans leur contexte social à propos de la filiation, de l'origine, de la parentalité, de la parenté et de la place de l'enfant.

L'ENQUÊTE

Le choix de l'entretien compréhensif (Kaufmann, 2006) comme instrument de production des données pour comprendre les significations attribuées à l'expérience de l'infécondité est motivé par le principe épistémologique à la base de cette méthode, à savoir celui de s'intéresser aux questions des acteurs en relation avec leur savoir concret, plutôt qu'aux questions du chercheur (Blanchet, 1985). L'argument est également interactionniste, postulant que le réel n'est autre que le produit d'interactions langagières. Nous avons combiné deux types d'entretiens, l'entretien semi-directif et le récit biographique, en cohérence avec la « vocation narrative » (Rebughini, 2010) de la notion d'épreuve.

Les données empiriques langagières qui soutiennent les réflexions que nous proposons dans cette contribution proviennent d'entretiens compréhensifs d'une durée d'une heure trente environ, réalisés avec huit femmes et deux hommes[2] confrontés à des problèmes d'infécondité et ayant

2. Nous n'avons pas eu l'opportunité d'interviewer des couples. Nous revenons, en conclusion, sur les conditions de l'enquête.

recouru à la procréation médicalement assistée ou souhaitant le faire. Les entretiens ont été réalisés à Ouagadougou en avril 2011 et en janvier 2013. Afin de faciliter la compréhension de notre propos, nous présentons les personnes interviewées en même temps que les extraits d'analyse qui se rapportent à leurs récits.

A propos de l'analyse des données et de la construction de nos interprétations, deux options théoriques guident notre travail. Nous nous appuyons, d'une part, sur le « langage de clarification des contrastes » proposé par Taylor (1997) dont la finalité consiste à éviter autant les dérives ethnocentristes que les dérives inverses, à savoir se fondre dans le point de vue des acteurs qu'on cherche à comprendre. D'autre part, sur « la posture analytique » définie par Demazière et Dubar (1996), fondée sur une théorie du langage selon laquelle ce que les acteurs en situation d'entretien disent d'eux-mêmes ne se laisse jamais saisir de lui-même. Cette posture implique de laisser une large place aux paroles de nos interlocuteurs.

Notre enquête a été pensée et construite dans une perspective épistémologique compréhensive qui suppose un « intérêt émancipatoire » et renvoie à une « rationalité éthique » (Apel, 2000). Sa finalité est de construire des connaissances qui permettent d'accroitre le pouvoir d'agir des acteurs. Il s'agit de penser l'activité de recherche dans une perspective de solidarité et d'interdépendance entre les hommes et d'adopter une « éthique du souci des conséquences » (Piron, 1996), à savoir une démarche de recherche qui se soucie des conséquences des actes de recherche produits. Cette épistémologie réfère à la figure du « chercheur solidaire » définie par Piron (1996).[3]

L'INFÉCONDITÉ COMME SITUATION D'INCERTITUDE

Comme annoncé en introduction, l'infécondité est appréhendée ici sous l'angle de l'expérience qu'elle génère, et elle est envisagée comme une situation d'incertitude. Dans la perspective du paradigme de la transaction sociale, une situation d'incertitude correspond à une

> *situation sociale dans laquelle la routinisation des pratiques se voit suspendue, soit en raison de l'insuffisance des savoirs et, par conséquent, des normes comportementales et évaluatives qui leur sont attachées, soit en raison de la mise en présence d'intérêts divergents relatifs à l'action. Faisant pression à l'élucidation, l'incertitude génère donc cette « conversation» dont parle Mead : elle engage en effet un processus de coopération conflictuelle qui vise la construction*

3. Pour un développement approfondi de cette réflexion éthique à propos de la présente recherche, voir notre contribution dans : Charmillot, M., Bonnet, D., Duchesne, V. (2014).

> *d'une convention renouvelée, tout en mettant en œuvre des jeux de pouvoir au sein des interactions formelles ou informelles ayant lieu à cette fin. Le processus, à travers l'établissement de normes conventionnelles qui organisent conduites et évaluations, touche également à la problématique de l'identité, et ceci sous trois angles complémentaires : celui de la cohérence identitaire biographique propre à chacun des agents engagés dans l'interaction ; celui de la construction des identités entre soi, dans le cadre de l'interaction ; et celui de la construction des identités entre les partenaires de l'interaction et le milieu externe.*
>
> Schurmans, Charmillot et Dayer, 2008 : 304.

Nous allons donc voir à présent comment se manifeste l'incertitude dans les récits des personnes interviewées, et quelles ressources ces dernières mobilisent pour tenter de dépasser les conflits auxquels l'expérience de l'infécondité les confronte (conflits avec elles-mêmes, conflits avec la belle-famille, entre autres).

LES DIMENSIONS INCERTAINES DU RECOURS À L'AMP

Pour comprendre l'infécondité en tant qu'expérience, les motifs du recours (ou du non recours) à l'AMP ou les motifs de recours à d'autres démarches (adoption, prise en charge d'enfants confiés par la famille), sont à prendre en compte à partir des questions suivantes : que signifie d'être confronté à des problèmes d'infécondité dans un contexte où la reconnaissance sociale des individus est tributaire de la procréation ? Comment le recours à l'AMP intervient-il ? S'impose-t-il d'emblée ou fait-il suite à un parcours thérapeutique endogène (marabout, devin etc.) ? La décision est-elle encadrée par des professionnels de santé ou est-ce une prise de décision profane ? Le recours à l'AMP est-il mis en perspective par rapport à d'autres moyens de « construire une famille », tel que l'adoption par exemple ? Quels sont les obstacles au recours à l'AMP (économiques, sociaux, culturels) et comment sont-ils contournés ou dépassés par les individus ?

Les dimensions incertaines du recours à l'AMP récurrentes dans les récits sont relatives aux éléments suivants :

- *les normes sociales en vigueur dans le contexte* (la perpétuation du lignage comme enjeu essentiel du mariage ; les rôles sociaux ; les conditions d'accès au statut d'ancêtre ; les conceptions de l'infécondité, etc.) : dans quelle mesure ces normes autorisent-elles ou au contraire contraignent-elles le vécu et les choix des individus et/ou des couples confrontés à l'infécondité ? Le choix de recourir à l'AMP ou à l'adoption a-t-il des conséquences sur l'intégration sociale et familiale, autrement dit, les couples courent-ils le risque, par exemple, d'une forme de marginalisation ou de mise à l'écart ? Qu'est-ce qui distingue en la matière l'AMP de l'adoption ?

- *le rapport aux origines et à la filiation* : l'épreuve de l'infécondité renvoie aux questions des origines et de la filiation ; dans quelle mesure le recours à l'AMP amène-t-il les couples à revisiter leurs propres conceptions de la filiation et des origines et comment gèrent-ils ces changements ?
- *les conditions économiques* : quels moyens sont mis en œuvre pour faire face aux coûts de l'AMP (emprunts, prêts, solidarité familiale, etc.) ? dans quelle mesure les coûts constituent-ils un motif de renoncement à l'AMP ?
- *les options de l'AMP* (insémination avec les gamètes du père *vs* un donneur, FIV avec ou sans don de spermatozoïdes et/ou d'ovocytes etc.) : quelles sont les conséquences de ces différentes options sur la question des origines et celle de la filiation (Jouannet & Nahoum-Grappe 2004) ?
- *la temporalité* : du constat individuel des difficultés d'avoir des enfants au diagnostic médical de l'infécondité, le parcours est le plus souvent assez long, auquel s'ajoute le temps nécessaire à la mise en place d'une alternative (AMP, adoption, etc.) : comment ce temps est-il vécu et investi par les couples ? Quelles sont les transformations qui s'opèrent, au niveau individuel et à l'intérieur du couple, concernant, notamment, le rapport aux origines ?
- *le religieux* : les couples qui recourent à l'AMP sont-ils confrontés à des obstacles liés à leurs croyances religieuses ? Y a-t-il par ailleurs des aspects d'ordre éthique qui entrent en conflit avec les dimensions médicales et techniques de l'AMP ?
- *la communication vs le secret* : l'épreuve de l'infécondité est-elle communicable à l'entourage familial ou communautaire ou demeure-t-elle une affaire strictement privée à l'intérieur du couple ? Le recours à l'AMP est-il partagé (avec qui) ou gardé « secret » ? L'infécondité est-elle productrice de stigmatisation ?

L'ÉPREUVE DE L'INFÉCONDITÉ

Ces « dimensions incertaines » du recours à l'AMP structurent l'épreuve de l'infécondité à plusieurs niveaux. Ces niveaux sont identifiés ici à partir de l'analyse des récits.

Une double perturbation, biographique et sociale

Les récits mettent clairement en évidence une « perturbation biographique » (Bury, 1982) qui prend place à la suite du mariage, celui-ci étant considéré comme le signal « automatique » d'une maternité à venir, par les femmes et les hommes interviewés eux-mêmes mais aussi par la famille au sens large. Ainsi, après un an de mariage ou plus sans grossesses, les questions émergent. Les femmes ou les couples se demandent ce qui se passe, et la famille, les amis, les voisins commencent « à parler ». L'hypothèse émergente qui peut être formulée et qui demande à être étayée, est celle d'une double perturbation, l'une biographique, l'autre sociale, manifestant une incertitude au niveau de l'activité collective. Le travail de transaction, de négociation, à l'œuvre pour pallier l'incertitude est donc à rechercher non seulement du côté des individus, dans leur cheminement biographique, mais également du côté sociétal (la famille en particulier ; et à un niveau plus macro, l'Etat, à travers sa politique de santé).

Marie, qui a 30 ans au moment de l'entretien, est doctorante en biochimie et assistante-administratrice des hôpitaux. Elle souffre d'un problème aux trompes et son mari a une production de spermatozoïdes déficiente. Elle a réalisé deux tentatives de FIV en Suisse après divers traitements indigènes. A son retour, elle est enceinte sans AMP mais a une fausse-couche à 6 mois de grossesse. Avec son mari, ils décident alors de s'engager dans une démarche d'adoption. Après l'adoption légale d'un garçon, ils adoptent une fille. Marie raconte comment, à partir de leur mariage, les questions et les remarques sur l'absence d'enfants ont rapidement émergé :

> *Il y a des gens qui viennent ici et ils disent que c'est peut-être parce que je suis encore étudiante que je ne veux pas faire d'enfants, on va me faire la remarque, je pense même qu'on est allé dire à mon mari 'dis à ta femme d'arrêter les études', je pense, il [ne] m'en a pas parlé mais c'est pas exclu. Si on ne me le dit pas directement, à lui je pense, on peut (rire) ! En tout cas du moment où je me suis mariée, il n'y a pas de raison qu'on ne fasse pas d'enfant. Ils s'attendent à avoir des enfants, à avoir des petits-fils ou des neveux...*
>
> Marie.

Si l'adoption de leur premier enfant (un garçon) a été bien accueillie dans la famille de Marie parce qu'une de ses tantes avait elle-même adopté un enfant, les désaccords ont été plus manifestes du côté de sa belle-famille. Marie n'a pas souhaité entrer dans les détails au moment de l'entretien. Nos échanges informels ont mis en évidence un constat révélé dans l'analyse d'autres récits, à savoir la différence entre l'adoption d'un garçon ou d'une fille en raison, notamment, des enjeux d'héritage (un héritage ne peut être transmis en dehors de la lignée).

Les obstacles du recours à l'AMP

Les obstacles au recours à l'AMP les plus évoqués sont d'ordre économique, dans tous les cas dans un premier temps. Les femmes interviewées s'orientent alors vers les « spécialistes » traditionnels, tradipraticiens ou devins. Mais le recours à l'AMP n'est dans ce cas de figure jamais évacué, il est en attente, demeure la perspective souhaitée, et petit à petit, des solutions économiques émergent (vente d'une maison, aide de la famille ou d'amis).

Agnès a 37 ans au moment de l'entretien. Elle est infirmière. Après de vaines tentatives d'AMP dans la sous-région, elle se rend d'abord en France puis aux Etats-Unis où réside un membre de sa famille. Elle parvient à être enceinte grâce à une fécondation *in vitro* avec le sperme d'un donneur anonyme. De retour au Burkina Faso, elle accouche d'une fille. Comme d'autres femmes, elle a été contrainte d'assumer elle-même les frais de l'AMP, avec l'aide de sa propre famille, mais sans la contribution de son mari. Elle raconte :

> *Moi, ma propre famille, surtout ma maman, mon papa, mes sœurs, les gens de ma famille, là, connaissaient bien mon problème et, quand j'ai un problème, même si je vais aller pleurer, je pars là-bas, je m'assieds, je raconte, je dis à ma maman et puis je pleure. C'est là-bas, c'est surtout la famille, ma famille qui m'a soutenue. Même quand je suis allée pour faire la fécondation, la famille a contribué. Mais pas mon mari. Lui, il avait l'argent mais il a dit que non, qu'il va pas me donner, qu'il n'a pas, que c'est du gaspillage. Tu vas faire comment ? Tu es là à un certain âge, tu ne peux pas avoir d'enfant. Lui, même si il se lève à cent ans, il peut avoir un enfant. Moi, j'ai pris un crédit. Mon crédit même finit en 2015. Je suis endettée jusqu'au cou.*
>
> Agnès.

Le motif pour ne pas recourir à l'AMP peut également être d'ordre religieux. S. Mathieu (2012), à partir de son enquête dans un service d'AMP d'un hôpital parisien, formule l'hypothèse suivante :

> *La variable religieuse doit être prise en compte pour qui veut analyser les normes régissant l'AMP et saisir les marges de manœuvre dont disposent les acteurs à l'égard de ces normes.*
>
> Mathieu, 2012 : 267.

La religion catholique par exemple, telle que décrite par les personnes interviewées en contexte burkinabè, exhorte les couples à ne recourir ni à l'insémination artificielle, ni à la FIV, et plaide en faveur de l'adoption. Certains couples vont ainsi s'en tenir à ces préceptes et renoncer à l'AMP, pour envisager l'adoption. Le cheminement dans ces choix est en général long, notamment parce que l'adoption pose énormément de questions concernant les origines et la filiation. L'acceptation de ce choix – puis de l'enfant – par la belle-famille est souvent problématique.

Rachel, qui a 38 ans au moment de l'entretien, est sage-femme. Elle a suivi différents traitements « à l'indigénat » et médicaux pour des problèmes d'obstruction des trompes. Son mari a également subi des analyses qui ont abouti à un diagnostic d'oligospermie. Catholiques pratiquants, ils ont renoncé à l'AMP pour des raisons religieuses et ont adopté une fille. Rachel décrit ainsi leur cheminement intellectuel et affectif :

> *Nous avons parlé entre nous, nous avons attendu trois ans, pour réfléchir, car on n'était pas sûr que du côté de mon mari, la belle-famille allait accepter cette décision (belle-famille musulmane, mari converti au catholicisme), donc on a pris du recul, mûri la chose, réfléchi à cette option pendant des années. Je me suis demandé si je serais capable d'aimer cet enfant comme mon propre enfant, et si mon mari aussi en serait capable. J'avais peur de ne pas réussir, donc j'ai attendu, nous avons prié et notre prière a été exaucée.*
>
> Rachel.

Les normes du modèle lignager

Le recours à l'AMP ou à l'adoption entre en conflit avec les normes du modèle lignager. Les couples se heurtent à ces normes, et des conflits ou de sévères difficultés de communication, principalement avec la belle-famille, émergent. Les références à la belle-famille sont à ce point présentes dans les récits, qu'on peut faire l'hypothèse que les normes sociales en matière de procréation sont cristallisées à ce niveau, lieu où, dans la tradition, se nouent et se dénouent les alliances – à travers le mariage forcé notamment. Avoir des enfants apparaît comme une condition *sine qua non* d'intégration dans la belle-famille.

Clarisse a 34 ans au moment de l'entretien, elle est sage-femme et responsable d'une clinique dans une petite ville. Elle a tenté divers traitements, subi une fausse-couche, et elle hésite à recourir à l'AMP pour des raisons financières. Elle est prête à adopter mais son compagnon ne partage pas ce choix, impossible pour lui selon les normes de son ethnie (mossi). Elle est divorcée de son premier mari en raison de l'absence d'enfant dans leur couple. Elle souffre d'hyperprolactinémie et une azoospermie avait été diagnostiquée chez son ex-mari. A propos du statut social de la femme sans enfant, elle déclare :

> *Au niveau de la belle-famille, tu ne peux pas être intégrée si tu n'as pas d'enfant, il faut avoir fait des enfants et atteindre l'âge de la ménopause pour qu'on commence à te considérer.*
>
> Clarisse.

Ne pas avoir d'enfant remet également en question le statut social de la femme au sein de sa propre famille. Comment, par exemple, garder le respect des cadets lorsqu'en tant qu'aînée, on n'a pas « montré le bon exemple » ou qu'on n'a pas été « conforme aux attentes » ?

Fatimata a 38 ans au moment de l'entretien. Elle est commerçante. Après deux grossesses extra-utérines, elle est partie faire des examens en France pour tenter de résoudre des problèmes de trompes obturées. Elle souhaite recourir à l'AMP mais manque de moyens. En dernier recours, elle adoptera. Elle porte sur ses épaules sa responsabilité de sœur aînée et vit difficilement son sentiment de ne pas être à la hauteur en quelque sorte, de ce statut. Elle affirme :

> *Moi je suis découragée, moi la grande sœur je n'ai rien, mes petites sœurs ont des enfants, bon, mes sœurs me comprennent, mais au niveau de la belle-famille, c'était pas facile, ils disaient 'si ta femme ne peut pas avoir d'enfants, il faut prendre une autre femme'. Grâce à l'aide de Dieu, mon mari m'a comprise, et j'ai eu le courage de parler, j'ai dit 'et si c'était votre fils {à l'origine du problème}, vous allez dire quoi ?' Ils se sont calmés, eux-mêmes ils m'ont dit d'aller adopter, maintenant c'est moi qui ne suis pas prête pour le faire.*
>
> Fatimata.

Risque de stigmatisation

La stigmatisation des femmes, des hommes, des couples inféconds constitue, semble-t-il, la dimension la plus forte du « pâtir » liée à l'épreuve évoquée dans l'introduction. Elle traverse tous les discours, ceux des femmes comme ceux des hommes, et renvoie au statut social – et par-delà aux droits – que confère l'engendrement pour les femmes et la paternité pour les hommes. Les formes et les lieux de stigmatisation sont divers, mais les cérémonies, qui cristallisent en quelque sorte les normes sociales, constituent les lieux les plus évoqués dans les récits. Quant aux formes de la stigmatisation, elles sont subtiles, et souvent indirectes.

Mariam a 33 ans au moment de l'entretien. Après plusieurs tentatives de traitements indigénants et de prises d'hormones, elle souhaiterait se rendre au Ghana car elle a entendu parler d'une clinique qui donne de bons résultats, mais elle n'a pas encore les moyens financiers nécessaires. Elle décrit ainsi son expérience de la stigmatisation :

> *Une fois je suis allée à une cérémonie. Ma co-épouse était assise à côté de moi. Elle, elle a deux enfants. Sa dernière, elle avait deux ans. Et il y a une autre co-épouse qui a dit à ma co-épouse : « Que, eh, que tu penses que tu vas te marier et venir bouffer notre nourriture-là gratuitement sans faire des enfants ? Que ton enfant-là a deux ans, que tu es là assise là et que tu ne veux pas faire une troisième ? » Moi, j'étais assise à côté d'elle. C'est qui ? C'est moi qu'elle a insultée indirectement.*
>
> Mariam.

La stigmatisation donne lieu à des souffrances individuelles qui ne trouvent pas beaucoup de lieux d'expression (Charmillot, Bonnet, Duchesne, 2014).

Désir d'enfant, devoir d'enfant, adoption

Si les femmes évoquent la douleur morale de ne pas pouvoir avoir d'enfant, la souffrance de leur solitude, elles parlent néanmoins essentiellement du « devoir d'enfant » davantage que de leur désir d'enfant. Ce qui les préoccupe avant tout, ce sont les pressions familiales et sociales, la peur de se retrouver sans « place » ou sans « statut » social. L'adoption d'un enfant peut combler la souffrance morale, mais ne résout pas le problème du statut social[4]. Les femmes racontent en effet que la reconnaissance de ce statut passe immanquablement par l'engendrement. Clarisse raconte ainsi :

> *Je n'ai pas voulu me remarier avec un célibataire, j'ai eu des offres, même celle d'un fonctionnaire international. Mais celui qui est là présentement, il a déjà un enfant, donc c'est pas son problème, il le souhaite pour moi mais pour lui, c'est bon. Donc je suis au moins tranquille de ce côté-là, il ne va pas me laisser parce que je ne peux pas avoir d'enfant, et la belle-famille ne va pas m'indexer. J'attends jusqu'à 35 ans, si je n'ai pas d'enfant, je vais adopter mais comme mon deuxième mari est mossi, il ne va jamais accepter, car ils veulent connaître la filiation et les origines de l'enfant pour savoir s'il n'apportera pas le malheur, car ici, on fait ça, même pour la femme on fait ça, la contrôler avant de la marier. Avec les enfants, c'est pareil, donc si tu as un enfant adopté, c'est difficile.*
>
> Clarisse.

Comme évoqué plus haut, Clarisse a été mariée une première fois, et l'infécondité du couple a abouti au divorce. Pour son second mariage, sa priorité est de se marier avec un homme qui a déjà au moins un enfant, de sorte à ne pas être exclue de sa nouvelle belle-famille si elle ne tombe pas enceinte. Sage-femme de profession, elle met en avant ce que l'on nomme communément l'horloge biologique. Elle va donc transiger en se fixant un âge limite, au-delà duquel elle répondra à son désir/devoir d'enfant au moyen de l'adoption. Elle sait néanmoins par avance que cette transaction sociale est risquée car elle va la confronter au refus de son mari (*il* ne va jamais accepter), lui-même étant assujetti aux normes sociales de son ethnie d'appartenance (mossi) - *ils* veulent connaître les origines. Adopter un enfant constitue une transgression des normes endogènes en matière de filiation. S'engager dans cette voie inaugure, pour les couples, un long parcours transactionnel, plus ou moins éprouvant selon les cas, dont l'enjeu est l'acceptation et la reconnaissance de l'enfant au sein de la famille élargie.

4. Concernant l'adoption dans le cadre de l'AMP, voir Bonnet (2014).

Ce que mettent en évidence les récits, c'est que la « réussite » des processus transactionnels, autrement dit l'acceptation par la famille ou belle-famille du choix des couples (recours ou non à l'AMP, adoption etc.) est liée, notamment, au statut de l'époux en particulier dans le système d'échanges (donner-recevoir-rendre). Si l'époux est un pilier économique central du système, grâce par exemple à son statut professionnel qui lui confère une aisance économique, ses choix personnels ou ceux de son couple seront moins ouvertement remis en cause.

Paul est cadre dans une institution financière. Il a 39 ans au moment de l'entretien. Les analyses ont abouti au diagnostic d'oligospermie. Après plusieurs tentatives de FIV au Burkina Faso et au Ghana, il a décidé, en accord avec sa femme, d'adopter un premier enfant (une fille), tout en poursuivant les traitements et les tentatives d'AMP. Quelques années plus tard, le couple adopte un second enfant (un garçon) tout en poursuivant les tentatives du côté de l'AMP (le couple souhaite tenter le tout pour autant que l'horloge biologique le permettra). Il raconte comment sont statut professionnel et financier ont concouru à la réussite de ses négociations avec sa famille pour l'acceptation de son projet d'adoption :

> *Il faut aussi reconnaître que, c'est pas prétentieux de le dire, c'est parce que je suis à l'abri aussi du besoin qu'on n'ose pas m'attaquer frontalement. En famille, j'apporte la pluie. Donc, plus ou moins, ils sont obligés de me suivre. Parce que si j'étais dans une situation moins favorable et que je devais dépendre d'eux beaucoup plus, et que je me retrouve avec cette insuffisance [biologique], c'est pas sûr que j'aurais réussi. En réalité, vous êtes écouté, pas seulement par rapport à votre statut dans la hiérarchie traditionnelle, mais aussi à cause de votre situation professionnelle.*
>
> Paul.

Dans les récits des femmes interviewées, la frontière entre désir et devoir d'enfant est très souvent poreuse. Certains itinéraires thérapeutiques infructueux, souvent douloureux et surtout extrêmement coûteux s'étalant sur plusieurs années, aboutissent chez certaines femmes à un produit transactionnel, sur le plan biographique (un accord intérieur) consistant à interrompre la recherche d'une grossesse et à vivre sans enfant, renonçant ainsi à leur désir d'enfant. Les pressions de la belle-famille et les attentes sociétales sont telles néanmoins, que souvent elles ne peuvent pas renoncer au devoir d'enfant, poursuivant ainsi un cheminement thérapeutique dont l'alternative ultime est l'adoption.

APPRENTISSAGES

Une des dimensions centrales de notre recherche porte sur l'apprentissage. Autrement dit, que nous apprennent les épreuves ou les expériences que nous traversons ? Sur nous-mêmes, sur les autres, sur la vie en général ? Les récits des personnes interviewées à Ouagadougou à propos de l'infécondité et du recours à l'AMP mettent en évidence, entre autres, deux dimensions. La première concerne les normes sociales. Plusieurs personnes disent avoir « découvert » certaines caractéristiques de leur société, en particulier en ce qui concerne la place de la femme. Ainsi à propos de la maternité, qui apparaît comme une condition *sine qua non* de reconnaissance sociale. Rachel déclare par exemple :

> *Sur les autres, j'ai appris beaucoup de choses. Parce qu'à cause de ça j'ai senti qu'en Afrique là, si tu n'as pas d'enfant, tu n'es pas encore une femme. C'est nécessaire, très nécessaire.*
>
> Rachel.

La seconde dimension est davantage individuelle. Elle porte sur la résistance du couple face à l'épreuve sociale que représente le fait de ne pas avoir d'enfant. Et cette épreuve est d'autant plus difficile et complexe lorsque le problème d'infécondité du couple est diagnostiqué chez l'homme.

Clarisse, contrainte de divorcer quand bien même les raisons biologiques de leur impossibilité d'avoir un enfant étaient liées au diagnostic d'azoospermie chez son mari, explique :

> *Moi j'ai compris que la plupart des couples qui se séparent, très souvent c'est quand le problème vient de l'homme. Je parle de la généralité, les hommes en Afrique acceptent difficilement. Qu'on dise à un homme qu'il est infertile, il y en a beaucoup qui le refusent. Ils ne le reconnaissent pas. Dans le domaine de la santé, on croise ce genre de problème-là fréquemment. Le mari souvent il dit 'moi je n'ai rien, je n'ai rien, le problème c'est la femme'. C'est très rare un homme qui accepte que le problème vient de son côté. Et tant que le couple est uni, même s'il y a un problème d'enfants, les gens, les gens qui sont les parents de la famille, de l'homme ou de la femme, personne ne peut s'ingérer dans le couple. Mais c'est à partir du moment où vous n'arrivez plus à supporter le manque d'enfants, vous commencez à en parler à des tierces personnes que ça devient un problème. Et si le couple lui-même arrive à surmonter le problème, à l'accepter, et bien les autres personnes, même quand elles posent une question, après elles ne parlent pas beaucoup. Mais quand on commence à se jeter la pierre, le problème vient de la femme, le problème vient de l'homme, c'est à ce moment que les gens arrivent vraiment à s'infiltrer entre vous et si vous ne faites pas attention, c'est le couple qui vole en éclats.*
>
> Clarisse.

DISCUSSION

Nos analyses des récits d'expérience à propos de l'infécondité sous l'angle de la transaction sociale mettent en évidence le fait que l'infécondité et le recours à l'AMP provoquent, à des degrés divers, des ruptures de « routinisation » (Giddens, 1987) ainsi que des « perturbations biographiques » (Bury, 1982) dans l'organisation de la vie quotidienne et entraînent une redéfinition des significations attribuées à la filiation, à la place de l'enfant, à la famille, au statut social. Ces redéfinitions donnent souvent lieu à des conflits, en particulier au niveau de la belle-famille, mais elles donnent lieu à des processus transactionnels susceptibles d'aboutir à des « produits transactionnels », autrement dit à des significations et/ou des pratiques innovantes. L'adoption, telle qu'elle se réalise dans les parcours biographiques des personnes interviewées, peut être interprétée comme tel, autrement dit comme l'aboutissement d'un cheminement fait de négociations multiples avec soi-même, avec les personnes de son entourage et avec les normes sociales dominantes. L'émergence de produits transactionnels renvoie à la dimension créatrice liée à la notion d'épreuve, tel que l'explicite Rebughini (2010) : la possibilité d'agir autrement dans une situation donnée.

Sur un plan méthodologique, la transaction sociale permet d'analyser la situation d'enquête comme un lieu de négociations des significations relatives à l'objet de recherche. Dans le cas de la problématique de l'infécondité, nous pouvons faire l'hypothèse que la recherche elle-même constitue un lieu de médiation, dans le sens où elle permet de dévoiler une réalité mise sous silence, ou niée (dans des contextes de « surpopulation », l'infécondité ne constitue pas un problème ; l'infécondité est un problème de santé publique non prioritaire par rapport aux problèmes de santé de base). Poursuivre les recherches sur cette problématique apparaît, dans cette perspective, comme un impératif émancipatoire.

CONCLUSION

Nous souhaitons évoquer, pour conclure, la difficulté principale rencontrée dans la réalisation de notre enquête à Ouagadougou, que nous nommons la « résistance du terrain ». Il s'agit notamment du problème que constitue le fait de trouver des personnes acceptant de témoigner de leur expérience à propos de leur infécondité et du fait de recourir à l'AMP. Comment interpréter cette « résistance » ? Notre objet de recherche traduit-il un regard ethnocentrique, autrement dit manifeste-t-il une imposition des questions du chercheur sur son terrain (Charmillot, 2002) ? Si le risque de l'ethnocentrisme s'impose à tout chercheur, notre hypothèse, ici, est plutôt opposée. Autrement dit, la pertinence de l'objet dans le contexte est attestée mais cet objet est indicible, et ce sont les motifs sous-jacents de cette opacité qu'il convient de mettre en lumière.

La résistance du terrain s'est exprimée sous deux angles. Le premier concerne ce qu'on peut qualifier comme une forme de rétention de l'information de la part de deux gynécologues rencontrés, en ce qui concerne, notamment, les principes de fonctionnement des dons de sperme et d'ovocytes. Aucune information claire n'est donnée, et il n'existe pas de documents explicites à ce sujet au niveau du Ministère de la santé. Une hypothèse à approfondir concerne le fonctionnement des centres de santé privé en matière de législation. Quel est le degré d'autonomie du secteur privé dans un domaine en émergence ? Plusieurs personnes interviewées mettent en évidence, par exemple, les coûts très élevés du recours aux techniques de PMA à Ouagadougou, qu'elles mettent en lien avec le monopole de la seule clinique privée disponible en la matière. Ce « monopole » et l'offre d'alternatives de soins réduites qu'il manifeste, conduit de nombreux couples à s'orienter vers les pays voisins, le Togo, le Sénégal et le Ghana entre autres, de même qu'en France, en Suisse et aux Etats-Unis.

Le second angle sous lequel se manifeste la résistance est l'obstacle que représente le fait de trouver des personnes *qui acceptent* de participer aux entretiens. Nous soulignons « qui acceptent », car la difficulté n'est pas de rencontrer des personnes confrontées à l'épreuve de l'infécondité. Nous en avons en effet rencontré beaucoup, nous avons pris de nombreux contacts donnés de bouche à oreille, mais très peu ont abouti à un rendez-vous. L'objectif est donc de déceler, dans l'analyse des discours des personnes interviewées notamment, ce qui peut apparaître à première vue comme un paradoxe : peu de personnes sont prêtes à relater leur expérience, mais celles qui acceptent mettent en évidence la solitude à laquelle elles sont confrontées, la stigmatisation dont elles font l'objet, et la nécessité, à leurs yeux, de porter la thématique de l'infécondité dans le régime public (Charmillot, Bonnet et Duchesne, 2014) afin d'être reconnues dans leurs difficultés et de permettre à d'autres personnes d'éviter de semblables écueils. Gageons que la recherche dans laquelle nous nous sommes engagées atteigne cette finalité émancipatoire.

BIBLIOGRAPHIE DES SOURCES CITÉES

APPEL K. O., 2000. *La controverse expliquer-comprendre. Une approche pragmatico-transcendantale*, Paris, Cerf.

BLANCHET A., 1985. *L'entretien dans les sciences sociales*, Paris, Dunod.

BONNET D., 2014, « Adopter un enfant dans le contexte de la Procréation médicalement assistée en Afrique subsaharienne », *Cahiers d'études africaines, 3*, 215, 769-786.

BURY M., 1982. « Chronic illness as a biographical disruption », *Sociology of Health and Illness*, 4, 2,167-182.

CHARMILLOT M., 2002. *Socialisation et lien social en contexte africain: une étude de cas autour du sida dans la ville de Ouahigouya (Burkina Faso)*. Thèse de Doctorat n° 308, FAPSE, Université de Genève. URL : archive-ouverte.unige.ch/download/unige :152/THESIS

CHARMILLOT M., BONNET D., DUCHESNE V., 2014. « Parlons-en ! Enjeux de restitution à propos de l'infécondité et de l'assistance médicale à la procréation ». *SociologieS*, Dossier, La restitution des savoirs. [En ligne] http://sociologies.revues.org/4753 [Consulté le 14 janvier 2014]

HABERMAS J., 1981. *Théorie de l'agir communicationnel*, Paris, Fayard.

DEMAZIÈRE D., DUBAR C., 1997. *Analyser les entretiens biographiques : l'exemple des récits d'insertion*, Paris, Nathan.

GIDDENS A., 1987. *La constitution de la société*, Paris, PUF.

JOUANNET P., NAHOUM-GRAPPE V., 2004. *Histoires de sexe et désir d'enfant*, Paris, Le Pommier.

KAUFMANN J.-C., 2006. *L'entretien compréhensif*, Paris, Armand Colin.

MATHIEU S., 2012. « Religion et AMP ». *Sociologie*, 3, 3, 267-281. [En ligne] http://sociologie.revues.org/1373 [Consulté le 31 janvier 2014].

PIRON F., 1996. « Ecriture et responsabilité : trois figures de l'anthropologue », *Anthropologie et sociétés*, 20,1, 125-148.

REBUGHINI P., 2010. « Processus de singularisation et analyse sociologique : éthique, critique, imagination », *SociologieS*, Grands résumés, La Société singulariste. [En ligne], http://sociologies.revues.org/3345 [Consulté le 15 février 2014].

RÉMY J., 1996. « La transaction, une méthode d'analyse : contribution à l'émergence d'un nouveau paradigme », *Environnement et société*, 17, 9-31.

SCHURMANS M.-N., 2001. « La construction sociale de la connaissance ». In : J.-M. BAUDOUIN et J. FRIEDRICH (dir.), *Théories de l'action et éducation*, Bruxelles, De Boeck, 157-177.

SCHURMANS M.-N., CHARMILLOT M., DAYER C., 2008. « Processus interactionnels et construction de la connaissance. Élaboration négociée d'une démarche de recherche ». In : L. FILLIETTAZ, M.-L. SCHUBAUER-LEONI (dir.), *Processus interactionnels et situations éducatives*, Bruxelles, De Boeck, 299-318.

TAYLOR C., 1997. *La liberté des modernes : essais*. Paris, PUF.

12

Les savoirs privés de l'infécondité masculine (Douala, Cameroun)

Doris Bonnet*

Introduction[1]

Le sens commun lié à la reproduction humaine dans les sociétés africaines exclut généralement les hommes de toute présomption de stérilité, même si des interprétations populaires font état d'infécondités masculines. Les troubles de la fécondité masculine sont plutôt assimilés à des impuissances sexuelles (Héritier, 1996). Certes, cette situation n'est pas propre à l'Afrique. Elle est communément évoquée dans de nombreuses régions du monde et certaines de ces idées perdurent encore de nos jours en Europe (Delumeau & Roche, 1990). L'histoire des sciences explique cette situation, pour l'Europe, par une difficile acquisition des savoirs médicaux depuis le XVIIème siècle, et en raison d'une constante contestation de ces savoirs entre savants (Gonzales, 2006). De fait, ce contexte scientifique aurait maintenu le savoir médical dans un espace confiné entre savants, et n'aurait pas favorisé une diffusion et une vulgarisation de ces connaissances auprès d'un large public. Des théories anciennes, pour certaines datant d'Hippocrate ou de Gallien, se sont ainsi maintenues dans les milieux populaires. Par exemple, la théorie de l'engendrement par « mélange des sangs » (appelée quelquefois des eaux ou des semences) sera communément véhiculée au cours des siècles. Dans ces systèmes de pensée, la reproduction est en priorité attribuable au liquide séminal masculin (Lett, 1997), la « semence » de la femme ayant « peu de conséquence sur la formation de l'embryon » (*ibid.* :

* Directrice de recherche émérite en anthropologie à l'Institut de recherche pour le Développement (IRD), membre du Ceped (UMR 196)

1. Je remercie, ici, les médecins et biologistes de la reproduction de la clinique de Douala pour la totale liberté d'action qu'ils m'ont accordée lors de mes enquêtes de 2011 et 2012. Je remercie aussi les patients qui ont répondu à mes questions en toute confiance à des moments extrêmement difficiles de leur protocole d'AMP. Je remercie également Fred Eboko, chercheur à l'IRD, pour la lecture attentive de ce texte, et pour ses commentaires précis et bienveillants.

117). Dans ce contexte, l'idée qu'une infécondité de couple soit attribuable à une stérilité masculine a été longtemps difficile à conceptualiser. Encore aujourd'hui, même si ces théories ne sont plus opératoires, des résistances s'observent lorsqu'un couple ne parvient pas à procréer. Pourtant, de nombreuses infécondités de couple ont une cause masculine[2]. Si les savoirs biomédicaux, et leur diffusion dans de multiples espaces sociaux, ont fait évoluer en Europe les connaissances et les représentations de la reproduction humaine, en Afrique elles sont encore subordonnées à des représentations populaires du corps humain et à des conceptions humorales de la procréation. En effet, les travaux ethnographiques relatifs aux sociétés rurales africaines font état d'une conception de l'enfant qui s'appuie sur l'idée d'un mélange des « eaux » du père et de la mère[3]. Dans ces discours, « l'eau du père » (terme vernaculaire fréquemment utilisé dans les langues locales pour désigner le sperme) se transforme en sang dans l'utérus de la femme après un rapport sexuel (Bonnet, 1988 ; Héritier, 1996)[4]. De ce sang, progressivement coagulé, se forme l'embryon de l'enfant. Nombre de ces croyances, si elles s'appuient sur des socles de représentations universelles, ont probablement été aussi empruntées à l'islam dont la présence est signalée en Afrique occidentale dès le 11ème siècle. De nos jours, les travaux de M. Inhorn en Egypte (2004) et de C. Fortier en Mauritanie (2001) attestent du maintien de ces théories humorales dans les sociétés islamisées, et de la difficulté, dans ce contexte contemporain, à concevoir la stérilité masculine[5]. De fait, l'infécondité d'un couple est encore fréquemment attribuée à la femme, en particulier lorsque les personnes n'ont pas eu accès à la scolarisation.

La difficulté à penser la stérilité masculine a été interrogée par l'anthropologue F. Héritier dans le cadre de ses travaux sur les Samo de Haute-Volta (actuellement Burkina Faso) en référence également à des représentations humorales du corps humain (Héritier, 1996 : 78). Selon cet auteur, cet « impensé social » n'est pas fondé « sur une connaissance scientifique de la

2. Il peut s'agir d'anomalies des spermatozoïdes ou génétiques, d'un dysfonctionnement hormonal, d'infections bactériennes ou virales, d'infections sexuellement transmissibles, ou encore de conséquences d'une tuberculose ou d'un diabète, sans compter les troubles de la sexualité (impuissance, problèmes d'éjaculation) ou de l'anatomie (urètre, testicules).

3. Cette théorie est appelée « théorie épigénétique » et a été développée par Hippocrate (5ème siècle avant J.-C.).

4. Ces références font état de données chez les Mossi (Bonnet, 1988) et les Samo (Héritier, 1996) du Burkina Faso. Elles sont loin d'être exhaustives. Consulter notamment V. Duchesne (2002) pour des données dans le contexte d'une société matrilinéaire de Côte d'Ivoire.

5. Les travaux de C. Fortier mentionnent des variantes selon les textes religieux, certains d'entre eux se référant à un modèle monogénétique, d'autres à un modèle duogénétique. Selon l'auteur, « cette ambivalence refléterait la coexistence en islam d'un principe agnatique de la transmission du nom et du statut, qui se réfère à une généalogie patrilinéaire, et d'un principe cognatique déterminant les parents épousables ainsi que les ayant droit à l'héritage » (2001 : 10).

physiologie » (*ibid.* : 89) mais sur « plusieurs corps d'invariants » (soit un système symbolique de représentations du corps) et sur « un rapport social des sexes ». Si cette théorie structurale de la personne humaine fait valoir, à juste titre, les inégalités entre les hommes et les femmes à l'occasion de l'interprétation de la stérilité humaine, elle ne prend pas en compte, en revanche, le vécu individuel, et en particulier dans le cas qui retient notre analyse, celle des hommes stériles. Au contraire, dans ce cadre théorique, « la stérilité masculine n'a pas en soi d'importance » (*ibid.* : 78) puisque les sociétés ont recours à d'autres solutions que celles du médical (adultère, adoption, mariage entre femmes). Ne prenant pas en considération la place du sujet, cette théorie n'analyse pas la disqualification des hommes stériles, rarement évoquée dans le sens commun mais fréquemment exprimée dans les interviews individualisés. De fait, aborder la question de la stérilité masculine en Afrique subsaharienne nécessite de s'émanciper des modèles anthropologiques à visée universaliste pour étudier ce que la sociologue F. Weber nomme « la force du quotidien » (Weber, 2013), à l'intersection de la sexualité et de la reproduction. Cette approche permet ainsi de mesurer l'écart entre le « savoir privé » d'un homme sur sa stérilité et le savoir social le concernant.

Par ailleurs, la mise en place de l'assistance médicale à la procréation depuis près d'une vingtaine d'années dans les mégapoles africaines a introduit de nouveaux savoirs sur le corps (biologique et médical), en particulier auprès de personnes qui consultent des médecins pour une infécondité, surtout lorsqu'elles sont issues des classes moyennes et supérieures, avec un niveau scolaire élevé. Aujourd'hui, ces biotechnologies offrent une solution médicale à des hommes qui ne veulent pas prendre le risque d'être éventuellement « suspectés » de stérilité. Ceux-ci revendiquent le fait de pouvoir être à l'origine d'une paternité biologique grâce à une injection intracytoplasmique (ICSI[6]). Dans d'autres cas de stérilité masculine, le couple peut également recourir à un donneur de sperme anonyme. Ces savoirs médicaux entrent-ils, alors, en contradiction avec les représentations ancestrales de l'infécondité masculine d'un point de vue sociétal ? Permettent-ils une reconnaissance sociale de l'infécondité masculine ou bien restent-ils confinés à un savoir privé ?

Le projet de recherche intitulé « Stérilité et recours à l'assistance médicale à la procréation dans le contexte de la mondialisation » - auquel plusieurs auteurs de cet ouvrage ont participé[7] – a permis de répondre notamment à ces questions. Réalisé entre 2010 et 2014 au sein de plusieurs cliniques de fertilité africaines, il avait en partie pour objectif d'appréhender les effets du discours médical sur les conceptions de l'engendrement dans un milieu social qu'on peut qualifier de

6. L'injection intracytoplasmique (ICSI) est une technique qui consiste à injecter un spermatozoïde dans un ovocyte par l'intermédiaire d'une pipette.

7. Ce projet de recherche financé par l'Agence Nationale de la Recherche est présenté dans l'introduction de cet ouvrage.

« classe moyenne » (fonctionnaires, commerçants, employés dans le secteur tertiaire, enseignants, etc.). Dans le cadre de ce projet, une enquête qualitative a été réalisée en 2011 et 2012 au sein d'une clinique de Douala afin de recueillir l'expérience, le vécu et les réactions du couple à l'annonce médicale d'une infécondité. Elle a permis de rencontrer 75 personnes dont 20 hommes ayant des troubles de la fécondité. L'interview se déroulait avant ou après une consultation gynécologique du couple, et en présence du conjoint (à l'exception de deux couples). Le travail présenté ici repose sur l'exploitation de 20 études de cas d'infécondité masculine.

L'infécondité s'inscrivant dans une dynamique et une pratique du secret, face au risque d'une stigmatisation, le questionnaire de l'enquête sur l'expérience de l'infécondité a inclus une question portant sur la capacité des personnes à se confier à leur conjoint ou à leur entourage familial, amical et professionnel, soit pour partager des émotions, soit pour l'obtention de services spécifiques (aide au financement de la fécondation *in vitro*, recherches d'informations sur les cliniques, etc.). D'un point de vue méthodologique, l'exploration des « relations de confidence », très riche dans une perspective ethnographique, a permis d'appréhender la (re)connaissance de l'infécondité masculine de la part des hommes interrogés. La manière dont les personnes affectées par l'infécondité gèrent l'information révèle également les effets de leur vécu sur leurs liens familiaux et sociaux. Ces résultats d'enquête contribuent, comme nous le verrons, à alimenter, illustrer et renforcer le paradigme de « l'individualisation » dans les villes africaines (Marie, 1997)

LES RELATIONS DE CONFIDENCE ENTRE CONJOINTS

Comme cela vient d'être annoncé, l'étude réalisée au Cameroun avait notamment pour objectif de confronter cet « impensé social » - ou ce consensus social - à un savoir privé, celui qu'un homme ou un couple apprend à la réception d'une analyse biologique ou au cours d'une consultation médicale. L'expression « savoir privé » a été retenue ici car la connaissance communiquée par les biologistes et les médecins reste un secret individuel ou conjugal et devient rarement un secret partagé avec d'autres réseaux sociaux, si ce n'est en termes de rumeurs.

La réaction à l'annonce d'une infécondité pointe la difficulté voire l'incapacité du sujet à engager une démarche réflexive. Peu d'hommes interrogés réagissent comme Thomas (39 ans, enseignant), marié en 2010, qui déclare : « Très vite j'ai compris que c'est le sperme qui fait problème et que le spermogramme devant moi ne pouvait pas me permettre d'avoir un enfant naturellement ». Au contraire, Laurent (40 ans, agriculteur), n'admet pas qu'il a une azoospermie[8]. D'après Julie, son épouse, seule à l'entretien[9], il n'a pas accepté les explications du médecin (suite à deux examens réalisés dans deux laboratoires différents) et a déclaré que « ses spermatozoïdes ne sont pas handicapés ». Julie poursuit : « Il n'a jamais accepté, je dis bien *jamais* ». La difficulté à partager un secret, dans certains cas de stérilité masculine, ne correspond pas seulement à une dissimulation de l'information mais aussi à un déni du savoir médical. Ainsi, Hervé (35 ans, ingénieur) ne croit pas le médecin à l'annonce des résultats d'azoospermie. Son épouse, Carole, seule durant l'entretien, déclare que Hervé a mis deux mois « à digérer » cette annonce. Elle poursuit :

> *Le premier mois c'était une autre personne, il était déprimé, colérique, toujours dans son coin à réfléchir, la nuit il faisait des cauchemars, ce n'était plus la même personne. Il ne pouvait pas comprendre comment à 33 ans il pouvait être stérile. C'était un choc.*
>
> Carole.

A l'annonce médicale, certains hommes partagent l'information avec leur épouse, d'autres sont dans l'incapacité de le faire, le partage de l'information semblant être associé à une prise de conscience. Ainsi Arouna (51 ans, haut fonctionnaire), marié depuis 1992 à Kadya (36 ans, fonctionnaire) semble connaître depuis longtemps son problème d'infécondité mais ne s'en est jamais confié à son épouse. En 1997, soit 5 ans après leur mariage, Kadya s'intéresse à la procréation médicalement assistée après avoir vu une émission de télévision. Elle est aussi motivée par un risque de polygamie, la famille de son mari incitant celui-ci à prendre une deuxième épouse. En 1999, soit 7 ans après le mariage, alors qu'elle souhaite entreprendre une première FIV, elle apprend par le médecin que son conjoint a une azoospermie. Elle tente d'évoquer ce diagnostic avec son mari qui refuse toute discussion sur le sujet. Elle déclare : « Aujourd'hui, il ne veut toujours pas reconnaître, mais au moins il sait que je sais ». Quelques jours avant cet entretien, Kadya a reçu un appel téléphonique de son médecin l'informant que son conjoint acceptait une ICSI. Dans cet exemple, l'information et la discussion relative à l'AMP ne se réalisent pas au sein du couple mais *via* le médecin qui accepte d'occuper un rôle de médiateur en « négociant » avec le conjoint de sa patiente le recours à l'ICSI. D'autres hommes ne cherchent pas à poser un diagnostic sur leur infécondité. Maxime (42 ans, commerçant) déclare : « Quand on est un homme, on ne part pas facilement à l'hôpital. On voit seulement que l'homme est marié et que la femme n'accouche pas ». Cet exemple fait valoir que certains hommes se sentent exclus des systèmes de santé de la reproduction, sauf lorsqu'ils

8. Azoospermie : absence de spermatozoïdes ; à distinguer de l'oligospermie : faible quantité de spermatozoïdes.

9. Notons que l'attitude « accompagnante » ou « en retrait » du conjoint au cours du protocole peut témoigner d'une capacité à accepter ou non l'annonce.

consultent pour des infections sexuellement transmissibles. D'une manière générale, les programmes de santé de la reproduction ont commencé à cibler les hommes à partir de la prise en charge du VIH dans les dix dernières années[10] (Eboko, 1996 ; Andro & Desgrées du Loù, 2009) ; mais la femme est encore souvent considérée comme étant un « vecteur de transmission » (Egrot, 2004 ; Duchesne, 2002).

En cas de stérilité conjugale, les femmes sont les premières à consulter, mais quelquefois plusieurs années après leur union. Il peut y avoir encore plusieurs années avant qu'elles s'orientent vers un gynécologue qui convoquera éventuellement le conjoint. Les hommes de l'enquête, comme ceux d'une étude menée au Sénégal (Brochard, 2014), se déclarent réticents à consulter un gynécologue, bien connu pour être un « médecin des femmes ». De plus, se pose la question de l'appartenance du dossier médical. Est-il exclusivement celui de la femme ou peut-il être aussi celui du couple ? Ainsi, Vincent (48 ans, cadre dans le privé) marié à Bénédicte (46 ans, également cadre dans le privé) est devenu « très agressif » avec le médecin de son épouse. Souhaitant consulter le dossier médical de Bénédicte (qu'il considère comme étant celui du couple), il déclare l'avoir « récupéré de force » pour consulter un autre médecin.

La difficulté qu'ont les hommes à accepter leur infécondité se manifeste aussi à l'occasion du protocole de l'AMP, en particulier lorsque le médecin recommande un don de sperme anonyme. Nombre d'entre eux refusent cette perspective, quelquefois vécue comme un adultère, ou manifestent leur désaccord par une indifférence apparente. Ainsi, Lorraine (28 ans, étudiante en économie) regrette que son mari, dont les examens ont révélé une azoospermie, ne vienne jamais aux consultations, ne réponde pas au courrier du médecin, refuse même de téléphoner à la clinique pour donner son avis sur un don de sperme. Cette situation et cette absence de dialogue entre les conjoints conduisent certaines femmes à demander au médecin ou au biologiste du laboratoire le recours à un donneur anonyme à l'insu du conjoint (4 cas sur les 20), ce que les cliniques ne veulent autoriser[11]. Ainsi, Liliane (27 ans, commerçante) mariée à Fabien (31 ans, technicien) explique qu'elle a l'intention de proposer au laboratoire un « échange de sperme » entre celui de son mari et celui d'un donneur anonyme.

La difficulté à partager ce savoir au sein du couple (même si les hommes savent comme dit Kadya que leur épouse sait) témoigne d'une souffrance individuelle difficile à partager. Des travaux sociologiques sur le partage de la souffrance (Bogalska-Martin, 2007) font valoir un décalage possible entre la

10. Des actions spécifiques ont été conduites, notamment au Cameroun, pour favoriser le port de préservatifs et afin d'éviter la récurrence des IST dans le contexte du sida (Tchupo *et al*, 1993).

11. Les médecins fondent leur code de déontologie en référence à la loi française de bioéthique de 1994.

connaissance d'un état de santé et la construction sociale que le sujet peut en faire. En cas de maladie, les partenaires parviennent avec difficulté à établir une relation d'échange. L'enquête révèle que le fait de partager une souffrance relative à une infécondité place l'homme stérile dans une incertitude sur son avenir et son devenir, ce qui ne favorise pas le recours à la confidence entre partenaires. Cela rentre dans le cadre plus global des mutations de la masculinité en Afrique et au Cameroun en l'occurrence, entre la permanence de quelques représentations sociales et l'intimité voire la solitude des hommes dans certaines situations. Fred Eboko explique que « certaines attitudes masculines masquent quelquefois des incertitudes et se mettent en scène sous des formes qui voudraient signifier l'assurance, la certitude ou le pouvoir » (Eboko, 2004 : 21).

Dans le même registre, les hommes stériles, blessés dans leur intimité affective et dans leur vie sexuelle, jugent qu'ils ne sont plus dans leur rôle social et vivent cette situation dans la honte et l'humiliation : honte d'être dans l'impossibilité de transmettre un capital familial, voire un statut ou une chefferie, honte d'affronter le regard réprobateur de l'entourage familial, professionnel et social, même si leur éloignement du village ou du Cameroun leur permet de s'émanciper de ces normes sociales. La honte relève d'un ordre à la fois intime et social. Guy (29 ans, commerçant) déclare : « *Les hommes ne montrent pas leur souffrance, ils n'ont pas d'amis, ils sont à part, car on va les rabaisser* ». La honte, dans ces cas-là, est une forme d'injonction à l'engendrement, autrement dit une catégorie morale (Boltanski, 2004 : 96). De fait, il s'avère pertinent d'associer la honte, en tant qu'émotion, à des valeurs et des normes (Fassin & Eideliman, 2012 : 37), ici celles de l'absolue nécessité d'engendrer et de l'indicibilité de ce qui est vécu non seulement comme un échec mais aussi comme une forme d'égoïsme, un refus de rendre sa dette de vie à la famille et à la société. Toute personne stérile exprimerait en quelque sorte aux yeux de l'entourage le refus de participer à un mode d'échange et de solidarité. Pour le sujet, il s'agit plutôt d'un deuil. Du reste, un médecin interrogé sur ces difficultés d'acceptation déclare : « Pour un homme, il y a deux deuils à faire, celui de la virilité et celui de l'enfant ».

Des travaux relatifs à l'annonce du sida au Burkina Faso (Bila & Egrot, 2008) font aussi état d'un même sentiment d'indignité sociale qui conduit les hommes au silence dans le but de « préserver leur image sociale (…) et leur position dominante ». Refuser de savoir et ne rien dire, tel est le comportement qui semble les préserver de la honte.

Ce sentiment de honte montre aussi le rôle déterminant des relations de genre dans ces sociétés. En effet, quel que soit le contexte - qu'il s'agisse de l'expérience du sida ou de l'infécondité - le silence se présente comme « une pratique sociale d'incorporation » des normes de genre (Hardon & Posel, 2012), avec la peur du stigmate en corollaire[12].

Par ailleurs, les données relatives à cette enquête font valoir la volonté des femmes à protéger leur conjoint de la honte. De fait, elles ne cherchent pas à communiquer à leur entourage cette information médicale, au risque que les proches les accusent d'être à l'origine de la stérilité du couple. Autrement dit, chacun incorpore cette représentation du genre, même si au fond de lui-même chacun la déplore[13]. Une seule femme de l'enquête, dont le conjoint est stérile, se plaint d'être perçue par son entourage comme stérile alors que l'infécondité est celle du mari. Elle déclare, avec colère et larmes, que son mari a fait pression pour qu'elle ait recours à un donneur anonyme alors qu'elle ne voulait pas d'enfant[14]. Elle ne peut même pas se confier à un prêtre, déclare-t-elle, lequel serait opposé à la pratique médicale de la fécondation *in vitro*. Ainsi la plainte ne s'adresse qu'au médecin, au biologiste et à l'anthropologue, mais pas à la famille et à l'entourage.

LES RELATIONS DE CONFIDENCE AVEC LES PARENTS

Les données précédentes témoignent d'une tension dans les relations entre époux, en raison du vécu culpabilisant de la stérilité, de ses effets sur la sexualité, et du parcours difficile de l'AMP, sans compter les difficultés financières qui ne sont pas développées ici[15]. Pour autant, les relations avec les pères et mères sont-elles plus propices à la confidence ? D'abord, aucun homme n'a fait état de confidences avec son père. Seule la mère partage dans certains cas le secret, mais souvent parce qu'elle pose à son fils des questions sur l'absence d'enfants au sein du couple. C'est elle qui provoque la confidence. Le père ne semble pas interroger son fils sur ce sujet.

12. Dans les années 1980, certaines femmes burkinabè portaient un tee-shirt où il était écrit « mon mari est capable ». Cette notion de « capabilité » évoquait la puissance financière et sexuelle du mari et sa capacité à « faire » des enfants. Ce type de message porté par les femmes témoigne d'une pression exercée par la société sur les performances sexuelles et reproductives des hommes.

13. De nombreuses femmes africaines rencontrées dans le cadre d'enquêtes menées au Burkina Faso ou en situation migratoire font état de participations masculines aux tâches domestiques (cuisine, ménage, repassage) que le couple dissimule à l'arrivée d'un proche au domicile. Cette remarque ne signifie pas que les hommes soient très actifs par rapport aux tâches ménagères. Elle révèle seulement la gêne occasionnée par les hommes lorsque des stéréotypes de genre peuvent être publiquement remis en cause.

14. Ce cas est spécifique car la jeune femme semble avoir connu un mariage forcé. Elle déclare qu'elle voulait devenir religieuse et avoir été mariée contre son gré par sa famille. Le mari vivait aux États-Unis au moment de l'enquête, soit durant sa grossesse.

15. Il s'agit notamment de la répartition du coût des FIV entre les conjoints, des frais de déplacements et d'hôtels.

L'homme stérile qui se confie à sa mère craint son désarroi, autrement dit une perte de son estime, et le fait qu'elle lève le secret au niveau familial. Cette crainte conduit l'homme, là encore, à « laisser croire » à ses propres parents que la stérilité conjugale provient de sa partenaire. Les médisances des belles-sœurs, susceptibles d'accuser la partenaire de sorcellerie, sont aussi particulièrement redoutées, lorsque le mari tient à en protéger sa femme, même si elles sont susceptibles de constituer un écran face à « la vérité » que le mari refuse ici d'assumer.

La deuxième crainte, lorsque la confidente est la mère de l'homme, est celle des « mauvais conseils » tant appréhendés par l'épouse (divorce, recours à la polygamie), en particulier lorsque le couple a des convictions religieuses et est hostile au divorce ou à la polygamie. Thomas non seulement ne veut pas se confier à sa mère mais déclare : « *J'ai dû mentir* » sous la pression de ses questions. Thomas ne veut ni parler de sa stérilité, ni « charger » son épouse afin d'éviter des suggestions de remariage. Dans certains cas, les époux font référence à un éloignement momentané ou à une attente volontaire pour des raisons professionnelles.

D'autres hommes déclarent ne pas vouloir se confier à leur mère pour éviter une orientation vers des « herboristes[16] ». Ainsi, François (36 ans, cadre) patient en provenance du Congo, venu des États-Unis où il est installé avec son épouse (33 ans, médecin, elle aussi congolaise), évoque la volonté de sa mère de recourir à un rituel pour pallier son infécondité. Celle-ci exprimait un sentiment de culpabilité « parce qu'une goutte de lait a probablement touché son sexe et asséché son (futur) sperme lorsqu'elle l'allaitait ». De fait, cette mère a insisté pour que son fils participe à un rituel de réparation comme le recommande la « tradition »[17]. Pascaline, l'épouse du patient, explique[18] que lorsque cette situation se produit au moment où l'enfant est un nourrisson, la mère doit lécher le lait tombé sur le sexe du bébé (« ou simuler cet acte au niveau de la ceinture pelvienne ») pour contrecarrer ainsi cette incompatibilité (sexe/ lait). Le geste rituel, d'après Pascaline, est réalisé soit sur le moment afin d'éviter une stérilité à venir, soit à l'âge adulte sous forme de simulation lorsque le problème se révèle. François, peu enclin à adhérer à ces croyances, a néanmoins effectué ce rituel par simulation « pour rassurer sa mère ». Ce rituel, avec le système de

16. Terme « générique » chez plusieurs interlocuteurs pour désigner les guérisseurs et autres acteurs de la divination et du culte des crânes dans certaines régions du Cameroun.

17. Des données ethnographiques sur ce type d'incompatibilité entre le sein maternel et le sexe de l'enfant ont également été relevés au cours du terrain de notre doctorat chez les Mossi du Burkina Faso à la fin des années 1970. Nous le signalons ici pour marquer l'existence de cette interprétation de la stérilité masculine aussi bien au Congo qu'au Burkina Faso.

18. Le récit du rituel est expliqué par l'épouse de François qui intervient timidement. Par ailleurs, il reproche à sa femme, au cours de l'entretien, de s'être confiée à une amie sur sa stérilité.

pensée qui lui est associé, permet de se rendre compte qu'il est possible de penser la stérilité masculine dans un registre humoral et symbolique. Pour autant, cette lecture symbolique de la stérilité masculine semble coupée d'un savoir social et institutionnel.

D'autres hommes enfin déclarent ne pas vouloir se confier à leur mère parce qu'ils se déclarent impuissants à lui expliquer un protocole d'AMP, la mère et son fils ayant un trop grand écart sociologique (mère analphabète).

LES RELATIONS DE CONFIDENCE AVEC LES FRÈRES ET SŒURS

Les relations de confidence se réalisent surtout entre frères et sœurs, avec en particulier une recherche de solidarité. Les femmes se tournent vers leurs sœurs pour bénéficier de dons d'ovocytes[19], et les hommes regrettent de ne pas avoir droit à ce même type de pratique à l'égard de leurs frères en tant que donneurs de sperme. Outre une recherche de solidarité (avec l'espoir d'une confiance plus fiable entre frères), s'exprime aussi l'idée de maintenir un « sperme lignager » dans la fabrication de l'enfant, le sperme et le sang étant dans une relation d'équivalence. Ainsi, Alain (43 ans, enseignant) regrette que le recours à un frère en cas de stérilité masculine ne soit plus d'actualité dans la société camerounaise contemporaine.

> *Avant, quand un homme ne pouvait pas procréer et que la femme était en disposition de procréer, vous pouviez dire à votre frère « je ne peux pas » ; alors, il faisait des enfants avec votre femme, qui étaient vos enfants, et personne ne le savait. Il y a plusieurs enfants qui sont dans des familles comme ça, personne ne le sait et tout est OK. Mais aujourd'hui on ne peut plus le faire (...). On ne peut plus gérer de manière confidentielle certaines informations, ne serait-ce que pour le bien de l'enfant.*
>
> Alain.

Alain semble considérer que la modernité brise les liens du secret. L'alternative à l'adultère intrafamilial (FIV, adoption) autoriserait-elle l'épouse ou certains membres de l'entourage à divulguer la stérilité de l'homme ? La volonté de proposer au médecin le recours à un don de sperme « intrafamilial » pour une fécondation *in vitro* est signalée par Marie Brochard pour le Sénégal (2014) et par Viola Hörbst au Mali (2010, 2012). Là encore, dans le cas

19. Les médecins parlent, dans ce cas, de « dons croisés ». Les femmes « fournissent » des ovocytes, par la contribution d'une sœur, à la banque du laboratoire ; ceux-ci sont anonymisés, et la patiente peut recevoir sans frais des ovocytes anonymes. Cette situation n'est pas symétrique pour les hommes dans cette clinique d'observation. Les hommes stériles ne viennent pas avec des frères qui donneraient leur sperme à la banque du laboratoire pour bénéficier ultérieurement d'un don anonyme sans frais.

camerounais comme le cas sénégalais, l'idée d'une « contiguïté corporelle[20] » est au fondement de la solidarité entre frères (« les enfants de mon frère sont de mon sang »). Par ailleurs, Viola Hörsbt signale que des médecins maliens permettent à certains hommes de venir avec un frère cadet pour résoudre leur problème d'azoospermie, dans un contexte religieux où le don de sperme anonyme n'est pas autorisé[21].

Les frères et sœurs sont donc les principaux confidents et pourvoyeurs de gamètes (souhaités) des personnes stériles. La crainte qu'ils se confient à leur tour à la mère de famille et que l'information relative à la stérilité du couple soit dévoilée est tout de même prégnante. Une recherche sur les femmes séropositives pour le VIH migrantes originaires d'Afrique subsaharienne résidant en Suisse fait également référence aux sœurs comme confidentes privilégiées (Mileti *et al*, *2014*). Dans le cas de la migration en Île-de-France, Véronique Duchesne confirme cette situation et signale, par ailleurs, que les membres de la fratrie contribuent souvent à une entraide financière lorsqu'ils n'ont pas de sécurité sociale (2014). Dans le contexte camerounais, l'entraide financière au sein de la fratrie n'a jamais été évoquée. Mais l'exigence de solidarité au sein de la fratrie peut avoir un caractère conflictuel. En effet, certains frères et sœurs, en situation de grande précarité, sollicitent leurs germains pour leur confier leurs enfants (afin de permettre à ces derniers d'être scolarisés). Cette situation crée quelquefois des relations très tendues si le couple stérile en cours d'AMP n'est pas favorable à l'accueil des enfants. Les uns jugent alors les autres comme ayant des comportements égoïstes car étant peu disposés à les aider pour élever leurs enfants. Quelques couples de l'enquête déclarent participer aux frais de santé ou scolaires des enfants de la famille mais rechignent à accueillir des enfants ayant dépassé la petite enfance (Bonnet, 2014). Ceci étant, nombre d'entre eux avaient (ou avaient eu) des neveux et nièces à domicile[22].

LES RELATIONS DE CONFIDENCE ENTRE AMIS

Si les hommes ont des difficultés à communiquer leurs souffrances à leur partenaire et à leurs proches, on peut s'interroger sur leurs capacités à se confier

20. Cette notion a été empruntée à C.-H. Pradelles de Latour Dejan dans son étude de la parenté bamiléké (2001 :123).

21. Le recours à un ami intime est quelquefois évoqué pour se substituer au partenaire. Il s'agit surtout de femmes qui sollicitent un ami pour « remplacer » le mari le temps d'une conception, ou bien de femmes dont un ami propose ses « services » pour pallier la stérilité du conjoint. Plusieurs femmes nous ont dit avoir songé à cette « solution » puis l'avoir abandonnée soit par refus moral d'un recours à l'adultère soit par crainte d'une ressemblance entre cet ami et l'enfant, ressemblance risquant d'être repérée par le mari ou l'entourage ultérieurement.

22. Les enfants sont soumis à une grande mobilité au sein de la famille élargie.

à des amis. Confrontés à l'infécondité, parviennent-ils à avoir des échanges confidentiels avec des amis masculins, plus enclins peut-être à une empathie de genre ? Dans les faits, tous les hommes témoignent *a priori* leur réticence à divulguer cette connaissance à ces proches.

En fait, la confidence entre amis ou collègues masculins semble être réalisée moins pour partager une émotion que pour accéder à des informations (recherche de médecins, conseils de recommandation pour des cliniques), contrairement à certaines femmes qui se déclarent plus disposées à la confidence entre amies. On observe, là, une différence de genre même à l'occasion des entretiens ethnographiques. Par exemple, alors que les femmes manifestent, pendant l'entretien, un soulagement à pouvoir se confier et à exprimer des émotions - avec des marqueurs linguistiques du type « ah ! ça fait du bien d'en parler », ou bien par des charges émotionnelles (pleurs le plus souvent) – les hommes de l'enquête (à l'exception de l'un d'entre eux qui s'est effondré en larmes durant l'entretien) répondent ponctuellement aux questions et ont des difficultés à livrer un récit sur leur expérience[23]. De plus, les hommes déclarent ne pas vouloir confier à leur entourage leurs difficultés affectives, perçues éventuellement par certains amis comme des problèmes sexuels. Ces sujets, de l'ordre de l'intime, doivent alors restés secrets (Bidart, 1997).

LE RECOURS À D'AUTRES RÉSEAUX SOCIAUX

La difficulté à se confier se rencontre également avec les représentants religieux (catholicisme, protestantisme[24]). La plupart des personnes interrogées, hommes comme femmes, révèlent même qu'elles ne se confient pas à un responsable religieux de crainte qu'il ne déconseille ou n'interdise le recours à une assistance médicale à la procréation. Nombre d'entre eux leur disent d'ailleurs : « Tournez-vous plutôt vers les enfants abandonnés ». Les patients redoutent également une moralisation de leur infécondité (suspicion de relations amoureuses ou conjugales instables et de maladies sexuellement transmissibles à l'origine de leur stérilité). Ces situations conduisent donc nombre d'entre eux à ne pas trouver un espace de parole au sein de leurs églises. La faible fréquentation des communautés religieuses est également signalée dans une recherche sur les liens sociaux des femmes séropositives pour le VIH migrantes originaires d'Afrique subsaharienne résidant en Suisse (Mileti *et al,* 2014). Cela

23. Cette observation a également été faite par des chercheurs menant une enquête auprès d'hommes français inféconds d'Ile-de-France. Les auteurs déclarent que les hommes ont un « discours moins détaillé que celui des femmes », plus factuel et moins émotionnel (Rozée & Mazuy, 2012 : 19).

24. Cette question n'a pas pu être abordée en ce qui concerne le seul homme stérile musulman de l'enquête, une infirmière étant entrée dans le bureau et l'épouse de l'homme refusant de poursuivre la conversation, même après le départ de l'infirmière. Cette situation témoigne de la difficulté à travailler sur ce sujet même lorsqu'on est dans une clinique.

signifie que les personnes vulnérables, stigmatisées par le sida ou la stérilité, ne se confient pas aux responsables religieux, même si elles leur demandent de prier pour elles. L'ordre moral, que les représentants religieux sont censés représenter et défendre, freine le recours aux confidences.

Les hommes de l'enquête ne se tournent pas davantage vers les blogs et forums de discussion, à l'exception de Thomas qui a consulté des forums pour savoir « si les ponctions ovariennes sont douloureuses pour les femmes ». Néanmoins, il a regretté de n'avoir trouvé que des « *expériences d'Européennes* ». Sinon, l'usage d'internet lorsqu'il est mené par des hommes correspond plutôt à une recherche de services (adresses de cliniques, montant du coût de l'AMP), contrairement aux femmes qui y ont recours pour lire des récits de femmes, même s'il s'agit généralement d'Européennes (Simon & Simonnot, 2014 ; Simon, 2014).

CONCLUSION

Au terme de cette étude, on constate que la stérilité masculine est une expérience connue, même si elle se dévoile uniquement dans une sphère privée, et même si certains hommes sont dans des processus de dénégation. Des rituels associés à des représentations humorales du corps humain et le souhait de recourir à un tiers procréateur (frère) attestent de la connaissance de la stérilité masculine avant même l'arrivée des biotechnologies, et du désir de l'entourage d'y remédier. Enfin, l'engagement contemporain des couples dans un protocole d'AMP témoigne d'une volonté des hommes à pallier leur infécondité par des voies médicales malgré une grande difficulté à confier leur corps aux médecins et à accepter de recourir à un donneur de sperme anonyme.

Les enquêtes révèlent que les connaissances acquises durant les consultations médicales et à la lecture du spermogramme restent de l'ordre d'un « savoir privé » et ne remettent pas publiquement en cause les représentations populaires de l'infécondité masculine, véhiculées par le sens commun et par les pratiques rituelles et sociales ancestrales. Nombre d'hommes ne contestent pas publiquement l'idée communément répandue que la femme est à l'origine de la stérilité du couple. Néanmoins, l'accès aux savoirs médicaux sur le corps et la reproduction humaine, au moment d'une AMP, s'il ne remet pas en cause les savoirs anciens, introduit les hommes dans un espace de négociations avec la conjointe sur un projet d'enfant biologique et sur l'éventuel recours à un donneur anonyme.

Le sentiment de honte, témoignage de la crainte d'un opprobre social dans une société où se manifeste une exigence d'engendrement, révèle un système de normes et de valeurs dominant et la place occupée par les hommes dans ce système. En qualité de « chef de famille », il revient à l'homme de respecter une logique de dette intrafamiliale et sociale, en partie fondée sur la naissance d'un enfant. Son infécondité lui fait prendre le risque d'exclure son couple des réseaux de solidarité de sa communauté. La catégorie morale de la honte est ainsi un révélateur des hiérarchies sociales entre les sexes et les générations (Ouattara, 1999). Les normes de genre et l'incorporation des valeurs qui leur sont associées, font de la honte, en cas d'infécondité, un principe de relation sociale. La « culture de la honte » s'offre comme un mécanisme de régulation sociale, un code moral, avec la nécessité pour les hommes de parvenir à dominer leurs émotions (Riesman, 1974). Dans ce contexte, nombre de femmes endossent la stérilité du conjoint, au risque de subir les effets stigmatisants de cette situation (accusation de sorcellerie, divorce, répudiation, polygamie). Finalement, dans tous ces contextes – familiaux, sociaux et médiatiques - les hommes, comme les femmes, n'ont pas d'espaces de paroles pour se confier sur leur vécu, à l'exception de la consultation médicale marquée du sceau de la confidentialité. Certes, les couples ont généralement une grande confiance dans les médecins qu'ils consultent, sachant que ceux-ci sont tenus par le secret médical et qu'ils ne divulgueront pas leurs secrets à toute personne extérieure au service. Mais une consultation médicale représente-t-elle véritablement un espace de confidences ?

A de rares moments et à peu de personnes, les couples peuvent parler de leur infécondité « à la première personne ». Le fait que le savoir relatif à la stérilité, qui plus est masculine, ne génère jusqu'à présent aucun débat médiatique et politique maintient les hommes comme étant les seuls détenteurs d'un savoir privé et intime, même si l'épouse se doute ou est informée de la situation. Contrairement aux personnes séropositives ou atteintes de la drépanocytose qui sont parvenues, par l'intermédiaire d'associations de malades et par l'aide de médecins, à organiser des plateformes de discussions, les hommes et les femmes affectés par l'infécondité n'ont pas tenté jusqu'à aujourd'hui de mobiliser les hommes politiques, par peur essentiellement d'être « démasqués ». L'infécondité n'étant pas associée à une pathologie spécifique, un plaidoyer ne peut se construire que sur un droit universel à la procréation. Pour ce faire, de nombreux tabous néomalthusiens doivent être levés. Outre ces difficultés politiques et matérielles, les personnes affectées par l'infécondité sont conduites à revendiquer une difficile remise en cause des normes de parenté. En effet, la difficulté à reconnaître une stérilité masculine peut aussi s'expliquer par la volonté de maintenir un système de filiation sans mise à l'épreuve de la paternité biologique. Certes, aujourd'hui, des études révèlent des demandes de recherche en paternité (Bertho, 2013), mais il s'agit pour le moment de situations très rares, et dans certains contextes (par exemple, à la suite d'un recours juridique en cas de viol ou de refus de prise en charge des enfants par le géniteur). Pour l'heure, la filiation, en Afrique subsaharienne, reste inconditionnellement subordonnée aux règles d'alliance. En effet, si les modèles matrimoniaux connaissent de nombreuses mutations dans la majorité des pays d'Afrique subsaharienne (unions non formalisées, absence d'acquittement des compensations matrimoniales en situation de crise) comme de récents travaux en témoignent (Marcoux & Antoine, 2014), les règles de filiation restent associées au mariage (coutumier, civil et/ou religieux). En cas de stérilité, la terre, la chefferie, ou tout autre bien ne peut se transmettre sans de nombreuses dérogations.

D'aucuns peuvent considérer que ces résistances à penser la stérilité masculine sont toujours d'actualité en Occident même si les savoirs médicaux se sont largement diffusés dans les media et les représentations populaires, et même si les normes de filiation ont connu des métamorphoses ces dernières années (la France, par exemple, a aboli la distinction entre enfants légitimes et enfants naturels en 2006). On peut aussi penser que ces processus masculins de déni sont d'ordre psychologique et toujours universels. Mais l'étude camerounaise fait valoir une grande difficulté à changer ces normes et ces valeurs (par exemple, le terme de « bâtard » est toujours utilisé pour un enfant illégitime), avec le maintien de nombreuses stigmatisations pour les personnes stériles (déclassement social, accusations de sorcellerie, dissolution du couple, etc.).

Pour conclure, l'incapacité à penser la stérilité masculine n'est pas uniquement le produit d'un imaginaire collectif mais se situe en étroite congruence avec des rapports sociaux de genre et un système de parenté (mariage et filiation). Dans ce cas, on peut considérer que la difficulté à conceptualiser un savoir - ici, l'origine de la stérilité masculine - relève davantage d'une impossibilité sociale et politique à déconstruire des normes de genre et de parenté. De fait, il revient à l'anthropologue d'appréhender ces représentations comme des objets historiques en cours d'évolution selon les contextes d'énonciation.

BIBLIOGRAPHIE DES SOURCES CITÉES

ANDRO A., DESGREES DU LOU A., 2009 « Introduction. La place des hommes dans la santé sexuelle et reproductive : enjeux et difficultés ». In « *Régulation des naissances et santé sexuelle : où sont les hommes ?* », *Autrepart*, 52, 3-12.

BERTHO B., 2013. *Conflits familiaux, rapports de genre et Etat au Burkina Faso. Une ethnographie de l'Action Sociale*, Thèse de Doctorat, IHEID, Genève.

BIDART C., 1997. « Parler de l'intime. Les relations de confidence », *Mana. Revue de sociologie et d'anthropologie*, 3, 19-55.

BILA B., EGROT M., 2008. « Accès au traitement du sida au Burkina Faso : les hommes vulnérables ? », *Science et technique, Sciences de la santé*, N° spécial hors-série : Sida, Santé Publique et Sciences Sociales : 20 ans d'épidémie et de lutte au Burkina Faso, coordonné par S. KOUANDA, B. BILA, A. DESCLAUX, 85-91.

BOGALSKA-MARTIN E., 2007. « La souffrance comme expérience partagée. L'accompagnement de patients en soins palliatifs », *Santé et sociétés*, 21, 87-106.

BOLTANSKI L., 2004. *La condition fœtale. Une sociologie de l'avortement et de l'engendrement,* Paris, Gallimard.

BONNET D., 1988. *Corps biologique, corps social : procréation et maladies de l'enfant en pays mossi, Burkina Faso,* Paris, éditions de l'ORSTOM.

BONNET D., 2014. « Adopter un enfant dans le contexte de la Procréation médicalement assistée en Afrique subsaharienne », *Cahiers d'études africaines*, LIV, 3, 215, 769-786.

BROCHARD M., 2014. *Normes reproductives, infertilité et nouvelles technologies de la reproduction au Sénégal. Le genre et le don,* thèse de doctorat, Université Paris Descartes.

DELUMEAU J., ROCHE D., 1990. *Histoire des pères et de la paternité*, Larousse.

DUCHESNE V., 2002. « Fluides, transmission et filiation. Les ' maladies des femmes ' dans une société matrilinéaire ». In : D. BONNET, Y. JAFFRE (dir.), *Les maladies de passage. Transmission, préventions et hygiènes en Afrique de l'ouest*, Paris, Karthala, 199-220.

DUCHESNE V., 2014. « Repenser l'alliance matrimoniale avec l'assistance médicale à la procréation en situation migratoire », *Enfances, Familles, Générations*, 21, 135-149.

EBOKO F., 1996. « L'Etat camerounais et les cadets sociaux face à la pandémie du sida », *POLAF*, 64, 135-145.

EBOKO F., 2004. « De l'intime au politique. Le sida en Afrique, un objet en mouvement », *Autrepart*, 1/2004, 29, 117-133.

EGROT M., 2004. « Différenciation sexuelle des interprétations causales de la maladie en Afrique subsaharienne », *Sciences Sociales et Santé,* 22, 3, 45-70.

FASSIN D., EIDELIMAN J.-S., 2012. « Défense et illustrations des économies morales ». In : D. FASSIN, J.-S. EIDELIMAN (dir.), *Economies morales contemporaines*, Paris, La Découverte, 9-18.

FORTIER C., 2001. « Le lait, le sperme, le dos. Et le sang ? », *Cahiers d'études africaines*, 161, 1, 97-138.

GONZALES J., 2006. « Histoire du spermatozoïde et mobilité des idées », *Gynécologie, Obstétrique & Fertilité*, 34, 819-826.

HARDIN A., POSEL D., 2012. « Secrecy as embodied practice : beyond the confessional imperative", *Culture, Health & Sexuality* : *An International Journal for Research, Intervention and Care*, 14 : sup1, S1-S13.

HERITIER F., 1996. *Masculin, féminin. La pensée de la différence,* Paris, Odile Jacob.

HÖRBST V., 2010. « Male perspectives on infertility and assisted reproductive technologies (ART) in sub-saharan contexts », *Facts, Views & Visions in ObGyn*, Monograph, 22-27.

HÖRBST V., 2012. « Assisted reproductive technologies in Mali and Togo: circulating knowledge, mobile technology, transnational efforts ». In : H. DILGER, A. KANE, S. LANGWICK (dir.), *Medicine, Mobility and Power in Global Africa : Transnational Health and Healing*, Indiana University Press, 163-189.

INHORN M., 2004. « Middle Eastern Masculinities in the Age of New Reproductive Technologies: Male Infertility and Stigma in Egypt and Lebanon », *Medical Anthropology Quartely*, 18, 2, 162-182.

LETT D., 1997. *L'enfant des miracles. Enfance et société au Moyen Âge (XIIème-XIIIème siècle),* Paris, Aubier.

MARCOUX R., ANTOINE P., 2014. *Le mariage en Afrique. Pluralité des formes et des modèles matrimoniaux,* Québec, Presses universitaires du Québec.

MARIE A. (dir.), 1997. *L'Afrique des individus. Itinéraires citadins dans l'Afrique contemporaine (Abidjan, Bamako, Dakar, Niamey)*, Paris, Karthala.

MILETI F. P., MELLINI L., VILLANI M., SULSTAROVA B., SINGY P., 2014. « Liens sociaux, secrets et confidences. Le cas des femmes migrantes d'Afrique subsaharienne et séropositives », *Recherches sociologiques et anthropologiques*, 45-2, 167-184.

OUATTARA F., 1999. *Savoir-vivre et honte chez les Senufo Nanerge (Burkina Faso),* Thèse de Doctorat en Anthropologie sociale, Marseille, Ecole des Hautes Etudes en Sciences Sociales.

PRADELLES DE LATOUR C.-H., 2001. *Incroyances et paternités*, Paris, EPEL.

RIESMAN P., 1974. *Société et liberté chez les Peul Djelgôbè de Haute-Volta : essai d'anthropologie introspective*, Paris, Mouton.

ROZEE V., MAZUY M., 2012. « L'infertilité dans les couples hétérosexuels : genre et « gestion » de l'échec », *Sciences sociales et santé*, 30, 5-30.

SIMON E., SIMONNOT B., 2014. « Fertility and medically assisted procreation: forms of exchange and relationships between patients via forums and blogs in South Africa », *International Symposium: Biomedical Technologies in Sub-Saharan Africa March 24-25, 2014*, ICSP/ICS University of Lisbon.

SIMON E., 2014. « Des usages sociaux africains des blogs et forums consacrés à l'infertilité : un objet qui nécessite de se situer à l'intersection des SIC et de l'anthropologie », *Intersections, Colloque franco-roumain,* 30 oct-1 nov. 2014, Bucarest.

TSHUPO J.-P., 1993. *Les étudiants des Universités de Douala et de Yaoundé face aux MST et au sida*, Yaoundé, PSI.

WEBER F., 2013. *Penser la parenté aujourd'hui. La force du quotidien*, Paris, Les éditions rue d'Ulm.

CONCLUSION
INTERROGER LA PARENTÉ AFRICAINE AU REGARD DES TECHNIQUES DE LA REPRODUCTION

Doris Bonnet* & Véronique Duchesne**

« La stérilité comme l'héritage sont sources de crises conjugales et de conflits d'intérêt familial ».
Bernard Yaméogo[1]

Les études présentées dans cet ouvrage se situent toutes en milieu urbain : Accra, Dakar, Douala, Kampala, Libreville, Maputo, Ouagadougou, Pretoria, ces capitales africaines qui ont vu dès les années 1950 la création de nombreux groupes sociaux et professionnels (associations de femmes, syndicats professionnels, groupes d'entraide économique, etc.). Toutefois les crises économiques des années 1980 ont mis à l'épreuve les solidarités communautaires citadines faisant la place à une « Afrique des individus » et libérant de nombreuses personnes de leurs « appartenances communautaires originelles » (Marie, 1997). En effet, la ville, par les opportunités qu'elle offre, par la nouveauté des liens sociaux qu'elle engendre, est le lieu où émergent de nouvelles figures de la réussite et du pouvoir (Banégas & Warnier, 2001) et où se déploient des innovations emblématiques, telles que les techniques de la reproduction. Même si ces techniques ne soulèvent pas en Afrique des controverses comme c'est le cas dans d'autres pays du

* Anthropologue, directrice de recherche émérite à l'Institut de Recherche pour le Développement, membre de l'UMR Ceped, Centre Population et Développement.

** Anthropologue, maître de conférences à l'Université Paris Descartes, Université Sorbonne Paris Cité, membre de l'UMR Ceped, Centre Population et Développement.

[1] Réalisateur burkinabè de la série *Le secret de l'enveloppe,* 2016.

monde, il paraît indispensable d'observer les transformations silencieuses de la parenté africaine contemporaine dans une perspective englobant à la fois les questions d'alliance et de filiation.

Les clients des cliniques spécialisées dans l'infertilité sont des couples hétérosexuels, mariés ou en couple depuis plusieurs années. L'étude de leurs trajectoires, avant qu'ils ne songent à recourir à la biomédecine pour avoir un enfant, a permis d'observer de nombreux mariages tardifs, souvent lorsque les femmes font des études supérieures, et des unions recomposées. Autrement dit, le projet d'enfant ne se manifeste pas systématiquement aux premiers temps de la vie conjugale, contrairement au modèle matrimonial lignager qui vise à « maximiser » la vie reproductive de la femme, notamment par un mariage avant l'âge de vingt ans (Antoine & Marcoux, 2014). Le recours à la procréation médicale permet aussi à des couples résidant séparément pour des raisons soit de migration (Duchesne, 2016), soit de mobilité professionnelle d'espérer la naissance d'un enfant, au point qu'un homme déclare : « la fécondation *in vitro* va résoudre un vieux problème africain : comment avoir un enfant avec sa femme sans vivre avec elle » ! Les alliances matrimoniales mobilisent moins qu'il y a une vingtaine d'années la parenté élargie et la communauté villageoise. Cette situation tend vers une « privatisation » du processus matrimonial et un affaiblissement du rôle autrefois prédominant des aînés (Calvès & Marcoux, 2007).

Les couples africains en quête d'un enfant par procréation médicale ne demandent pas à leurs aînés (ées) leur avis ou leur autorisation pour pratiquer une fécondation *in vitro*. Ils considèrent que leurs parents n'ont pas le niveau scolaire pour comprendre ces techniques, ou bien ils redoutent que ces derniers les obligent à se tourner vers des rituels ancestraux ou encore à divorcer. En revanche, ces couples ont pour la plupart d'entre eux accepté de prendre en charge à leur domicile des enfants de parents vivant en zone rurale, pour des raisons éducatives ou de santé. De fait, ils sont au centre de logiques distinctes et vivent de nombreuses contradictions : « entre la logique de la réussite individuelle et la logique de la solidarité familiale, entre la logique rétrospective de la dette envers les aînés du lignage et la logique prospective du souci de soi et de l'avenir de ses enfants » (Marie, 1997 : 410). La vie quotidienne est ainsi faite « d'une gestion permanente du compromis » et d'un « resserrement sur l'environnement familial proche au détriment de la parenté élargie » (Calvès & Marcoux, 2007 : 16). Dans ce contexte, les couples africains des métropoles sont soumis à des injonctions contradictoires de réussite : réussir ses études et sa carrière, réussir son mariage et sa vie reproductive, prendre en charge ses aînés et ses cadets, enrichir ses réseaux de solidarité.

Des mutations dans les rapports de genre ont été mentionnées dès les premières études sur les villes africaines, montrant notamment comment certaines femmes gagnaient des formes de liberté difficilement accessibles dans le cadre des institutions villageoises (Balandier, 1955 : 141-148). Par la suite, le processus d'individualisation a permis à des femmes jeunes diplômées ou chefs d'entreprise de faire entendre leurs voix mais sous la forme d'un compromis « entre la logique de la subordination féminine et la logique de la promotion de la femme comme partenaire à part entière, parfois même comme soutien principal dans l'économie domestique citadine » (Marie, 1997 : 410). Dans le contexte des études qui ont été présentées ici, les femmes ont toutes une activité professionnelle, et sont donc économiquement indépendantes. Certaines, plus cosmopolites, habitent les quartiers favorisés de la capitale et sont « hyper connectées » par le biais de forums et de blogs spécialisés. Elles ont souvent des parents à l'étranger, en Europe ou aux Etats-Unis, et forment des familles transnationales au sein desquelles l'injonction à la maternité s'exerce par le biais des nouvelles techniques de communication, en particulier le téléphone portable (Duchesne, à paraître). Toutefois toutes ces femmes ne sont pas, pour autant, dans la capacité d'avoir une parole publique sur le sujet. Elles peuvent être dans bien des cas dans la crainte d'être répudiées ou confrontées à la polygamie, même si leur conjoint n'y est pas favorable.

Le rôle déterminant de la belle-famille a été à plusieurs reprises souligné dans cet ouvrage. Et il est effectivement difficile, pour les hommes en général, de remettre en question l'autorité de leurs aînés quand ceux-ci leur proposent de prendre une nouvelle épouse, en particulier lorsque la pression vient de leur propre mère. Les couples qui se sont unis sans le consentement des parents, autrement dit sans que deux familles soient à l'origine de l'union, sont plus enclins que les autres à subir des pressions de leurs parents pour se séparer (Thiombiano, 2014 : 240). Dans ce contexte, le recours à la procréation médicale représente la possibilité pour une femme inféconde de ne pas être exclue par sa belle-famille ou confrontée à la polygamie, à la répudiation ou encore au divorce, d'autant que les démarches médicales se font à l'insu de la belle-famille. L'autonomie financière de la femme s'avère alors essentielle car le recours à une procréation médicale est souvent impulsé par les femmes et en partie financé par elles. Nombre de maris considèrent, d'une manière générale, qu'ils participent déjà lourdement aux charges du ménage. Et lorsque les époux divorcent, la femme est souvent lésée : alors qu'en milieu rural, elle retourne généralement chez ses parents, en ville, elle doit parfois se prendre en charge seule.

Si l'infécondité représente, en zone rurale, une menace collective nécessitant des réponses collectives (rituels de fécondité, mariages entre femmes, circulation intrafamiliale des enfants, lévirat, recours à un parent fertile en cas de stérilité masculine), en ville elle peut être aujourd'hui « gérée » de façon individuelle ou du moins au sein du couple. Ces solutions collectives qui pouvaient représenter des « arrangements » pour pallier l'absence d'enfant à naître apparaissent peu adaptées à la vie en ville, notamment quand on a une activité salariée. De plus, nombre de citadines sont plutôt enclines aujourd'hui à échapper à la dureté de certains de ces rituels (Fassin, 1987 : 68). Cette gestion individuelle ou en couple de l'infécondité s'associe généralement à un processus d'individuation et à l'expression d'une volonté d'avoir « un enfant à soi ». Ces hommes et ces femmes veulent à tout prix devenir père et mère et vivre de nouvelles formes de parentalité (en particulier dans le rapport à l'éducation et à la santé de l'enfant), tout en répondant aux attentes familiales notamment en se voyant confier des enfants de la famille.

Pour nombre de couples, il importe que l'enfant à naître ressemble à l'un de ses géniteurs, afin de garder secret le recours à la biomédecine et d'inscrire cet enfant dans la légitimité du mariage. Cet enfant légitime renforcera leur relation conjugale, disent-ils, mais aussi, leur permettra de ne pas subir la stigmatisation liée à leur infertilité conjugale. L'enfant né avec l'aide de la médecine donne à ses parents le statut de père et de mère et par là même une nouvelle identité sociale au sein de la famille et de la communauté. Il assure ainsi la perpétuation du lignage. En effet, rappelons que le lignage, à travers ses ancêtres, est considéré, dans les sociétés africaines, à la fois comme le pourvoyeur d'enfants et comme l'entité parentale de base pour les questions d'héritage, de dation du nom, de statut, d'identité sociale, de lien avec l'Invisible, d'accès aux ressources, d'autorité parentale – d'où l'expression « enfant du lignage » (Rabain, 1979). Le nom donné à l'enfant prolonge alors la mémoire d'un ancêtre (d'un parent) et inscrit une relation généalogique entre tous les membres du lignage. Certains couples ayant recours à la biomédecine attribuent à l'enfant le nom individuel du gynécologue, du biologiste ou d'une infirmière de la clinique, introduisant un lien symbolique entre l'enfant et ces professionnels. Cette façon de témoigner leur reconnaissance pour la naissance de leur enfant inscrit finalement les acteurs de la biomédecine dans l'histoire de sa conception, même si cette histoire n'est pas partagée au sein de la famille élargie.

Dans les sociétés lignagères la naissance d'un enfant est associée non seulement à la transmission d'un nom mais aussi à l'héritage et à un territoire. Or les citadins et citadines, fonctionnaires, salariés ou entrepreneurs, n'ont plus ce lien fort à la terre qui a nourri leurs parents (aînés) ou leurs ancêtres, ni avec ces entités invisibles de la forêt ou des lieux qui pouvaient « envoyer » des enfants à telle femme en quête d'une grossesse. Sont-ils devenus, pour autant, des consommateurs de biens appartenant à la modernité et des utilisateurs pragmatiques des techniques de la reproduction ? Il est à noter, dans le contexte économique libéral des cliniques africaines, que les couples dont la fécondation *in vitro* a échoué ont des difficultés à comprendre qu'ils doivent payer pour une nouvelle tentative : « Nous avons payé pour avoir un enfant » déclarent-ils. La consommation constitue l'arène principale où les inégalités sont exhibées. L'argent dépensé pour satisfaire un besoin individuel ou du couple est perçu comme l'expression d'un comportement égoïste par les parents économiquement défavorisés. Dans le contexte des nouvelles classes moyennes, le coût élevé des nouvelles technologies pour remédier au « besoin d'enfant » du couple apparaîtrait démesuré à la famille élargie s'il était révélé. Le développement d'un marché de la reproduction s'inscrit donc dans le système général des transformations néolibérales et de l'émergence des classes moyennes.

La mise à distance des aînés et des ancêtres par ces « nouveaux couples » ne les éloigne pas, cependant, des religions monothéistes. Au contraire, Dieu est fréquemment invoqué dans le recours à l'AMP, qu'il s'agisse de le remercier ou de considérer qu'il est le seul à décider des hasards de la fécondation *in vitro*. Avec l'arrivée des Eglises évangéliques et le mouvement néo-pentecôtiste, on observe une rupture des convertis par rapport au lignage qui peut aller jusqu'à incriminer le patronyme des ancêtres comme source de non réussite personnelle. Dans ce contexte religieux, les tensions familiales sont attribuées à la sorcellerie ou aux « esprits ancestraux » et la rupture avec le passé implique alors concrètement la rupture des liens lignagers, autrement dit « Le Démon œuvre à travers les liens du sang ; le Dieu chrétien les rompt » (Meyer, 1998). Alors que l'islam ne se réfère pas au culte des ancêtres, dans la vie quotidienne cette religion coexiste avec les cultures locales et, de fait, ne remet pas en cause les relations d'autorité entre aînés et cadets. Les familles islamisées, on l'a vu, refusent le recours au don anonyme de sperme mais ne sont pas dans des processus de rupture vis à vis des anciens. Par ailleurs, certains couples chrétiens se tournent vers l'adoption lorsqu'ils reçoivent des avis négatifs sur la fécondation *in vitro* de la part de leur pasteur ou de leur prêtre au sein de leur communauté religieuse.

Les couples africains qui recourent à l'AMP n'abordent pas les questions en termes de droit, à l'instar des couples européens et américains : il ne s'agit pas de réclamer le droit à une union homosexuelle (à l'exception de l'Afrique du Sud toutefois), ou de poser la question d'une levée de l'anonymat pour les dons de gamètes. L'AMP reste une pratique privée, non régulée par les Etats, qui ne remet pas en cause les cadres juridiques du mariage et de la filiation. Pourtant les valeurs et les représentations de la parenté africaine évoluent en profondeur en lien avec le recours aux techniques de la reproduction. Si les premiers objectifs assignés à la procréation médicale en Afrique semblent bien être, pour les médecins comme pour leurs patients, à la fois d'ordre thérapeutique (pallier une stérilité) et sociétaux (lutter contre une stigmatisation), cette nouvelle façon de faire des enfants s'accompagne, d'un point de vue anthropologique, de changements dans les représentations de la filiation. Ainsi, il convient, dans une perspective prospective, d'être attentif aux effets produits par les techniques biomédicales liées à la procréation (fécondation *in vitro* mais aussi échographie, tests de paternité). En effet, les acteurs sociaux s'emparent de ces techniques pour résoudre des problèmes qui leur sont propres sans toujours mesurer les transformations sociétales qui les accompagnent.

Force est de constater une biologisation de la procréation, ou plutôt une importance croissante accordée aux substances biologiques associées à la procréation. Ainsi en est-il du sang lorsque des individus ont aujourd'hui recours à des examens médico-légaux afin de résoudre une contestation de paternité (Bertho, 2016). Par ailleurs, dans le cas des FIV intraconjugales, l'homme ayant donné son sperme est, dans certains cas, « rassuré » d'être le géniteur de l'enfant à naître, ne pouvant pas ainsi douter de sa paternité biologique. Le rôle déterminant des substances dans la filiation s'exprime également dans les causes de refus d'adoption. Ainsi, la plupart des couples qui refusent de se tourner vers l'adoption internationale évoquent en premier lieu la difficulté d'identifier les origines, soit la filiation de l'enfant (Bonnet, 2014). Le rôle déterminant des substances dans la conception de l'enfant s'observe également dans la gestation pour autrui (GPA), pratique encore tenue secrète au moment de nos enquêtes, récemment étudiée au Ghana (Gerrits, 2016). Selon une femme « porteuse » (*carrier*, terme utilisé au sein de la cliniques ghanéenne) sa contribution, qui n'implique ni ses ovules ni le sperme de son mari, autrement dit aucune substance corporelle reproductive, la conduit à considérer que l'enfant qu'elle mettra au monde n'est pas son enfant. Cela est également présenté comme tel par les professionnels de la clinique. Ces diverses situations ethnographiques font valoir que la parenté en Afrique s'ancre dans une représentation substantiviste du corps (sang, sperme, lait) et de la reproduction humaine (Héritier-Augé, 1985). Ceci étant, à cette théorie substantiviste s'adjoignent des représentations individuelles du corps, avec l'usage d'une terminologie biomédicale (spermatozoïde, ovocyte, embryon).

La procréation médicale est bien une nouvelle façon de faire des enfants et donc de faire des parents. Elle révèle l'émergence de l'idée d'un enfant du couple et non plus seulement d'un enfant du lignage. Finalement, alors que d'aucuns pensent que l'AMP en Afrique pourrait répondre avant tout à des fins thérapeutiques, comme ailleurs dans le monde elle est emblématique d'un contexte où mariage, sexualité, engendrement et parentalité peuvent être dissociés mais selon des modalités propres aux enjeux sociétaux africains contemporains.

BIBLIOGRAPHIE DES SOURCES CITÉES

ANTOINE P., MARCOUX R., 2014. « Introduction ». In : ANTOINE P., MARCOUX R. (dir.) *Le mariage en Afrique. Pluralité des formes et des modèles matrimoniaux*, Québec, Presses de l'Université du Québec, 1-15.

BALANDIER G., 1955. *Sociologie des Brazzavilles noires*, Armand Colin, Paris.

BANÉGAS R.,WARNIER J.-P., 2001. « Nouvelles figures de la réussite et du pouvoir », *Politique africaine*, 2, 82 : 5-23.

BERTHO B., 2016. « 'Le sang ne ment pas !' Conflits de paternité au Burkina Faso », *Journal des anthropologues*, 144-145, 169-189.

BONNET D., 2014. « Adopter un enfant dans le contexte de la Procréation médicalement assistée en Afrique subsaharienne », *Cahiers d'études africaines*, 3, 215, 769-786.

CALVÈS A.-E., MARCOUX R., 2007. « Présentation : les processus d'individualisation à l'africaine', *Sociologie et sociétés*, 39, 2, 5-18.

DUCHESNE V., 2016, « Reproductive Roaming: the Quest for Children of African Couples in France ». In : V. ROZEE GOMEZ, U. SAYEED (dir.), *Assisted Reproductive Technologies in the Global South and North*, Routledge.

DUCHESNE V., à paraître. « Téléphonie mobile et assistance médicale à la procréation dans le contexte de familles africaines transnationales». In : C. HAXAIRE, B. MOUTAUD, C. FARNARIER (dir.), *L'innovation en santé. Technologie, organisation, changement.*

FASSIN D., 1987. « Rituels villageois, rituels urbains : la reproduction sociale chez les femmes joola du Sénégal », *L'Homme*, 27, 104, 54-75.

GERRITS T., 2016. « It's Not My eggs, It is not My Husband's Sperm, It Is Not My Child ». Surrogacy and 'Not Doing Kinship' in Ghana ». In : C. KROLØKKE, L. MYONG, S.W. ADRIAN, T. TJØMHØJ-THOMSEN (dir.), *Critical kinship studies*, London, New-York, Rowmand, Littlefield international, 65-80.

HÉRITIER-AUGÉ F., 1985. « La cuisse de Jupiter. Réflexions sur les nouveaux modes de procréation », *L'Homme*, XXV, 94, 5-22.

MARIE A., 1997. *L'Afrique des individus*, Paris, Karthala.

MEYER B., 1998. « « Make a complete break with the past ». Memory and post-colonial modernity in ghanaian pentecostalist discourse », *Journal of Religion in Africa*, XXVII, 3, 316-349.

RABAIN J., 1979. *L'enfant du lignage. Du sevrage à la classe d'âge chez les Wolof du Sénégal*, Paris, Payot.

THIOMBIANO B. G., 2014. « Causes et conséquences du divorce et de la séparation des couples au Burkina Faso : les enseignements d'une enquête qualitative ». In : ANTOINE P. & MARCOUX R., *Le mariage en Afrique. Pluralité des formes et des modèles matrimoniaux*, Québec, Presses de l'Université du Québec, 230-249.

LISTE DES AUTEURS

Doris BONNET, directrice de recherche émérite en anthropologie à l'Institut de recherche pour le Développement (IRD), membre du Ceped (UMR 196), a mené des recherches en Afrique subsaharienne, en particulier au Burkina Faso, et auprès des migrants d'Ile de France originaires d'Afrique à l'hôpital Necker sur l'enfance et la santé. Elle est l'auteur de *Corps biologique, corps social. La procréation et l'interprétation de la maladie de l'enfant chez les Moose du Burkina* (1988, éd. de l'ORSTOM) et de *Repenser l'hérédité* (2009, éd. des Archives contemporaines). Elle a également participé à l'édition scientifique de *Des maladies de passage. Transmissions, préventions et hygiène* 2003, Karthala, en coll. avec Y. Jaffré, et de *Modèles d'enfances. Successions, transformations, croisements* (2012, éd. des Archives contemporaines, en coll. avec C. Rollet et C.-E. de Suremain).

Marie BROCHARD a soutenu sa thèse en anthropologie intitulée *Normes reproductives, infertilité et nouvelles technologies de reproduction au Sénégal. Le genre et le don* en 2014 à l'Université Paris Descartes. Elle travaille actuellement en tant que consultante pour l'Agence de Médecine Préventive sur la vaccination antigrippale en Afrique de l'Ouest. Elle est l'éditeur scientifique d'un ouvrage collectif *Faire dialoguer les disciplines en sciences humaines et sociales. Epistémologie et études de cas* (en coll. avec Susana Borda, et Yves Charbit, Paris : L'Harmattan, 2014).

Maryvonne CHARMILLOT est maître d'enseignement et de recherche en sciences de l'éducation à l'université de Genève. Ses recherches portent sur les questions de santé, de maladie et sur la formation. Elle a notamment collaboré (2011-2012) avec le Service d'enseignement thérapeutique pour maladies chroniques des Hôpitaux universitaires genevois. Elle participe actuellement à la coordination d'une recherche sur les droits sexuels dans l'éducation sexuelle. Elle a co-dirigé, avec Caroline Dayer et Marie-Noëlle Schurmans, l'ouvrage *La restitution des savoirs : un impensé des sciences sociales ?* (Paris : L'Harmattan, 2014), ainsi qu'un dossier sur le même thème dans la revue *SociologieS* (https://sociologies.revues.org/4712).

Véronique DUCHESNE, maître de conférences en anthropologie à l'Université Paris Descartes (Sorbonne Paris Cité), est membre du Ceped (UMR 196). Ses recherches portent sur les circulations et innovations dans le champ de la santé en Afrique subsaharienne et sur la mondialisation des médecines traditionnelles. Elle a publié un ouvrage sur la divination en Côte d'Ivoire et a participé à différents ouvrages et dictionnaires en anthropologie. Ses dernières contributions sont consacrées à l'infertilité et à la procréation médicalement assistée (revues : *Cahiers du Genre* ; *Enfances Familles Générations*).

Sylvie EPELBOIN est praticien hospitalier en gynécologie-obstétrique à l'hôpital Bichat-Claude Bernard. Ses recherches portent sur la santé de la reproduction en Afrique (Sénégal) et en particulier sur l'AMP en Ile de France. Elle a participé à des ouvrages collectifs tels que *Santé des enfants issus de l'AMP* (Documentation française, 2011), *La gémellité après l'AMP* (Albin Michel, 2011), *Les indications limites de l'AMP en cas de pathologie parentale ou précarité, Les questions de filiation « in vitro » dans le cadre des dons de gamètes et embryons* (Eres 2002, 2011, Médecine-Sciences 2008, PUF 2013), la *GPA* (Information psychiatrique, 2011), la *diversité culturelle vis-à-vis des dons de gamètes et d'embryons* (GOF, Elsevier, 2013). Elle mène une activité institutionnelle comme membre du groupe « Stratégie » de l'Agence de la Biomédecine & de la Commission Nationale d'AMP Vigilance.

Arielle EKANG MVE a soutenu sa thèse en anthropologie intitulée *Infécondité et Nouvelles Techniques de la Reproduction au Gabon. De la sorcellerie familiale à la sorcellerie technologique* en 2014 à l'EHESS-Paris. Elle travaille actuellement sur les violences de genre au sein de l'ONG « *Agir pour le genre* » en collaboration avec la Direction générale de la promotion de la femme du Gabon.

Inês FARIA, doctorante à l'Institut de Recherches en Sciences Sociales d'Amsterdam (AISSR-UvA), travaille depuis son master sur la circulation thérapeutique et la mobilité transnationale des couples portugais et lusophones en quête d'assistance médicale à la procréation, en particulier entre le Mozambique et l'Afrique du Sud.

Trudie GERRITS est maître assistante au Département de sociologie et d'anthropologie à l'Université d'Amsterdam, où elle est co-directrice d'un Master d'anthropologie et sociologie médicale (MAS). Son travail de recherche porte sur l'infertilité et les technologies de la reproduction au Pays-Bas ainsi que dans le Sud global. Elle a mené sa dernière recherche dans des cliniques privées au Ghana. Son livre *Patient-Centred IVF: Bioethics and Care in a Dutch Clinic* (Berghahn Publishers, 2016) est sous presse.

Viola HÖRBST, anthropologue, docteure, chercheuse indépendante, travaille depuis 2004 sur l'infertilité et l'AMP dans des cliniques privées (Mali, Sénégal, Togo, Ouganda) dans le contexte de la mondialisation. Entre 2011 et 2013 elle a dirigé un projet d'investigation comparatif avec Inês Faria et Trudie Gerrits sur le développement de pratiques de l'AMP dans différents pays africains (Ghana, Ouganda, Mozambique). Ayant participé à la rédaction de plusieurs recueils scientifiques, elle est aussi co-auteur de *Reproductive Disruptions: African Perspectives. Thematic Issue, Curare* (2006) et de *Appropriation of Biomedical Techniques.* Special Issue, Medical Anthropology: Cross-cultural Studies in Health and Illness (2012).

Frédéric LE MARCIS, professeur des universités en anthropologie sociale à l'Ecole Normale Supérieure de Lyon, en délégation au pôle de recherches cliniques de l'INSERM, est membre de Triangle, UMR 5206. Ses recherches portent sur les questions de santé sur le continent africain (Guinée, Côte d'Ivoire, Afrique du Sud, Burkina Faso, Sénégal). Inscrits dans une anthropologie politique, ses travaux concernent la santé en prison, la gestion et l'expérience des épidémies (VIH, Ebola) et la production du savoir dans les essais cliniques. Il est l'auteur de *Vivre avec le sida après l'apartheid (Afrique du Sud)* (Paris, Karthala, 2010), et de 2014 « Reconnaître ou nier. Trier l'infertilité en Afrique du Sud. » in Guillaume Lachenal, Céline Lefève, Vinh-Kim Nguyen (dir.). Les Cahiers du Centre Georges Canguilhem, n° 6 : *La médecine du tri. Histoire, éthique, anthropologie* : 217-237.

Luc MASSOU, maître de conférences en sciences de l'information et de la communication à l'Université de Lorraine, est membre du Centre de recherche sur les médiations - communication, langue, art, culture (CREM, EA 3476). Ses recherches portent sur l'analyse sociotechnique des dispositifs d'information et de communication numériques, et sur l'étude de leurs usages et non-usages dans les pratiques professionnelles. Il est l'éditeur scientifique, en collaboration avec Violaine Appel et Hélène Boulanger, de l'ouvrage *Les dispositifs d'information et de communication. Concept, usages et objets* (Bruxelles : De Boeck Université, 2010), et l'auteur de plusieurs contributions sur les usages et pratiques numériques dans la communication institutionnelle et dans l'enseignement supérieur.

Emmanuelle SIMON, anthropologue, est maître de conférences en sciences de l'information et de la communication à l'Université de Lorraine, et membre du Centre de recherche sur les médiations (EA 3476). Ses travaux portent sur les savoirs et les pratiques communicationnelles dans le secteur de la santé. Elle a codirigé un ouvrage intitulé *Les nouveaux guérisseurs, le néo-traditionalisme en biographie* (éd. EHESS, 2013, avec L. Pordié) et un numéro spécial de revue *Les médicaments dans les Suds : nouveaux produits, nouveaux enjeux* (*Autrepart*, 2013, avec C. Baxerres). Elle est aussi l'auteur de différentes contributions sur les dynamiques du secteur traditionnel du soin au Bénin.

Brigitte SIMONNOT, professeur des universités en sciences de l'information et de la communication à l'Université de Lorraine, est membre du Centre de recherche sur les médiations (EA 3476). Ses recherches portent sur les pratiques informationnelles, l'analyse des dispositifs d'accès et de partage de l'information en ligne, et les usages dont ils font l'objet. Elle est l'auteur de l'ouvrage *L'accès à l'information en ligne. Moteurs, dispositifs et médiations* (Cachan : Hermès-Lavoisier, 2012), de plusieurs contributions sur les moteurs de recherche web et sur les médiations à l'œuvre via les dispositifs sociotechniques dans le partage et l'accès à l'information.

TABLE DES MATIÈRES

INTRODUCTION. L'émergence des technologies de la reproduction en Afrique au sud du Sahara, Doris Bonnet & Véronique Duchesne 11

PARTIE I. *Pluralité des contextes*

1. Politiques de population en Afrique du sud au prisme de la santé reproductive. Ruptures ou continuités ? Frédéric Le Marcis 27

2. Construction d'un discours médiatisé et d'un public sur l'assistance médicale à la procréation. Le cas des sites web de cliniques et centres de dons africains, Luc Massou 39

3. Assisted reproductive technologies in private IVF clinics in Ghana and Uganda. Local responses to the scarcity of embryologists, Viola Hörbst & Trudie Gerrits 57

4. Le chemin du don et ses trois paradoxes. Des femmes africaines et le don d'ovocytes en France, Véronique Duchesne 73

PARTIE II. *Parcours de soins et expériences mondialisées*

5. Parcours en ligne d'internautes africaines francophones : une (bio) médicalisation de la reproduction ? Emmanuelle Simon 91

6. Bloguer sur son infertilité : parcours de soins et espace d'expression de patients en Afrique du Sud, Brigitte Simonnot 109

7. Biomedical infertility care and assisted reproduction. Mozambican infertile couples transnational therapeutic itineraries, Inês Faria 121

8. Spécificité du parcours d'assistance médicale à la procréation chez les couples originaires d'Afrique subsaharienne en situation migratoire en France, Sylvie Epelboin 139

PARTIE III. *Conjugalité et relations familiales*

9. La stigmatisation des couples infertiles au Sénégal. Entre logiques conjugales et logiques familiales, Marie Brochard 163

10. Infécondité et nouvelles techniques de reproduction au Gabon. De la sorcellerie familiale à la sorcellerie technologique, Arielle Ekang Mvé 181

11. Infécondité de couples burkinabè. L'expérience de l'épreuve dans le recours à l'assistance médicale à la procréation, Maryvonne Charmillot 197

12. Les savoirs privés de l'infécondité masculine (Douala, Cameroun), Doris Bonnet 213

CONCLUSION. Interroger la parenté africaine au regard des techniques de la reproduction, Doris Bonnet & Véronique Duchesne 231

Liste des auteurs 239

Santé et Médecine aux éditions L'Harmattan

Dernières parutions

MALADIES AUTO-IMMUNES
Quand notre système de défense nous trahit
Tron François
Le système immunitaire nous protège contre les virus, les bactéries et les parasites. Il peut parfois tourner ses armes contre l'organisme qu'il est censé défendre et y induire des lésions. Les maladies qui en résultent sont dites auto-immunes. Elles sont fréquentes et ensemble constituent la troisième cause de morbidité derrière les maladies cardiovasculaires et cancéreuses. Ce livre parcourt aussi les voies que la recherche emprunte pour corriger les désordres cellulaires et moléculaires observés au cours de chaque maladie auto-immune.
(Coll. Acteurs de la Science, 22.50 euros, 212 p.)
ISBN : 978-2-343-07769-7, ISBN EBOOK : 978-2-336-39806-8

LE DROIT DE LA GÉNÉTIQUE
À la recherche d'une branche du droit
Bricker Guillaume - Préface de Gérald Teboul
En matière de génie génétique, les questions éthiques et polémiques se multiplient à mesure que la technique évolue et embrasse de nombreux sujets : reproduction, OGM, tests génétiques, clonage... Le droit est-il suffisamment en avance pour y répondre ? Cet ouvrage permet de mieux connaître les règles et en assure la promotion, tout en mettant en garde contre les glissements éthiques. Il offre un panorama complet du cadre juridique applicable à la génétique. L'ensemble des textes permet de mieux comprendre les enjeux et quelquefois les limites de la législation.
(Coll. Le Droit aujourd'hui, 65.00 euros, 852 p.)
ISBN : 978-2-343-06705-6, ISBN EBOOK : 978-2-336-39860-0

BIOÉTHIQUE ET TRANSDISCIPLINARITÉ
Brelet Claudine, Patrick Curmi, Fatima Zhora Elkebir, Salwa Hamrouni, Mourad Merdaci - Préface de Christian Byk
Réflexion transdisciplinaire sur les rapports entre les sciences de l'homme et son environnement, cet ouvrage défend une bioéthique ouverte à la société civile. Il reflète les défis moraux auxquels sont maintenant confrontées les biotechnologies, depuis les OGM jusqu'à la PMA. Les chercheurs rappellent que la révolution biotechnologique peut et doit contribuer à améliorer la qualité de la vie, présente et future. La bioéthique questionne finalement la nature même de l'être humain et offre la perspective d'un nouvel avenir.
(Coll. Cultures et Médecines, 17.00 euros, 154 p.)
ISBN : 978-2-343-07225-8, ISBN EBOOK : 978-2-336-39901-0

TRANSGRESSIONS DES FRONTIÈRES DU CORPS
La chirurgie esthétique
Mitz Vladimir
Les frontières de la chirurgie esthétique délimitent, avec difficulté, une spécialité chirurgicale qui est expansive. Cette chirurgie transgressive dérange les concepts philosophiques du «accepte-toi

tel que tu es», elle bénéficie d'innovations tumultueuses telles les homogreffes du visage ou des membres, elle est constamment soumise à l'œil éveillé des médias. Cet ouvrage se propose d'en exposer les facettes en explorant ses mythes, ses bases conscientes et inconscientes et ses limites.
(Coll. Eidos série Retina, 16.50 euros, 156 p.)
ISBN : 978-2-343-07729-1, ISBN EBOOK : 978-2-336-39759-7

VERS LA CÉCITÉ
Un étrange parcours – Récit
Abbadie-Douce Paulette
Dans son précédent ouvrage « Voyage vers la cécité », l'auteur se penchait sur le choc éprouvé à l'annonce du verdict de cette maladie des yeux qui l'affecte : la « DMLA ». Dans ce nouvel ouvrage, elle nous dévoile d'étranges phénomènes qui l'assaillent et la troublent. À la suite de recherches, elle découvre avec stupéfaction que ces phénomènes sont une conséquence prévisible de la maladie des yeux qui l'affecte. Alors pourquoi ce silence autour de ces phénomènes reconnus par les spécialistes ?
(8.00 euros, 50 p.)
ISBN : 978-2-343-07608-9, ISBN EBOOK : 978-2-336-39792-4

MÉDECINE À TRAVERS LES SIÈCLES
Entre rencontres et découverte
Sous la direction de Xavier Riaud
Si la médecine et ses acteurs ont contribué incontestablement au bien-être de l'humanité, les dérives de quelques-uns ou les zones d'ombre amènent inévitablement à une discussion à propos de l'éthique qui doit la régir. Forts de ce postulat, les auteurs de cette collection ont souhaité décrire les avancées et les évolutions des sciences médicales.
(Coll. Médecine à travers les siècles, 19.00 euros, 182 p., Illustré en couleur)
ISBN : 978-2-343-07425-2, ISBN EBOOK : 978-2-336-39465-7

LA DÉPRESSION
Une pathologie à visage multiple
Lamessi Alain - Préfaces du docteur Thierry Malassiné
et du professeur Michel Dieudonné Vohito
Le présent ouvrage tente de présenter les multiples visages de la dépression. Pour cela, Alain Lamessi retrace la longue histoire de cette maladie qui n'a cessé de se métamorphoser au fil des ans, avant de questionner la problématique de la classification. Passant ensuite en revue les facteurs, corrélats et autres théories, il lève un bout de voile sur la complexité de ce trouble de l'humeur, tout en faisant un détour dans ses spécificités africaines.
(26.50 euros, 270 p.)
ISBN : 978-2-343-06235-8, ISBN EBOOK : 978-2-336-39178-6

SCIENCE ET HUILES ESSENTIELLES
Baumann Alexandre
Les huiles essentielles sont fortes là où les médicaments sont faibles : maux de dos, maladies cardiovasculaires, infections chroniques, anxiété « ordinaire »... Cela est étayé par de nombreuses études scientifiques. Pourtant elles continuent à être vues comme de simples substances agréablement odorantes. Ce livre combat cette injustice en détaillant une centaine d'études scientifiques démontrant de réels effets thérapeutiques.
(17.50 euros, 172 p.)
ISBN : 978-2-343-07469-6, ISBN EBOOK : 978-2-336-39322-3

LA MALTRAITANCE DES PERSONNES ÂGÉES
L'envers du décor
Sauveur Yannick - Postface de Pascal Lardellier
Ce livre interroge les causes de la maltraitance des personnes âgées. L'auteur cible les responsabilités de l'État et la faiblesse des moyens mis au service des personnes âgées. Il offre ainsi une réflexion sur le jeunisme, l'âgisme et la société marchande. Fort de son expérience du milieu médicosocial,

l'auteur apporte un éclairage original sur l'envers du décor, les personnels maltraités. De nombreux témoignages illustrent son propos.
(Coll. Des Hauts et Débats, 19.00 euros, 186 p.)
ISBN : 978-2-343-07283-8, ISBN EBOOK : 978-2-336-39357-5

ACCOMPAGNER LA VIE JUSQUE-LÀ
Feroumont Bernadette - Préface de Gabriel Ringlet
Ouvrir ce livre, c'est plonger dans l'univers de l'accompagnement de la fin de vie et comprendre combien des attitudes simples et spontanées peuvent compter pour le patient, l'entourage ou l'équipe soignante. Les récits parlent de tendresse et de moments heureux, mais aussi de tristesses, de colères, d'injustices. Ouvrir ce livre, c'est aussi découvrir que le temps nous rappelle l'urgence de savourer la vie : il nous invite à porter sur nos rencontres et nos gestes un regard intérieur qui leur donnera du sens.
(Coll. Encres de vie, 16.50 euros, 162 p.)
ISBN : 978-2-336-30839-5, ISBN EBOOK : 978-2-336-39254-7

LES ÎLES DÉSERTES
Avela Guilloux, Rébecca Stella
Léa a 9 ans. Un jour, elle découvre qu'elle est diabétique. À partir de ce moment-là, sa vie change, devient compliquée. Elle doit faire face à sa colère, ses propres peurs, à un traitement difficile, à des contraintes auxquelles elle ne s'attendait pas, aux réflexions pas toujours délicates de son entourage. Léa va devoir apprendre à vivre avec ce diabète, cette « sale bête » qui l'accompagne désormais. Dans son imaginaire d'enfant, Léa devient Super Léa, une super-héroïne du quotidien, une dompteuse... La « sale bête » n'a qu'à bien se tenir ! «Écrite par deux mères d'enfants qui souffrent de ce mal, la pièce a des accents de vérité d'autant plus convaincants que le rôle de la fillette est endossé par Rébecca Stella, l'une des mamans qui est de surcroît une comédienne d'une subtile envergure.» (Pariscope). «Un joli spectacle.» (www.froggydelight.com)
(15.00 euros) ISBN : 978-2-336-2-97408

SE LIBÉRER D'UNE ADDICTION SANS DROGUE
Baclofène et boulimie : une expérience
Goffart Claude
Ce livre retrace l'itinéraire d'une «toxico de la bouffe», aidée dans son combat par l'usage du baclofène, molécule ancienne redécouverte par un professeur alcoolique. Elle s'avère efficace pour supprimer l'envie irrésistible qui mène à la bouteille mais semble aussi apte à aider les boulimiques. Décrit dans ces pages, ce traitement demande surtout de la ténacité et un travail sur soi attentif mené avec un thérapeute et en lien avec une association dédiée aux utilisateurs de ce traitement.
(20.50 euros, 198 p.)
ISBN : 978-2-343-06233-4, ISBN EBOOK : 978-2-336-38817-5

AUTISME
Le sacrifice invisible
Trajectoires des familles et regards croisés des professionnels
Jean-Bart Christiane
Malgré des évolutions positives dans l'accompagnement des enfants autistes, l'auteure sort de l'institution et va à la rencontre des familles. Retracer leurs trajectoires lui semble indispensable à la compréhension de l'environnement de l'enfant autiste. Il s'agit d'avoir une vision globale de l'enfant autiste, de prendre en compte tout ce qui influe sur lui dans des cadres comme l'institution qui le prend en charge, sa famille, l'école, son voisinage...
(Coll. Réseau Tessitures, 25.00 euros, 256 p.)
ISBN : 978-2-343-06565-6, ISBN EBOOK : 978-2-336-38662-1

FRAGMENTS POUR UNE HISTOIRE DE LA GÉRONTOLOGIE (Volume 1)
OAREIL
Ce livre raconte avec force anecdotes la naissance de l'action gérontologique : les errements, les oppositions et les luttes des acteurs qui ont ouvert cette voie nouvelle. Ce tome rassemble les

entretiens individuels de ces femmes et hommes, pionniers chacun dans leur domaine. Ils narrent leurs parcours, leurs rencontres, la manière dont ils s'y sont pris pour construire pas à pas des actions, des services, des organisations sur des terrains en friche.
(Coll. La gérontologie en actes, 23.50 euros, 220 p.)
ISBN : 978-2-343-06908-1, ISBN EBOOK : 978-2-336-38920-2

FRAGMENTS POUR UNE HISTOIRE DE LA GÉRONTOLOGIE (Volume 2)
OAREIL
Ce livre raconte avec force d'anecdotes la naissance de l'action gérontologique : les errements, les oppositions, et les luttes des acteurs qui ont ouvert cette voie nouvelle. Ce tome rend compte des journées régionales qui ont réuni sur des territoires différents les acteurs de la première heure. Les entretiens croisés proposent un vrai tissage d'expériences et mettent en évidence les réseaux naissants constitués autour d'affinités, de compétences, où se sont retrouvés professionnels, élus, bénévoles qui avaient à cœur d'inventer et de bâtir.
(Coll. La gérontologie en actes, 17.50 euros, 152 p.) ISBN : 978-2-336-30382-6, ISBN EBOOK : 978-2-336-38921-9

HISTOIRE ET ÉPISTÉMOLOGIE DE L'ANATOMIE ET DE LA PHYSIOLOGIE EN ART DENTAIRE
De l'Antiquité à la fin du XX e siècle
Gros Gilles - Préface de Roger Teyssou
Dans cet ouvrage, Gilles Gros retrace l'histoire des principales étapes du développement épistémologique de l'anatomie et de la physiologie, deux des déterminants fondamentaux de l'évolution épistémologique de l'art dentaire. Tout au long de cet interminable et laborieux parcours épistémologique, l'auteur se plaît à nous dévoiler la manière dont l'art dentaire a évolué dans ses rapports à l'anatomie et à la physiologie, en passant d'une attitude essentiellement morphologiste et descriptive à une vision plus physiologique et expérimentale.
(Coll. Acteurs de la Science, 40.00 euros, 426 p.) ISBN : 978-2-343-06750-6, ISBN EBOOK : 978-2-336-38774-1

DE CÉLINE – Histoire d'une thèse à Semmelweis
Histoire d'une œuvre
Deveaux Michel
Cet ouvrage rassemble l'histoire de deux médecins. *L'Histoire d'une thèse* est celle de Louis Destouches, de sa jeunesse jusqu'au début de sa carrière médicale, on y découvre les évènements et personnages qui inspirèrent Céline. *L'Histoire d'une œuvre* est celle d'Ignace Semmelweis, consacrée à sa carrière médicale et surtout à la résolution qu'il apporta au problème de la fièvre puerpérale. C'est aussi son combat mené face à la communauté médicale, longtemps résistante à ses idées.
(19.00 euros, 182 p.) ISBN : 978-2-343-06807-7, ISBN EBOOK : 978-2-336-38894-6

LES AVENTURES ET MÉSAVENTURE D'HERMÈS, MÉDECIN
Cohen Albert J.
L'exercice de la médecine générale conduit à diverses aventures, quelquefois tendres, parfois cocasses, certaines dramatiques. En cinquante années d'exercice, l'auteur a traversé tant et tant de psychodrames, et, hélas, tant de drames tout court, qu'il en a retenu ces quelques anecdotes vraies, toutes vécues... ou presque. Elles méritaient d'être racontées. C'est toute une vie de praticien, étendue sur plus de cinquante années, qui se raconte dans ce livre.
(17.50 euros, 160 p.) ISBN : 978-2-343-06284-6, ISBN EBOOK : 978-2-336-38599-0

L'HARMATTAN ITALIA
Via Degli Artisti 15; 10124 Torino
harmattan.italia@gmail.com

L'HARMATTAN HONGRIE
Könyvesbolt ; Kossuth L. u. 14-16
1053 Budapest

L'HARMATTAN KINSHASA
185, avenue Nyangwe
Commune de Lingwala
Kinshasa, R.D. Congo
(00243) 998697603 ou (00243) 999229662

L'HARMATTAN CONGO
67, av. E. P. Lumumba
Bât. – Congo Pharmacie (Bib. Nat.)
BP2874 Brazzaville
harmattan.congo@yahoo.fr

L'HARMATTAN GUINÉE
Almamya Rue KA 028, en face
du restaurant Le Cèdre
OKB agency BP 3470 Conakry
(00224) 657 20 85 08 / 664 28 91 96
harmattanguinee@yahoo.fr

L'HARMATTAN MALI
Rue 73, Porte 536, Niamakoro,
Cité Unicef, Bamako
Tél. 00 (223) 20205724 / +(223) 76378082
poudiougopaul@yahoo.fr
pp.harmattan@gmail.com

L'HARMATTAN CAMEROUN
BP 11486
Face à la SNI, immeuble Don Bosco
Yaoundé
(00237) 99 76 61 66
harmattancam@yahoo.fr

L'HARMATTAN CÔTE D'IVOIRE
Résidence Karl / cité des arts
Abidjan-Cocody 03 BP 1588 Abidjan 03
(00225) 05 77 87 31
etien_nda@yahoo.fr

L'HARMATTAN BURKINA
Penou Achille Some
Ouagadougou
(+226) 70 26 88 27

L'HARMATTAN SÉNÉGAL
10 VDN en face Mermoz, après le pont de Fann
BP 45034 Dakar Fann
33 825 98 58 / 33 860 9858
senharmattan@gmail.com / senlibraire@gmail.com
www.harmattansenegal.com

L'HARMATTAN BÉNIN
ISOR-BENIN
01 BP 359 COTONOU-RP
Quartier Gbèdjromèdé,
Rue Agbélenco, Lot 1247 I
Tél : 00 229 21 32 53 79
christian_dablaka123@yahoo.fr

Achevé d'imprimer par Corlet Numérique - 14110 Condé-sur-Noireau
N° d'Imprimeur : 132055 - Dépôt légal : septembre 2016 - *Imprimé en France*

www.ingramcontent.com/pod-product-compliance
Lightning Source LLC
LaVergne TN
LVHW011006061026
849535LV00006B/1740